지구에서
오래 사는 법

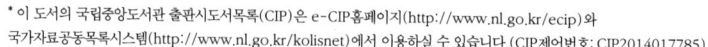

* 이 도서의 국립중앙도서관 출판시도서목록(CIP)은 e-CIP홈페이지(http://www.nl.go.kr/ecip)와
국가자료공동목록시스템(http://www.nl.go.kr/kolisnet)에서 이용하실 수 있습니다.(CIP제어번호: CIP2014017785)

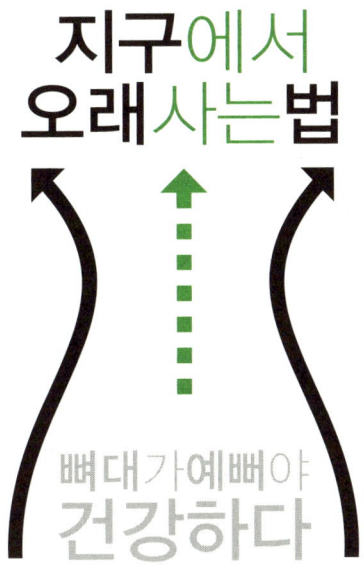

지구에서 오래 사는 법

뼈대가예뻐야 건강하다

"골격·식사·명상으로 이루는 3위1체 건강법"

이도형 지음

은행나무

차례

지구에서 살아가는 여러분을 위한 안내서

《지구에서 오래 사는 법》이라는 거창한 제목을 웃어넘기지 않고 호기심을 느꼈다면 당신은 이 책과 인연이 있는 사람이다. 어떤 스님이 말하길 세상에 우연히 일어나는 일은 없다고 했는데, 그 견해가 옳다면 당신이 이 책을 손에 든 것도 서로의 끌림에 의한 것이라 생각한다. 보답으로 필자는 당신에게 좋은 선물을 할 것이다. 선물은 책 제목처럼 '지구에서 오래 사는 비결'이다.

지구에서 사는 것이 사실 얼마나 살벌한 일인지 잠깐 이야기하겠다. 지금 당신이 사는 지역을 매일 밤마다 폭격기가 공습해서 폭탄을 비처럼 쏟아낸다고 하자. 그 폭격에 이 집, 저 집이 무너지고 화재가 나서 인구의 3분의 1이 죽거나 다친다고 한다면, 당신은 불안해서 제대로 살 수 있을까? 3명 중에 1명꼴로 날벼락을 맞는 상황에서?

물론 이것은 가상의 예를 든 것이니 당신의 현실은 안전하다고 안심할지도 모른다. 하지만 그런 끔찍한 일이 주위에서 실제로 벌어지고 있다. 그것도 지구 전역에 걸쳐 한 곳도 빠짐없이 일어난다. 그 폭격은 '암'이다. 현대인들이 타고난 수명을 다하지 못하고 도중에 죽게 되는 사망원인 1위가 바로 암이다. 당신이 오늘 사무실에서 같이 근무했던 직장 동료 3명 중에 1명, 당신의 친구 3명 중에 1명, 당신의 가족 3명 중에 1명이 이 불행을 당해서 쓰러진다는 뜻이다. (물론 당하는 사람이 바로 당신일 수도 있다.) 그러니 이 불행으로부터 당신과 당신의 지인들은 반드시 벗어나야 할 것이다.

그렇다고 지구에서 오래 살기 위해서 암만 피하면 안심일까? 결코 아니다.

지금 지구 전역에는 뚱보병이 유행하고 있는데, 그로 인해 심장병과 뇌졸중의 위험도가 가파르게 증가했다. 이 2가지 질환은 암과 달리 사람을 단숨에 사망에 이르게 하는 위력을 지녔다. 멀쩡하게 길을 걷다가도 갑자기 쓰러질 수 있다.

이렇게 암뿐만 아니라 심장병, 뇌졸중까지 삶을 끝낼 수 있는 폭격으로 합세하기 때문에 날벼락을 맞을 확률은 3분의 2로 늘어난다. 즉, 당신을 포함해서 3명 중 2명은 타고난 수명을 다 누리지 못하고 도중에 삶을 마감하게 된다는 뜻이다.

이런 환경에서, 당신은 몇 살까지 살 것 같은가?

앞서 말했듯이 천수를 누리는 것은 생각보다 확률이 낮은 일이다. 다행히 운이 좋아서 당신은 안전한 3분의 1에 속하게 되고, 그 질환의 폭격에서 벗어나 오래 살게 된다고 치자. 그렇다고 해서 당신은 편안한 삶을 누릴 수 있을까?

이 책을 읽어보면 느끼겠지만, 지구에서 산다는 것은 상당히 피곤한 일이다. 지구는 중력이 강한 행성이다. 화성보다 2.5배, 달보다 6배나 강한 힘으로 몸 꼭대기에 있는 머리를 땅 쪽으로 끌어당긴다. 이는 3차원 입체인 당신을 2차원 평면으로 만들 만큼 무척이나 강한 힘이다. 그 말은 '당신의 머리를 발과 똑같은 높이에 두지 않으려면 강력한 힘의 골격과 근육을 계속해서 유지해야 한다'는 뜻이다.

하지만 세월이 당신을 가만히 두지 않는다. 당신이 당하는지도 모르는 사이에 세월은 골격과 근육의 부품을 야금야금 빼내간다. 점점 골격은 중력에 대항하기 힘들어져 찌그러져간다. 터널이 무너지면 차량이 통과하기가 어렵듯이 몸의 골격이 무너질수록 부작용은 계속 증가할 수밖에 없다. 결국 어느 날, 당신은 볼품없이 변해버린 몸매뿐만 아니라, 제구실을 못하는 자신의 육체를 발견하게 될 것이다.

참으로 속상한 이야기가 아닌가!

신이 당신을 창조해서 지구로 보낼 때, 통 크게 수명은 1억 년쯤 되고 죽을 때까지 노화하지 않다가 때가 되면 편안하게 사라지도록 만들었다면 얼마나 좋았을까? 어쨌든 현실은 그렇지 못하니 질병과 노화로부터 자신을 지키는 대책이 필요하다.

자, 그럼 화제를 다시 지구에서 오래 사는 법으로 돌려보자.

세상 어디에도 빨리 죽고 싶거나 빨리 늙고 싶은 사람은 없을 것이다. 그러나 그 방법은 막막하다. 상품을 사면 포장박스 안에 오래 사용할 수 있는 사용법이 같이 동봉되어 있지만, 우리는 어머니 뱃속에서 나올 때 사용법을 손에 쥐고 나오지 않았기 때문이다. 그래서 이 책은 우리가 어머니의 자궁에 두고 나온 사용법에 근접하는 내용으로 구성되었다.

애초에 신이 당신을 창조할 때 대충 아무렇게나 만든 것이 아니라 우주를 만든 원리를 똑같이 적용시켜서 만들었다. 당신의 사용설명서를 동봉하지는 않았지만, 우주에 그 사용법을 친절하게 펼쳐놓았다는 말이다. 그래서 이 책은 건강에 그치는 것이 아니라 우주를 이야기한다. 몸의 원리를 알려면 우주의 원리를 훔쳐봐야 한다는 동양의학의 가장 기본적인 원칙과 일맥상통하는 것이다. 이러한 몸과 우주의 원리를 이 책의 1장과 2장에 담았다. 만약 당신이 성미가 급해 바로 본론으로 들어가고 싶다면 이 부분은 뛰어넘어 3장부터 읽어도 괜찮다.

인체의 관리설명서는 3파트로 나뉜다. 몸을 구성하는 '골격', 그 안에 든 내용물인 '인체 장기', 그리고 인체의 나머지 반쪽인 '정신'이다. 몸의 골격을 관리하는 법은 3장과 4장에, 장기를 관리하는 법은 5장과 6장, 7장에, 그리고 정신을 관리하는 법은 8장에서 설명한다.

건강에 관심이 많은 중년 이상의 독자와 달리 젊은 독자들의 경우 '건강하게 오래 살아야 될 텐데'라는 나이에 걸맞지 않는 걱정을 하는 경우가 많지는 않을 것이다. 하지만 당신이 한창 싱그러운 청춘이라 할지라도 이 책에서 반짝이는 보물을 발견하게 될 것이다. 이 책에는 예뻐지는 비결, 날씬해지는 비결도 담겨있기 때문이다.

책을 읽으면 깨닫게 되겠지만, 젊고 예쁘게 사는 비결이 곧 오래 사는 비결이다. 가령 당신이 뱃살이 튀어나와 고민이라면 7장 양자역학다이어트를 통해서 그 고민을 속 시원히 해결하게 될 것이다. 즉, 비만 해결은 장수를 위해서 반드시 필요한 과정이기도 하지만, 당신을 날씬하게 돋보이게 하는 과정도 된다.

만약 아래 그림과 같이 당신의 얼굴이 비대칭이라면 그 원인과 개선 방법을 4장 골격관리 실천편에서 알 수 있다. 연예인을 할 것도 아닌데 얼굴이 좀 비틀어지면 어떤가 생각할 수도 있다. 하지만 얼굴이 틀어지는 원인을 알고나면 깜짝 놀랄 것이다. 그것이 몸 전체에 얼마나 악영향을 미치는지 알고 싶다면 지금 바로 가서 확인해보기 바란다.

얼굴은 몸 전체 건강의 거울이라 불린다. 단순히 예쁘게 보이기 위해서 얼굴의 균형을 바로잡는 것이 아니라, 젊고 건강하게 오래 살기 위해서 꼭 손봐야 하는 항목이란 걸 깨닫게 될 것이다.

다음 그림은 요즘 많이 볼 수 있는 거북목증후군이다. 컴퓨터 모니터와 스마트폰을 자주 들여다보면 이런 목으로 변하기 매우 쉽다. 문제는 목만 이렇게 되는 것이 아니라 몸 전체가 흉측하게 변한다는 것이다.

보기 흉한 체형이 남의 미래 같은가? 그러나 4장에서 당신의 자세를 분석해보면 마냥 남의 일은 아닐 것이다. 저렇게 체형이 틀어지면 목이나

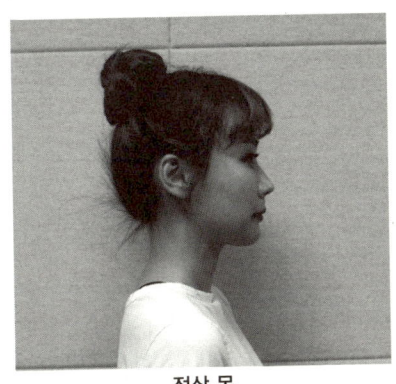
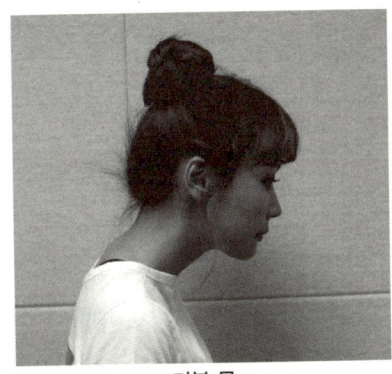

정상 목　　　　　　　　　　　거북 목

어깨, 허리도 툭하면 탈이 나고 지구에서 오래 살아남는 목표에도 큰 지장을 초래한다.

이외에도 4장에서는 지구가 잡아당기는 중력 때문에 당신 몸이 망가지는 현상들을 체계적으로 분석해서 대책을 세워줄 것이다. 골반이 틀어져서 생기는 짝궁둥이, 골반이 앞뒤로 변형되어 생기는 엉덩이 처짐 증상, 오리궁둥이 증상과 좌우 다리 길이가 달라지는 현상 등이 건강에 왜 나쁜지, 또 그걸 개선하는 방법이 무엇인지 살펴보고, 현대 여성들이 자주 겪는 증상인 무지외반증(엄지발가락 옆이 툭 튀어나와서 신발을 신으면 발이 아픈 증세)이 당신 몸을 어떻게 비틀게 되는지 등을 설명한다.

정신건강에 대해 다룬 8장은 이 책의 하이라이트다. 동서고금을 통틀어 의학자들이 말하길 모든 병은 마음에서 비롯된다고 했다. 스트레스가 어떻게 몸을 무차별적으로 파괴하는지는 잘 알 것이다. 이 책은 이러한 사실을 경고하는데 그치지 않고 스트레스 독소를 제거하는 효율적인 방법들을 알려준다. 나아가 마음의 에너지가 몸을 어떻게 지배하는지를 이해하면 건강한 육체를 유지하기가 훨씬 용이해진다. 그 원리는 건강 뿐만 아니라 인생을 좀 더 당신이 원하는 방향으로 이끌어가게 도와줄 것이다.

이 책의 어느 장부터 읽기 시작해도 좋다. 다만 전체를 다 읽고 나면 시중에 나오는 어떤 건강법이라도 자기 자신에게 맞게 구성하여 실천하는 안목을 지니게 될 것이다. 이 책은 당신이 지구 어느 지역에 사는 사람이 건 간에 건강관리에 도움이 되도록 하였다. 인체의 원리는 동일하므로, 이 책에 담긴 건강법은 시대를 초월해서 과거와 현재, 미래의 사람에게도 적용된다. 그러니 당신이 앞으로 나이가 많이 들어 시대가 변하더라도, 이 책의 건강법은 유행과 상관없이 당신이 지구에서 오래 살아남는데 유용할 것이니 믿고 계속 실천하길 바란다.

이 책을 읽으면 적어도 다음 질문에 대한 답을 쉽게 얻게 될 것이다.

- 무질서하게 쏟아지는 건강 정보 중에 어느 것이 나에게 맞을까?
- 신체 나이는 동일하게 먹지 않고 사람마다 다르다. 노화로부터 최대한 도망치려면 어떻게 해야 할까?
- 음식만 먹어서 건강의 균형을 잡기는 정말 힘들다. 음식으로 건강 균형을 유지하는 비결이 있을까?
- 살을 빼도 결국 다시 찐다. 연예인들은 어떤 다이어트 방법을 하고

있을까?

• S라인 몸매가 부럽다. 사실 몸매는 남에게 보여주기보다 자신의 성인병 예방과 노화방지에 필수 요소다. 운동 이외에 과연 어떻게 하면 젊고 건강한 체형을 만들 수 있을까?

• 스트레스는 정신적인 피해만 남기지 않는다. 몸까지 망치는 스트레스 독소로부터 벗어나는 방법은 무엇이 있을까?

이 책을 읽는 당신에게 감사한다. 아무쪼록 당신이 이 책의 마지막 페이지를 넘기며 행복한 미소를 짓기를 기원한다. 마지막으로, 나와 당신을 지구에 존재하게끔 만들어준 우주의 창조주에게 깊이 감사드리며 이 책의 여행을 시작하겠다.

1장
뇌 재부팅 연구소

이곳은 당신의 뇌를 새로 장착하는 곳이다. 만약 어떤 사람이 조선시대 복장으로 돌아다닌다면 다들 이상하게 쳐다보겠지만, 당신이 조선시대 두뇌를 달고 다니는 건 아무도 눈치채지 못할 것이다. 사실 현대 도심을 돌아다니는 사람들 대부분이 아직도 조선시대 뇌를 갖고 살고 있다. 아마 틀림없이 당신도 그러할 것이다.

이게 무슨 소리인지 궁금한가? 당신의 뇌의 형태가 조선시대 것이란 말이 아니라, 뇌를 채우고 있는 생각이 조선시대에 해당하는 18세기 것이란 얘기다. 그럴 리 없다고 생각할 것이다. 당신은 지구가 둥글다는 것도 알고 자동차와 스마트폰을 사용하는 현대인이니까.

잠시, 옛날이야기를 하겠다. 17세기 무렵, 어떤 이가 사과나무 밑에 누워있다가 인생 최고의 행운을 얻게 되었다. 사과가 떨어지는 것을 보고 우주의 원리를 발견한 것이다. 그는 뉴턴이다. 그가 발견한 만유인력의 법칙은 하루아침에 세상을 바꾸었다. 그때까지 세상을 보면 아는 것보다 모르는 것이 더 많았던 인류에게 해답을 던져주기 시작한 것이다.

18세기로 넘어가면서 세상 돌아가는 이치가 더욱 명확히 눈에 보이기 시작했다. 예를 들어 전쟁터에서 대포를 쏘는 방식도 바뀌었다. 이쪽 언덕에서 저쪽 언덕으로 포물선을 그리며 포탄을 퍼부을 때 숫자로 계산해서 더 정확하게 쏘는 것이 가능해졌다. 이렇듯 온 세상의 변화를 놓고 공식과 정확한 수치만 입력하면 결과를 미리 얻을 수 있다고 생각하는 시대가 시작되었다. 이것이 18세기 뇌를 가진 사람의 사고방식이다.

18세기 뇌 vs 21세기 뇌

18세기 뇌를 가진 사람과 21세기 뇌를 가진 사람의 차이를 상세히 알려면 책상 위에 두꺼운 책을 여러 권 쌓아둬야 할 것이다. 게다가 그것들은 졸음이 오기 딱 좋은 책들이다. 그러니 필자가 건강에 필요한 것만 간단히 알려주겠다.

사실 필자의 입장에서는 당신이 18세기 뇌를 가졌던 기원전 1세기 뇌를 가졌던 크게 중요하지 않다. 그러나 당신에게는 하늘과 땅만큼 다를 것이다. 18세기 뇌보다 21세기 뇌를 가진 사람이 지구에서 오래 살아남는데 훨씬 유리하기 때문이다.

암을 예로 들겠다. 18세기 뇌의 소유자는 암은 효과적인 치료제가 없으면 고칠 수 없다고 확정짓는다. 그러나 21세기 뇌를 가진 사람은 몸에서 암이 자연적으로 생겼으면 자연적으로 사라질 수도 있다고 생각의 유연성을 지닌다. 이렇듯 몸을 바라보는 관점부터 상당한 차이가 생긴다.

이 책의 1, 2장을 거치면서 당신이 어떤 점에서 18세기 뇌를 가졌는지 알게 될 것이며, 뿐만 아니라 당신의 뇌를 21세기 최신 모델로 교체하게 될 것이다.

1단계 – 세상에 대한 착각 없애기

당신이 세상을 판단할 때는 당신이 지닌 지식과 당신이 느끼는 감각을 통해서 판단한다.

우선 감각을 보자. 당신의 감각은 당신이 직접 보고 듣고 만지는 것이니 무엇보다 확실하다. 처음으로 동물원에 가서 코끼리를 봤을 때를 떠올려보라. 눈앞에 코끼리가 덩치가 크다는 것도, 기다란 코로 어떤 행동을 하는지도 뻔히 보인다. 코로 과자를 받아서 먹거나 풀더미를 코로 감아서 먹는 동작을 보면서 코끼리에게 코는 마치 사람의 손과 같다는 지식을 자연스럽게 알게 된다.

어떤 누구의 말보다, 책의 지식보다 자신이 직접 느끼는 감각은 더욱 믿을 만하다. 그러다보니 당신은 점점 더 스스로의 감각을 신봉한다. 그러나 이러한 감각에도 맹점이 있다. 만약 당신이 동물원을 찾았을 때 본 코끼리가 특이해서 '야옹야옹' 하고 울었다면 당신은 코끼리가 원래 야옹야옹 운다고 믿게 될 것이다. 더구나 죽을 때까지 '뿌우' 우는 코끼리를 직접 보거나 동영상을 보지 못한다면 평생 그리 여길 게 분명하다.

과연 보이는 것을 그대로 믿어야 할까? 따져보면, 감각을 믿고 판단하는 것은 조선시대나 원시시대의 사람과 무엇이 다르겠는가? 1만 년 전의 원시인도 당신과 동일한 감각기관을 지녔고 똑같은 감각을 느꼈을 것이다. 그러나 사막의 신기루가 눈에 뚜렷하게 보이더라도 현대인들은 그것이 가짜임을 안다. 즉, 감각의 함정을 알고 판단해야 21세기 현대인의 두뇌를 지녔다고 볼 것이다.

지금부터 우리가 흔히 빠지기 쉬운 몇 가지 감각의 함정을 살펴보자.

감각의 함정 1 - 빨간 사과와 노란 사과

당신이 아마존 밀림에서 새로운 왕국을 찾았다고 가정하자. 그곳은 색맹 왕국이다. 여기에 사는 원주민들은 태어날 때부터 특이한 색맹을 지니고 있다. 그들에게 모든 사물은 흑백으로 보인다. 당신은 그들에게 빨간색을 이해시키기 위해 빨간 사과를 보여준다. 그들은 빨간 사과 개념을 이해하는 것처럼 고개를 끄덕인다. 그리고 당신이 노란 사과와 빨간 사과가 섞인 박스를 내밀자 빨간 사과만 정확하게 골라내기 시작한다. 오! 과연 원주민들이 빨간색을 제대로 이해한 걸까?

그럴 리가! 당연히 원주민들이 본 것은 회색 사과다. 빨간 사과도, 노란 사과도 아니다. 흑백영화에서는 빨간색과 노란색 모두 회색톤으로 보이며, 다만 색의 진하기만 다를 뿐이다. 마찬가지로 색맹인 원주민들은 농도가 다른 두 사과 중에 음영이 더 진한 사과를 당신이 '빨간' 사과로 이름 붙여서 부른다고 이해할 뿐이다. 흑백 색맹은 영원히 빨간색과 노란색을 이해할 수 없다.

당신도 어떤 면에서는 색맹의 원주민과 같을지도 모른다. 타인이 느끼는 색깔 그대로를 당신도 똑같이 느낀다고 장담할 수 있을까? 보는 것뿐만 아니라 듣고 맛보고 느끼는 것 중에서 뭔가는 다른 사람과 완벽히 동일하지 않을 수 있다. 다시 말해, 다른 이가 경험하는 우주와 당신이 경험하는 우주는 다를 수 있다.

이번에는 이야기를 바꿔 진짜 우주로 가보자.

감각의 함정 2 – 앗, 별이 폭발했다!

당신이 해변에 누워 밤하늘을 보다가 두 개의 별이 순서대로 폭발하는 광경을 목격했다고 가정하자. A별이 폭발하고 나서 10분 뒤에 B별이 폭발하는 것이 보였다. 그래서 당신은 그 목격담을 기록한다.

"A별이 터지고 나서 B별이 터졌다."

이때 안드로메다 너머에 사는 외계인은 정반대의 기록을 남긴다.

"B별이 터지고 나서 A별이 터졌다."

그런데 우주의 신은 당신과 외계인의 기록이 둘 다 옳다고 판정한다.

이런 일이 있을 수 있을까?

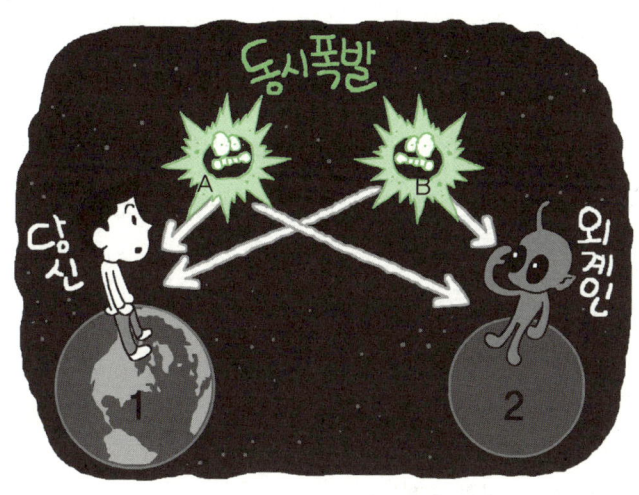

우주에서 빛이 1년 동안 가는 거리를 1광년이라 한다. 즉, 지구와 1광년 떨어진 별에서 벌어진 일을 지구에서는 1년 뒤에나 볼 수 있다. 위의 그림처럼 A별과 B별이 동시에 폭발한다고 치자. 두 별은 빛의 속도로 10분 거리에 있다. 1번 지구에서는 A별이 먼저 폭발하고 B별이 폭발한 것으로 보인다. 그러나 반대쪽 2번 행성의 외계인에게는 B별이 폭발하고 10분 뒤에 A별이 폭발한 것으로 보인다. 즉, 보는 이의 위치에 따라 사건이 정반대로 관찰되는 셈이다. 당신 눈에 명확히 보인다고 해서 그것이 사실 그대로라 여기면 착각일 수 있다.

보다 쉬운 예를 들겠다. 당신이 밤하늘을 보면 하늘에 빛나는 별들이 지금 이 순간 저곳에 있다고 여길 것이다. 그러나 착각이다. 눈에 보이는 별들은 오랜 과거의 흔적에 불과하다. 현재 상당수는 사라졌을 것이다.

왜냐하면 별빛이 지구까지 오는 거리가 너무 멀기 때문이다. 어떤 별은 131억 광년이나 떨어진 곳에서 발견되기도 했다. 별의 수명이 짧은 것은 몇 백 만년이다. 만약 당신이 보는 별이 500만년짜리 수명의 별인데 1억 년 떨어진 곳에 있다면, 없어진지 9,500만년이나 지난 것을 지금 보고 있는 셈이다.

> 무엇이 보인다고 해서 반드시 그것이 존재한다고 할 수 없다.

감각의 함정 3 – 수상한 동전

이제는 반대로 우리가 감각으로 느낄 수 없는 것들을 어떻게 판단하는지 생각해보자. 무엇이 있을까? 투명한 공기? 공기는 보이거나 들리지는 않는다. 그러나 비닐봉투에 담으면 만질 수가 있다.

그렇다면 세균은 어떨까? 너무 작아서 보고 듣고 만질 수가 없다. 이처럼 작은 것은 당신의 감각으로는 알 수 없다. 그래서 옛날 사람들은 세균을 몰랐으며, 세균으로 인한 작용으로 그 존재를 대충 짐작했다. 하지만 요즘 과학은 아무리 작은 원자도 파악하는 수준이다.

결론적으로, 감각으로 알지 못하는 것들은 당신이 배운 현대과학 지식으로 판단한다. 그렇다면 당신 두뇌에 저장된 현대과학 지식의 빈틈을 잠깐 살펴보겠다.

세상의 모든 남자가 꿈꾸는 완벽한 미녀가 있다고 가정하자. 때마침 이

미녀가 결혼을 하고 싶어하는데, 그녀의 아버지가 공개적으로 조건을 내걸었다. 자기가 꿈에서 본 동전을 가져오는 사람에게 자기 딸을 아내로 주겠다는 것이다.

그가 설명하는 꿈의 동전은 이러하다. 완벽하게 투명해서 절대 보이지 않는다. 무슨 물체든 통과하기 때문에 누구도 만질 수 없다. 냄새도, 소리도 나지 않으며, 엑스레이, 전자현미경 등 세상의 어떤 물질 장비로도 탐지되지 않는다.

세상에 이런 동전은 없을 것이다. 사실 그녀의 아버지는 자기 딸을 떠나보내기 싫어서 억지 조건을 내건 것이다. 위의 조건대로라면 그 동전이 존재한다는 증거가 전혀 없는 그런 동전을 찾는 셈이다. 그녀는 과연 결혼할 수 있을까?

필자라면 당장 그녀의 아버지에게 달려가겠다. 그에게 손바닥을 펴보라 하고는 그 손바닥 위로 허공을 휘젓는 시늉을 하기만 하면 그녀를 얻을 수 있기 때문이다. 마지막으로 그에게 할 결정적인 말은 이러하다.

"자, 드렸습니다."

이 경우, 그녀의 아버지가 당신이 주는 시늉만 했을 뿐 진짜로 동진을 주지 않았다고 반박할 증거가 없다. 왜냐하면 원래 그 동전은 보이지도, 만질 수도 없는 것이기 때문이다. 그리고 어떤 물질장비로도 탐지할 수 없으므로 당신의 주장이 틀렸다고 증명할 길이 없다. 하지만 틀림없이 그녀의 아버지는 당신이 거짓말을 하는 것이라 강력하게 우길 것이다.

"이보게. 내가 바보인 줄 알아? 그냥 손만 내저은 거잖아!"

그러나 당신의 행동이 옳다고 모든 과학자들이 증명해줄 것이다. 당신은 정말로 준 것이기 때문이다. 당신은 주는 시늉만 했는데, 진짜로 꿈의 동전을 줬다니? 그리고 과학자들이 왜 당신의 편을 들어줄까?

자, 이제 당신이 알고있는 과학 지식의 빈틈을 드러내겠다.

놀랍게도 이 우주엔 상상의 투명 동전 같은 게 정말로 존재한다. 그것은 '암흑물질'이다. 암흑물질은 절대 보이지 않는 물질이다. 물체는 물론 빛도, 소리도 모든 것이 통과된다. 전기, 자기에도 반응하지 않는다. 그래서 어떤 물질장비로도 찾을 수 없다.

우리가 무엇이 존재한다고 말할 때는 뚜렷한 실체가 있거나 그것으로 인해 발생하는 현상이라도 있어야 한다. 어떤 물질장비로도 찾을 수 없다는 말은 실체도, 현상도 없다는 뜻이다. 실체가 있는 건 금방 알 수 있다. 자동차, 물, 공기, 원자 등등 모두 실체가 있다. 소리는 현상이다. 소리 자체는 따로 실체가 없지만, 존재하는 걸 우리는 안다. 실체도, 현상도 없다면 그건 없는 것이다. 그러니 암흑물질의 존재를 발견하는 건 불가능하다고 봐야 한다. 그런데 어떻게 알게 되었을까?

현대의 과학자가 이걸 눈치챈 건 한 편의 추리극과 같다. 어느 과학자가 먼 우주의 움직임을 관찰하다 이상한 걸 발견했다. 우주가 원래 움직여야 하는 방식대로 움직이지 않는 것이다. '알 수 없는 무엇'이 존재하지 않는다면 우주가 이런 식으로 움직일 수 없었다. 그래서 과학자는 우주에

'알 수 없는 무엇'이 있다 추측하고 이를 '암흑물질'이라 불렀다.

암흑물질 하나하나는 세상 어떤 측정 장비에도 반응하지 않기에 마치 없는 것 같다. 하지만 아주 엄청난 양이 쌓이면 유일하게 우주의 중력에 반응한다. 오직 우주의 거대한 중력 시스템으로만 희미하게 눈치챌 수 있는 유령 같은 물질이다. 과학이 최첨단으로 발달하지 않았으면 절대로 알아내지 못했을 것이다. 만약 100년 전에 누군가 암흑물질을 주장한다면 그 당시 과학 수준으로는 미친 사람 취급을 받았을 것이다. 100년 전에도 암흑물질은 있었다. 다만 당시 과학기술로는 그 존재를 알 수 없었을 뿐이다. 따라서 우리가 현재의 물질과학으로 파악할 수 없다 하더라도 어떤 것이 존재하지 않는다고 확정할 수는 없다. 대표적으로 영혼이나 기(氣)를 꼽을 수 있다.

다시 동전 이야기로 돌아가자. 암흑물질은 세상 어디에나 존재한다. 그러니 그녀의 아버지 손바닥 위 허공에도 있는 것이다. 다만 그것이 동전 모양이냐 아니냐는 독자의 상상에 맡긴다. 그래서 과학자들은 당신이 옳다고 증언해줄 것이다.

감각의 함정 4 – 기(氣)

앞서 살펴본 3가지 감각의 함정이 '보이는 것을 그대로 믿어야 할까'에 대한 것이었다면 지금 말하려는 것은 보이지 않는 것에 대한 이야기다. 흔히 기(氣)라고 하면 무협영화에 등장하는 장풍처럼 나오는 뭔가를 떠올리기도 한다. 식사 모임이나 차를 마시는 사석에서 한의사인 필자가 가장 많이 받는 질문 역시 '기가 무엇인가' 하는 것이다.

기는 신비한 동양의술의 핵심개념이다. 그러나 한 세대 이전의 낡은 과학인 뉴턴과학으로는 도저히 이해하기 힘든 개념이기도 하다. 기는 우리가 아는 일반적인 물질이 아니다. 열이나 전기, 자기 같은 에너지도 아니고, 물질장비로는 측정할 수도 없다. 그렇기 때문에 18세기 두뇌를 가진 자들은 한의학이 아무리 살펴도 존재하지 않는 허깨비를 갖고서 사기를 친다고 주장하기도 한다.

그러나 앞에서 설명한 암흑물질의 예를 보자. 암흑물질은 우주 저편에만 몰려있어서 우주 저편 은하계의 움직임에만 작용하는 것이 아니라 우주 전체에 퍼져서 우주의 90퍼센트를 차지하고 우주에 골고루 영향을 미친다. 즉, 당신의 앞에도 있고, 옆에도 있으며, 심지어 당신의 몸 내부에도 존재하고 있다.

뉴턴식 과학이 밝혀낸 세상은 전체 우주의 10퍼센트에 불과하다. 현대과학이 세상에 존재하는 물질을 많이 밝혔음에도 불구하고 아직 밝혀지지 않은 정체불명의 것이 9배나 많다. 다시 말해, 현재 당신이 눈으로 보는 광경에는 9배나 많은 것들이 더 숨어있다는 것이다. 이건 '당신이 집에 혼자 사는데 사실은 당신 몰래 9명이 더 살고 있다'는 말처럼 놀라운 이야기이다.

언제든 당신은 세상의 10퍼센트만 본다. 그러니 '기'가 과학적인 실체로 명확히 드러나지 않았다고 해서, 그것이 존재하지 않는다고 선을 긋지 말기 바란다. 세상에는 드러난 것보다 드러나지 않은 것들이 더 많음을 현대물리학이 정확히 말해주고 있다. 기는 암흑물질이거나 암흑물질 이전 단계의 것이라고 생각한다. 언젠가는 과학적으로도 그 실체가 밝혀질 것이다.

그렇다면 기는 무엇일까?

많은 사람들이 기를 체력을 보충해주는 에너지로 생각할지도 모른다. 물론 그것도 기로부터 비롯된다. 동양과학이나 철학에서 말하는 기는 개념이 광범위해서 제대로 이해하려면 골치 꽤나 아플 것이다. 그걸 현대에 맞게 새롭게 해석해서 정리하면 딱 2가지다.

> 1. 물질을 형성하는 재료
>
> 2. 정신과 물질 중간 단계의 에너지

먼저 '물질을 형성하는 재료'인 기는 부드러운 모래알들이 강한 압력을 받아 뭉쳐지면 단단한 돌이 되듯이, 미세하게 흩어진 기가 뭉치면 유형의 물질이 된다는 관점이다. 두 번째 관점은 기가 무형의 정신과 유형의 물질 중간 단계에 있는 에너지라는 개념이다.

더 자세한 건 뒤에서 다룰 것이니 지금은 딱 하나만 기억하자.

> 정신과 물질의 중간 단계가 '기'이다.

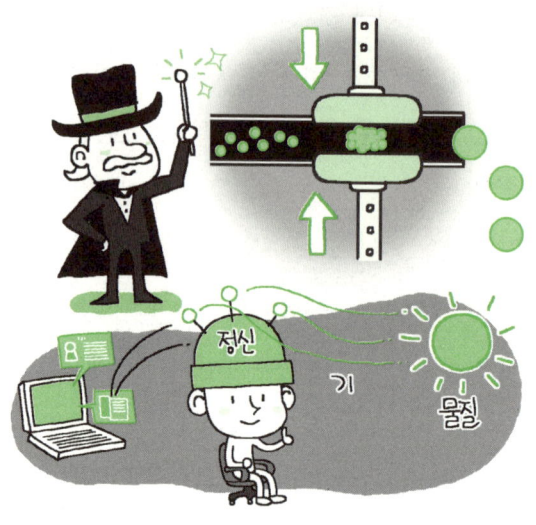

　한의학에서 말하는 기는 더 좁은 의미를 지닌다. 인체에서 활동하는 에너지를 말하기 때문에 간단히 '생명에너지'라 생각하면 된다. 결론적으로, 기는 당신의 감각으로 느껴지지 않는 영역에 존재하는 것이므로 당신이 느끼지 못한다고 해서 없는 것은 아니다.

2단계 - 몸에 대한 착각 없애기

　동화에 나오는 물건들 중에 많은 사람들이 실제로 있었으면 하는 것 중 하나가 알라딘의 램프다. 소원을 들어주기 때문이다. 만약 램프의 요정 지니가 당신에게 소원을 묻는다면 무엇을 말하겠는가? 평생 놀고먹을 수 있는 돈? 김태희처럼 예쁜 애인? 아니면 사장으로 승진하는 것?

만약 몸이 아픈 사람이라면 대부분 이렇게 대답할 것이다.

"아프지 않게 해줘."

당신도 아파서 그렇게 대답한다면 바보 같은 짓이다. 지니가 정직하게 소원을 들어주더라도 당신은 얼마 못 가 죽을 신세가 되기 때문이다. 안 아프게 되었는데 왜 죽게 될까? 그 이유는 모든 경고등을 꺼버리면 차가 사고 날 때까지 차의 고장을 모르는 것과 같은 원리다.

어떤 면에서 통증은 신이 부여한 선물이다. 사람은 본능적으로, 아프면 건강을 제때 관리하게 된다. 반면 그 경고등이 작동하지 않는다면 당신은 몸이 악화되어도 모르기 때문에 언제 갑자기 사망할지 모르는 신세로 전락한다. 그러니 현명한 환자라면 이렇게 말해야 할 것이다.

"아프지 않을 정도로 건강하게 해줘."

통증은 인간에게 반드시 필요한 경고등이다. 그렇다면 이 경고등은 믿을 만한 것일까?

경고등이 잘못된 위치를 가리킬 수 있다

당신이 박스에 사과를 하나 넣어뒀으면 다음날 열어봐도 하나가 있을 것이다. 사과가 난데없이 사라져서 0개가 되거나 새끼를 쳐서 5개가 되지는 않는다. 수학자들이 수학을 좋아하는 것은 이렇듯 결과가 언제나 같기 때문이다. '1+1'은 2지, 어느 날 3이 되는 경우는 없다.

당신은 자라면서 이러한 자연의 정직함을 경험한다. 그래서 눈에 보이는 대로, 감각이 느끼는 대로 믿게 된다. 그러다보니 몸에서 일어나는 일도 그렇게 판단하기 일쑤다. 예를 들어 어느 날 통증이라는 경고등이 반짝 켜진다. 당연히 대다수 사람들은 아픈 곳이 문제라고 여길 것이다. 하지만 실제로 임상에서는 엉뚱한 곳이 문제인 경우가 잦다.

경고등이 가리키는 곳을 무조건 믿지는 말자. 감각의 함정이 당신을 착각하게 만들기 때문이다. 한 가지 사례를 들어보자.

예전에 다리가 아프고 저려서 온 환자가 있었다. 그는 다리가 아프니 다리를 치료해 달라 했다. 그동안 아픈 다리에 파스도 붙이고 찜질도 해봤지만 별 소용이 없었다는 하소연을 늘어놓았다. 그러나 문제는 허리에 있었다. 허리디스크가 신경을 눌러 발생한 통증과 저림 증세였던 것이다. 환자의 허리를 치료해주니 다리의 불편함이 사라졌다.

이와 같이 어디가 아프더라도 원인은 딴 곳일 때가 빈번하다. 이럴 때 병원에 가서 적절한 진료를 받으면 다행이지만, 문제는 환자 자신이 알아서 치료하는 경우에 생긴다.

스스로 치료하는 많은 사람들이 뇌에 장착하고 있는 생각은 이러하다.

'내 몸은 내가 제일 잘 알아.'

이럴 경우 환자는 능숙한 의사처럼 행동한다. 처방은 간단하기도 하다. 진통제나 파스가 해답이다. 이러한 땜질 처방으로 순간적인 통증이 완화되면 환자는 안도의 한숨을 쉬며 병원에 가는 것보다 돈을 아낀 것에 만족하기 마련이다. 더욱이 '내 몸은 내가 제일 잘 안다'는 생각이 더욱 확고해지고 만다. 그러나 바빠서, 혹은 돈이 아까워서 병원 대신 선택한 방법이 병을 점차 숨게 만든다. 잠시 잠재웠던 증세는 그냥 물러나지 않고 훨씬 심각한 병이 되어 당신을 덮치곤 한다. 다른 사례를 살펴보자.

한 여성 환자는 한동안 밤에 등이 아파서 편하게 잠을 이루지 못했다. 등을 다친 것도 아니고 무리하게 무거운 짐을 든 것도 아니었다.

'아마 내가 평소 책상에 오래 앉아있고 자세도 안 좋으니까 척추나 근육이 나빠져서 등에 담이 걸리는 걸 거야.'

파스를 붙이고 진통제를 먹으니 그럭저럭 견딜 만했다. 젊을 때에도 등이 아프면 그렇게 처리했고 얼마 안가 괜찮아지곤 했었기에 이번에도 시간만 지나면 저절로 나을 거라 예상했다. 하지만 이번에는 뭔가 조금 달랐다. 증세는 시간이 지날수록 점점 심해졌고 결국 견디지 못하고 병원에 가보니 췌장암이었다.

환자가 처음 통증이 왔을 때에는 만성췌장염 단계였을 것이다. 그런데 계속 진통제와 파스의 도움으로 통증을 제압하다보니, 치료시기를 놓치고 나중에 큰 병이 되서야 병원을 찾은 사례다. 췌장염 치료와 췌장암 치료는 하늘과 땅 차이다. 그녀가 지레짐작으로 자가치료를 하지 않고 바로 병원만 찾았더라도 결과는 크게 달라졌을 것이다.

그녀가 파스와 진통제로 목숨을 건 도박을 하고 있었다는 걸 설마 그때 알았을까? 이처럼 운명의 갈림길은 늘 사소한 곳에 숨어있다.

마지막 사례는 가끔 명치가 아프기도 하고 때로는 어깨도 아픈 남자의 이야기다.

'술을 즐겨 먹으니 위가 안 좋아서 명치가 아픈 거야. 그리고 어깨 아픈 건 사무직이라 오래 앉아있는데다 운동까지 부족해서 온 거고. 내 증세야 내가 잘 알지.'

그렇게 대수롭지 않게 여기던 남자는 어느 날 가슴을 움켜쥐며 쓰러졌다. 긴급후송되어 고비를 넘겼지만 심근경색이 심해서 심장 수술을 받아야 한다는 진단을 받았다. 위장병과 근육통으로 여겼던 증세가 심장병 증세였던 것이다. 그가 진작 병원을 들렀다면 큰 수술까지 하지 않아도 되었을 것이다.

그렇다고 너무 겁먹을 건 없다. 어젯밤부터 머리가 아프다고 해서 혹시 뇌암일까 두려움에 떨고, 빈속이 조금 쓰리다고 위암일까 염려하지 마라. 지금까지 들려준 사례들은 조금만 아파도 호들갑을 떨며 병원에 가란 소리가 아니다. 그저 매번 통증을 스스로 판단하다간 병을 키울 수 있다는 당부로 받아들이길 바란다. 중요한 것은 통증이 느껴지는 부위와 실제 병이 생긴 위치는 동일하지 않을 수 있다는 점이다.

통증은 감춰질 수 있다

앞으로 당신에게 통증이 계속 생긴다면, 배운 바가 있어서 이렇게 생각할 것이다.

'다른 곳의 질병일 수도 있으니 의사에게 돈을 선사하고 확실하게 해결해야겠군.'

다시 말해, 당신 뇌에 새로 장착된 프로그램은 이러하다.

통증 반복 → 의사에게 간다 → 치료 → 지구에서 오래 산다!

그러나 이 프로그램에는 허점이 있다. 통증이 없을 때 아래와 같은 어처구니없는 일이 벌어질 확률이 꽤 높다는 것이다.

통증 없음 → 문제없이 잘 산다 → 어느 날 쓰러진다!

왜 이런 불상사가 벌어지게 될까?

전쟁영화를 보면 병사들이 수풀에 엎드려 숨어있다가 적이 지나가면 뒤에서 기습을 하는 장면들이 간혹 나온다. 이처럼 무서운 것은 드러난 적보다 숨어있는 적이다. 우리 몸에서도 그러하다. 드러난 통증은 본인이 경가심을 느끼게 되어서 어떻게든 해결하게 된다. 하지만 이상이 있더라도 몸이 아프지 않으면 당신은 방심할 수밖에 없다.

설마 이상이 있는데 아프지 않겠느냐고? 그러나 실제로는 빈번하다. 당신이 심각한 상태에 빠질 때까지 통증 경고등이 전혀 작동하지 않을 수도 있다는 점이 감각의 함정이다. 안타깝게도 몸에 문제가 생긴다고 해서 모두 아픈 통증으로 나타나는 것은 아니다. 당신의 경고등이 꺼지거나 둔감해질 수 있다. 그러니 통증 경고등만 바라보고 생활하다간 질병이 숨어있다가 어느 날 당신을 기습할 수 있다는 걸 뇌에 꼭 입력하자.

　30대의 여성 환자는 평소 자주 피곤했지만 특별히 아픈 데는 없었다. 전화상담사였던 그녀는 업무 스트레스로 인한 것이라 여기고 그때마다 영양제와 비타민을 먹고 숙면을 취했다. 그러나 피로는 날이 갈수록 가중되기만 했고 소화가 잘 안 되어서 소화제도 자주 먹었다. 그러던 어느 날 눈의 흰자위가 약간 노랗게 되어 병원에 갔다가 간암이라는 청천벽력같은 진단을 받았다.

　아마 위의 사례를 읽으면 당신도 뜨끔할지 모른다. 평소 당신의 증세일 수 있기 때문이다. 무통(無痛)의 장기인 간은 크게 망가질 때까지 피로 외에 특별한 증상이 없는 경우가 흔하다. 위의 환자도 그래서 치료시기를 놓쳤다. 환자가 느낀 건 자주 피곤하며 가끔 소화가 안 된다는 것뿐이었다. 생각해보라. 이런 사람이 얼마나 많을까? 정말이지, 너무 흔한 증상이다. 그러니 그녀가 심각하게 걱정할 이유가 눈곱만큼도 없었다. 어떤 면에서는 지독히 운이 없는 사례로 볼 수 있다.
　그런데 인체에서 간만 이렇게 은밀하게 나빠지는 것이 아니다. 폐도 마찬가지다. 폐암 초기의 경우도 본인이 거의 증상을 느낄 수 없다. 잦은 기침이 있긴 하지만, 대부분은 감기가 다 안 나았거나 감기 후유증으로 여긴다. 그러다가 몸이 많이 안 좋다고 느껴 병원에 갈 무렵에는 이미 암이 심해진 뒤다. 하지만, 주위를 살펴보라. 감기에 걸렸다가 한동안 기침하는 일은 얼마나 흔한 일인가. 그래서 몸 관리는 단순한 영역이 아니다. 일반인이 통증 경고등에만 의존해서 자기 건강을 판단하는 것은 믿음직스럽지 못하다. 그러니 뭔가 다른 관리법을 가지고 있어야 한다.

2000년대 초 우연찮게 방송국 분장실에서 지금은 고인이 된 톱 여배우 장×× 씨의 맥을 본 적이 있었다. 필자가 진맥을 하고 "몸에서 위장이 가장 취약합니다. 지금 위장에 병의 뿌리가 보이니 앞으로 위를 집중관리하는 것이 좋겠습니다"라고 조언했다. 그러나 그녀는 "전 괜찮은데요. 연달아 밤샘하면 속 쓰리는 경우는 있지만, 그건 다른 사람도 마찬가지 아닌가요? 그외에는 멀쩡해요"라며 대수롭지 않게 여겼다. 쉽게 말해 그녀의 통증 경고등이 별로 반응하지 않는 상태였다. 그 뒤로 연락이 서로 없었던 탓에 몇 년이 흘러 매스컴에서 보도가 있고서야 그녀가 위암이라는 사실을 알았다. 그녀가 조금만 의학적 조언에 경각심을 느꼈더라면 위암을 예방할 수도 있었을 것이라는 생각에 무척 안타까웠다.

중년의 요통 환자가 CT를 찍는 김에 경추부터 요추까지 다 찍었다. 그런데 허리 외에 목에도 디스크탈출증이 있었다. 검사 화면에는 경추디스크가 확연했다. 하지만 그는 목 때문에 그리 불편한 기억이 없었다. 가끔 목이 약간 뻐근하기는 했지만, 현재 아픈 허리에 비해서 거의 아프지 않았기에 완전히 예상 밖의 결과였다.

1895년 뢴트겐이 엑스레이를 발견한 뒤로 의사들은 사람의 몸속을 훤히 들여다보는 것이 가능해졌다. 만약 아직까지 엑스레이 같은 도구가 개발되지 않았다면 의사가 환자의 몸 상태를 정확하게 판단하기 위해서 직접 칼로 몸을 째서 열어보자며 무시무시한 말을 하는 경우가 빈번했을 것이다.

다행히 이 도구 덕분에 당신은 몸에 칼집을 내지 않고 의사에게 상태를 알려줄 수 있게 되었는데, 이 과정을 담당하는 전문가들이 바로 방사선과 의사다. 그들이 매일 무수한 CT나 MRI를 판독하다보면 위와 같은 사례도 종종 경험한다고 한다.

대부분의 경추디스크 증세는 몹시 고통스럽다. 그 정도까지 심하지 않더라도 어느 정도 불편함은 생긴다. 그런데 위의 환자는 아예 디스크가 있는 줄도 몰랐다니 뭔가 이상하지 않은가?

유사한 예를 들겠다. A, B 두 환자가 있다. A는 의사가 보기에 경추디스크 문제가 경미한 수준이라 괜찮다고 말하는데도, 목도 까딱하지 못하고 너무 아프니 당장 수술하자고 난리를 친다. 반면에 B는 의사가 이 상태로 몹시 불편하지 않았냐고 고개를 갸웃거리지만, 전혀 몰랐다며 눈만 마주보며 깜빡인다.

왜 이런 일들이 벌어질까?

사람에 따라, 부위나 상태에 따라, 통증 경고등의 민감도가 다르기 때문이다. 어떤 사람은 경고등이 민감해서 조금만 문제가 생겨도 죽을 것 같고(엄살이 심한 게 아니다), 어떤 사람은 경고등이 둔감해서 심각한 상태라도 별로 안 아플 수 있다(잘 참는 게 아니다). 그러니 통증 경고등만으로 질환의 정도를 판단할 수 없다는 사실을 명심해야 한다.

게다가 몸이 만성적인 문제로 접어들면 '적응'이라는 새로운 복병까지 등장한다. 다음 사례를 보자.

50대의 남자가 팔을 다친 적도 없는데 어느 날 갑자기 팔을 들어올릴 수 없게 됐다. 숟가락도 못 들 정도다. 움직일 수 있는 각도 내에서 어깨를 움직이면 아프지 않고 멀쩡한데 그 각도를 넘기려면 극심한 통증이 몰려왔다. 어깨의 불편함에 잠도 제대로 못 잤다. 병원에서 몇 번 치료를 받았지만, 잘 낫지 않아 혼자 집에서 파스를 붙이며 견뎠다. 그런데 어느 날 자고 일어나니 어깨가 멀쩡해졌다. 다른 치료도 안 받았는데 혹시 파스로 완치된 걸까?

예전에 방송에서 물파스로 두통을 치료한다며 이마에 바르고, 감기 고친다며 목에 바르고, 소화 잘 되게 한다고 배에 바르는 아주머니의 이야기가 나왔었는데, 파스는 이런 만병통치약이 아니다.

위의 남성의 사례 역시 파스로는 어림도 없다. 혹시 '오십견'이라는 말을 들어봤는가? 주로 50대에 온다 해서 이렇게 불리며 치료가 쉽지 않은 골치 아픈 질환이다. 그런 병이 파스로 완치될 리 만무하다.

이 병이 주로 불리는 명칭은 '동결견(frozen shoulder, 어깨가 얼어붙었다는 의미)'이다. 노화로 인해 어깨관절이 주위 조직과 달라붙어서 심하게 아프고 움직이기조차 힘든 병이다. 이 병에는 꽤 흥미로운 점이 있다. 과도한 동작이나 무거운 짐을 들지도 않았는데, 멀쩡하던 어깨가 어느 날 갑자기 망가진다. 그 뒤 시간만 지나면 치료를 받지 않아도 증상이 사라진다. 환자의 입장에선 그야말로 도깨비 같은 병이다. 그러나 의학적으로 보면 병이 갑자기 생긴 게 아니다. 평소에 문제가 자라는 걸 환자가 몰랐을 뿐이다. 다음 도표를 보자.

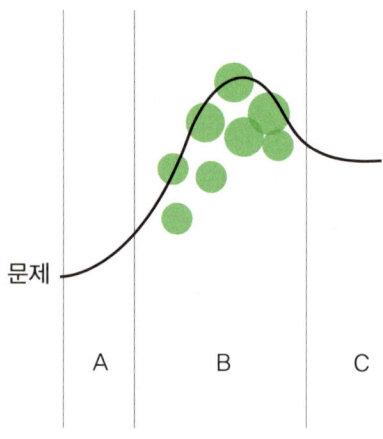

A시기에 어깨의 문제가 증가하고 있었지만, 환자는 아무런 통증을 못 느낀다.

B시기에 갑자기 통증이 몰려온다. 어깨를 움직일 수 없을 정도로, 환자가 느끼기에는 어깨가 완전히 망가진 것 같다. A시기의 끝과 B시기의 시작점은 거의 차이가 없는데도 몸의 느낌은 극과 극이다.

C시기에 접어드는 순간 갑자기 어깨가 안 아프다. 문제가 많이 남아있음에도 불구하고 동작도 거의 정상으로 회복된다. (십중팔구 이런 식으로 저절로 회복되지만 간혹 회복되지 않는 불행한 경우도 있다.) 결론적으로 통증이 시작된 B시작점보다 C가 문제가 훨씬 많지만, 환자가 느끼기에는 몸이 정상으로 바뀐 것 같다.

C가 몸이 문제에 적응한 시기이다.

이렇게 몸이 병에 적응해버리면 환자는 더 이상 어깨 문제를 스스로 알아내기 힘들다. 마치 감시원이 적과 내통하여 사령부에 아무 이상이 없다고 거짓보고를 올리는 격이다.

자, 여러 사례를 통해 인체의 통증 경고등이 얼마나 제멋대로인지 충분히 알았을 것이다. 인체가 아프지 않더라도 가끔 의심하고 점검해야 하는 지혜가 필요한 이유다.

건강한 몸도 체계적으로 관리해야 한다

'반지의 세왕'이라는 영화를 본 사람이면 잊지 못하는 캐릭터가 있는데, 그것은 주인공도 아닌 비쩍 마르고 볼품없는 '골룸'이라는 인물이다. 영화 속 골룸의 몰골은 툭 건드리기만 해도 곧 쓰러질 듯, 골골거리는 약골처럼 생겼다. 하지만 절대반지 덕분에 무려 500년 이상을 살았다.

필자가 왜 난데없이 골룸 이야기를 할까?

늘 골골하는 약골이 더 오래 산다는 말을 들어보았는가? 마치 골룸처럼 비실비실한 사람이 건장한 사람보다 오래 산다는 것이다. 설마? 쉽게 믿기 어려울 것이다. 상식적으로 생각해도 신체가 튼튼한 사람이 오래 살기에 더 적합하기 때문이다. 그러나 이유를 들어보면 당신은 절로 고개가 끄떡여질 것이다.

몸이 약해서 여기저기 아픈 사람은 자기가 알아서 평소에 몸을 아낀다. 병원진료와 검사도 자주 받는다. 그래서 이런 스타일은 잔병은 잦아도 큰 병이 생기기 전에 잘 막는 편이다. 그에 비해 강골은 몸을 자주 혹사한다. 무리하더라도 조금만 쉬면 회복력이 좋아 잘 버티는 까닭이다. 술도 말술을 먹으며 다른 사람보다 고강도로 일하며 잠이 모자라도 버틴다. 이런 유형은 평소 아픈 일이 없어 병원에도 잘 가지 않는다. 간혹 드물게 아프더라도 약국에서 약 한두 번만 사 먹으면 쉽게 낫곤 한다. 이런 강한 사람이 병원에 가야겠다고 느낄 땐 진짜 큰일 난 경우다. 막상 검사해보면 정말로 늦었을 때가 허다하다.

이 모든 차이는 자만에서 생긴다. 나무가 너무 강하면 바람에 부러진다. 부드러운 나무는 휘어서 바람에 더 오래 버틴다. 몸에도 마찬가지 원리가 적용된다. 건강하더라도 결코 자만하면 안 된다. 그러나 건강을 유지하는데 자만보다 더 큰 함정이 있다. 사실 이것이 당신이 지구에서 오래 살아남는데 가장 큰, 마지막 장애물이기도 하다.

바로 '세월'이다. 이놈은 멀쩡한 몸을 여기저기 구멍이 뚫린 불량품으로 바꿔 놓는다. 그러나 그 과정이 살금살금 오기 때문에 방심하여 대처를 못하기 쉽다. 당신이 운동선수처럼 신체기능을 극한으로 사용하지 않는 한, 작년과 올해의 몸을 비슷하다 여길 것이다. 프로야구 선수들에게 물어보면 30대에 접어드니 한 해 한 해 몸의 체력이 달라지는 걸 느낀다고 한다. 하지만 일반인들은 다르다. 사무직에서 활동하는 움직임이라 해봐야 간단한 동작들뿐이다. 이 정도로는 매년 큰 차이를 느끼기는 힘들다. 그러다보니 세월의 흐름에 무감각해진다.

하지만 이건 '명백한' 감각의 오류다. 사람의 몸은 서서히 흐르는 강의 나룻배와 같다. 조금 전 경치와 지금 경치가 비슷하다 해서 흐르지 않고 멈춰있는 것이 절대 아니다. 노화시계는 1초도 쉬지 않고 똑딱이며 돌아간다. 당신의 몸이 늘 같은 자리에 머물고 있다는 느낌은 착각이다. 20대를 넘기는 순간부터 작년과 올해의 인체 나이는 조금이라도 달라진다. 다만 관리를 잘 하는 사람일수록 노화의 시계가 조금 더 느리게 움직일 뿐이다. 이 말은 역으로, 관리를 못 하는 사람에게는 타인보다 노화시계가 더 빨리 움직인다는 뜻이기도 하다.

그 좋은 예로 남성호르몬이 있다. 테스토스테론(testosterone)이라 불리는 남성호르몬은 보통 갱년기에 감소한다. 노화로 인한 변화인데, 보통 남자들은 30대 후반부터 매년 1퍼센트 정도씩 감소하기 때문에 스스로 인지하기가 너무 어렵다. 365일을 자고 일어나야 눈곱만큼씩 감소하는데 누가 알겠는가? 그러나 가랑비에 옷 젖는다고 1년, 2년 흐르다보면 그 변화가 서서히 몸을 바꾸고 만다. 이 호르몬이 줄어들면 몸의 근육량이 감소되며, 지방은 증가하고, 성욕은 떨어지며, 발기력도 감소하게 된다. 물론 호르몬의 감소 속도는 본인의 신체 관리 여부에 따라 달라진다.

어디 남성호르몬만 그렇겠는가? 시시각각 호르몬 분비량도 줄어들고, 어깨를 비롯한 각 관절들도 노화하며 장기 기능도 쇠퇴한다.

누구나 늙고 죽는다. 이것은 필연이다. 또한 그 길은 일방통행이다.

이 점을 잊고 세월과 몸을 낭비하며 사는 사고방식이 당신이 뇌에서 제거해야 할 가장 큰 착각이다.

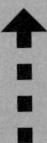

PART 1

오래 사는 대륙
여행하기

오래 사는 대륙은 바로 여러분의 것이다. 이 대륙은 다음과 같이 구성되어 있다.

1. 입구에서 입구 팻말인 '건강은 관심이다'에 대한 전달사항을 익힌다.

2. 안내소에서 골격관리에 대한 지식을 전수받는다.

3. 출구에서 출구 팻말인 '건강은 습관이다'를 통해 건강을 체계적으로 관리한다.

2장

오래 사는 대륙의 입구
—건강은 관심이다

당신이 세상에서 제일 건강한 사람으로 뽑혔다고 가정해보자. 그래서 TV토크쇼에 초대되어 나가니 사회자가 비결을 묻는다. 그렇다면 당신은 무엇을 말할 것인가?

"매일 물구나무를 섭니다. 중력을 거꾸로 해서 그런지 힘이 솟아요."

필자의 한의원을 내원한 어느 환자의 답변이다. 요가를 애호하는 젊은 여자였다.

"저는 소식을 합니다. 밥을 적게 먹는데도 오히려 힘이 솟는 걸 느낍니다."

필자가 아는 100세를 넘긴 노인의 실제 답변이다. 그는 100세를 넘기고도 아직도 환자 진료를 하는 원로 한의사다.

만약 필자가 그 토크쇼에 나간다면 건강 비결을 이렇게 답할 것이다.

"관심입니다."

다짜고짜 '건강은 관심이다'라는 말이 왜 나왔을까? 이제부터 그 이야기를 해보자.

당신은 폭군이다

흔히 폭군이라고 하면 백성 위에 무자비하게 군림하는 임금을 말한다. 역사에 보면 로마의 네로, 중국의 진시황 등이 이러한 폭군으로 불린다. 특히 중국의 진시황은 얼마나 잔인했는지 산 채로 사람을 묻기도 하고, 사람의 사지를 4대의 마차에 각각 묶어 끌어당겨 산 채로 찢어죽이기도 했다. 심지어 자기가 먹는 생선요리에서 가시가 나오면 요리사를 사형시키기도 했다. 이렇게 사람 목숨을 파리 목숨 같이 여겼지만, 반대로 자기 목숨은 극진히 아꼈다. 불로불사의 비약인 불로초를 구하기 위해서 수천 명 단위의 탐사대를 해외로 여러 차례 보낸 것은 유명한 일화다.

아무리 잔인한 사람도 자기 목숨은 지극히 아끼는 법이다. 그래서 사람들이 흔히 착각하는 것이 자기 몸은 자신이 제일 아낀다는 것이다. 물론 당신도 그리 생각하는 사람들 중의 한 명일 것이다.

하지만 당신이 사랑하는 건 당신의 '몸'이 아니라 당신의 '욕구'다.

당신은 맛있는 것을 먹을 때 그것이 자기 몸을 챙기는 거라 생각하고, 편한 차를 탈 때 자신을 위한 거라 여긴다. 돈 버는 행위, 갖고 싶은 것, 먹고 싶은 것, 즐기고 싶은 것들 때문에 늘 바쁜데, 과연 그 모두가 당신 몸을 위한 걸까?

아니, 결코 그렇지 않다. 이것들은 오직 당신 뇌 속의 욕구를 위한 것이다. 결국 대부분이 당신의 육체를 혹사시킨다. 가령 장시간의 컴퓨터, 핸드폰 게임이나 인터넷으로 뇌가 즐거운 환호성을 지를 때 몸은 망가지고 있다. 목은 일자목, 거북목으로 바뀌고, 어깨는 굳어서 가동성이 줄어들며, 손목은 고장(손목터널증후군)나기 일쑤다.

맛있는 음식으로 자신을 위한다고 여기지만, 몸에 좋은 식단은 소식이나 담백한 것이 주종을 이룬다. 당신이 침을 삼킬 만한 음식들은 대체로 건강과 거리가 멀다. 입에 강한 자극을 주는 음식은 열량도 높을 뿐더러 맵고 짜고, 조미료도 많이 들어가 몸을 무너뜨리기에 안성맞춤이다. 게다가 편히 쉬고픈 욕구는 당신을 점차 게으르게 만든다. 반복되는 일상으로 인해 운동처럼 다양한 동작을 할 기회는 줄어들고, 틈만 나면 병든 닭처럼 쪼그려 앉아 쉰다. 그 결과로 비슷한 몇 동작만 반복하여 골격이 변형된다.

이렇듯 인체의 입장에서 바라보면 당신은 오직 욕구를 위해 몸을 혹사하는 폭군이다.

전체냐, 부분이냐

당신이 폭군 역할에서 벗어나려면 자신의 관심과 노력을 어디로 기울여야 할까? 아마 한국에 거주하는 평범한 사람들은 몸 전체를 위하는 전략을 수립할 것이다. 몸에 좋다는 음식, 운동, 건강법 등을 무작위로 실천한다. 이러한 전략은 그야말로 평범한 전략이다. 그러나 그 성과는 만족스럽지 못할 것이다. 왜일까? 많은 이유가 있지만, 그중에서도 핵심은 당신의 관심이 '어디로' 향하느냐, 그게 더 중요하기 때문이다. (엄밀히 말하면 2가지인데, 나머지 하나는 5장에서 다루도록 하자.) 다시 말해, 당신의 관심이 몸 전체로 두루뭉술하게 향하느냐, 몸의 하나하나 구체적으로 명확하게 향하느냐 하는 차이가 정말로 크다.

인생을 살아가면서 닥쳐오는 역경들 대부분이 당신이 두루뭉술하게 인생을 대했기 때문에 온다고 한다. 어떤 자리에 있든 자신의 관심과 노력의 대상을 명확하게 설정해야 한다는 것이다. 건강 또한 마찬가지다. 관심의 목표가 명확하지 못하고 어중간하면 그 결과 또한 어중간하게 생긴다. 그러니 당신의 관심이 몸 전체로 향하게 하지 말고, 신체 부분의 하나하나에 명확하게 둬야 효과적으로 건강관리를 할 수 있다.

평소 당신의 관심은 두루뭉술하게 몸 전체로 향했을까, 부분마다 명확하게 향했을까?

생각해보자. 오늘 당신은 발을 위해 뭘 했는가? 발바닥 세포들도 당신 몸의 일부이건만 기분 좋은 쾌감을 24시간 중에 1분이라도 느껴본 적이 있을까? 단언컨대 없을 것이다. 쾌감은 고사하고 당신을 위해, 체중을 이기느라 고통스러운 하루를 참았을 것이다. 발바닥 세포의 일생이 그러하다. 같은 세포라도 얼굴 피부세포는 그야말로 황제 대우를 받는다. 좋은 화장품은 물론 간간히 마사지도 받으며 당신의 관심을 하루에 열두 번도 더 받는다. 그러는 동안 발바닥 세포는 사라질 날까지 죽도록 고생만 한다.

불쌍하지 않은가? 오늘밤만이라도 따뜻한 물로 발의 피로를 풀어주며 손으로 정성껏 마사지해보자. 발 세포들이 무척 기뻐할 것이다. "주인이 지금에야 관심을 주는구나." 이러한 기쁨은 세포마다 넘치게 된다. 관심을 준 대가는 반드시 돌아온다. 당장의 변화는 발의 기혈순환이 좋아지는 정도이지만, 앞으로 발 세포들이 문제를 일으킬 확률이 낮아지고, 더 오래 생존할 확률은 높아진다. 다시 말해 당신의 발이 쉽게 고장나지 않는 튼튼한 구성원들로 채워진다는 것이다.

발 세포만 그렇겠는가? 우리의 위장(胃腸)은 식욕의 희생양으로 쉴 없이 소화를 하고 맵고 짠 음식, 술 폭탄을 견디며 불규칙한 식사로 인한 손상마저 이겨내야 한다.

눈도 마찬가지다. 좋은 주인이라면 가끔씩 눈을 감고 쉬어주고 가까운 곳만 보지 말고 간혹 먼 곳도 봐줘야 한다. 하지만 당신은 하루종일 TV, 스마트폰, 책, 컴퓨터 모니터를 끊임없이 들여다본다. 특히 스마트폰은 눈을 무척 피곤하게 만든다. 보통 눈 깜빡임이 1분당 15~20회 정도인데, 스마트폰 화면에 집중할 때에는 1분당 5회 정도로 팍 줄어드는 것이 그 증거다. 심하게 몰입했을 때는 금붕어처럼 눈을 크게 뜨고 아예 깜빡이지 않을지도 모른다. 그 결과 눈은 충혈되고 각막 손상이 오는 VDT증후군까지 발생한다.

이런 식으로 여러 세포들의 억울한(?) 사례를 열거하다보면 한도 끝도 없다. 세포 입장에서 보면 자기 몸을 제일 힘들게 만드는 것은 바이러스나 세균이 아니라, 아이러니하게도 자기 주인이다. 세포가 타고난 수명보다 짧게 사멸한다면 그건 모두 주인 탓이다. 당신은 단일한 생명체지만 당신 몸의 구성원인 세포들 또한 각각 생명을 지녔다. 그러니 세포도 즐거움을 누리고 싶고 오래 살고 싶어하지 않겠는가. 그런데 주인은 그럴 생각이 전혀 없다. 스스로의 욕구를 위해 세포를 함부로 부려먹고 죽인다. 그러다보니 때로는 세포도 반항을 한다. 이것이 암이다.

반항하는 세포, 암

의학적으로 보면 암은 세포가 비정상적으로 불어나 주위로 확장하며 정상조직을 침범해 무너트리는 증상이다. '세포의 반항', 즉, 쿠데타를 일으키는 격이다. 다시 말해 몸 전체 시스템의 통제를 벗어나서 자기 스스로 주인 행세를 하려는 세포들이 바로 암이다.

물론 물질적인 관점으로 본다면 암이 발생하는 원인은 다양하다. 담배의 니코틴, 타르부터 시작해서 매연과 플라스틱 등에 섞인 각종 발암물질과 매일 받는 스트레스와 활성산소 등 여러 가지이다. 그런데 왜 누구는 담배를 매일 2갑씩 피워도 폐암이 생기지 않는 반면 누구는 간접흡연만으로도 암이 생기는 걸까? 의학자들은 말한다. 확률의 문제라고.

맞다. 확률의 문제이긴 하다. 하지만 한의학적으로 그 확률에 크게 영향을 미치는 요소를 보면, 중앙통제시스템이 세포를 철저히 장악하고 있느냐 아니냐 하는 문제가 중요하다. 다른 말로 풀면 '경락의 흐름이 몸에서 원활하게 돌아가고 있는가'와 '정신의 통제 기능이 제대로 발휘되고 있는가'를 보는 것이다.

정신의 통제 기능과 경락의 흐름은 '당신의 의식이 당신 몸에 관심을 가질 때' 더 강해지며, '따뜻한 사랑의 온기를 세포들에게 골고루 나눠줄 때' 강화된다. (그 원리는 잠시 후에 설명하겠다.)

각종 발암물질의 자극에 의해 세포가 변형되면 암이 되었다가도 곧 사멸된다. 즉, 주위의 세력을 못 얻는 것이다. 알려진 바에 의하면 일반인에게 하루 평균 5천 개 정도의 암세포가 생겼다가 사라진다고 한다. 물론 저절로 사라지는 것이 아니다. 주위 환경이 통제가 잘 되어 있으면 암을 공격하는 면역이 훨씬 강하기 때문에 성장하기 전에 제거 당하는 것이다. 그러나 주변 상황이 정상적이지 않을 때, 암은 물 만난 고기처럼 성장한다. 쿠데타로 비유하면 사회가 엉망이라서 제대로 진압할 세력이 없는 격이다. 이게 암의 확장이다.

암이 생기고 나서야 뒤늦게 주인은 자기 몸을 사랑하며 챙기려고 힘쓴다. 수술, 방사선치료, 항암 약물 복용 등의 양방치료는 물론이며, 따로 몸에 좋은 게 더 없는지 눈에 불을 켜고 찾는다. 무엇이 암에 좋다고 하면 근거가 없더라도 일단 시도하기도 한다. 이렇게 지극정성이지만 정작 본질을 망각한다. 애초에 왜 암이 생겼는가 하는 점이다. 단지 운이 나빠서? 유전적인 집안 내력으로? 아니면 발암물질을 많이 먹어서?

아니다. 세포를 향한 사랑의 결핍 때문이다. 암은 당신이 몸을 아끼고 관리하지 않고 오로지 욕구만 쫓은 대가로 생긴 것임을 잊어서는 안 된다. 그러니 원인은 그대로 두고 치료만 받아봐야 별로 의미가 없다. 나아가 이런 행동의 결과로 암만 생기는 것이 아니다. 각종 성인병과 몸의 노화가 동반되기 좋은 환경을 육체의 주인이 조성해 놓았는데, 그것들이 안 오고 뭐가 오겠는가?

오래 전에 있었던 안타까운 사례 하나를 소개한다. 필자가 우연히 20대의 뇌암 말기 여성 환자를 진료한 적이 있다. 상태가 심각해 병원에서 이제 한두 달 밖에 남지 않았다는 선고를 받고 퇴원하여 집에 누워있던 환자다. 막상 가서 보니 자리에서 일어나지도 못하고 대소변을 받아내는 처참한 신세였다.

진맥해보니 아직 생기가 남아있어서 무모한 도전을 했다. 고심 끝에 몇십 가지 한약재를 달여서 줬는데 얼마 뒤에 연락이 왔다. 환자가 감쪽같이 일어나 앉았다는 기쁜 소식이었다. 그 뒤로 기적이 일어나서 환자는 정상적인 활동을 하게 되었다. 6개월이 지나자 고향인 강원도로 가서 매일 등산도 다니는 상태까지 호전되었다. 틈틈이 통화하고 한약을 지어 보내다가 한번은 직접 강원도로 가서 진맥을 했다. 그런데 상태가 조금 찜찜했다. 환자 남편이 귀띔하길, 환자가 기름진 음식, 육류 고기는 물론이요, 토끼고기, 뱀까지 온갖 걸 다 먹는다는 것이다. 동네 사람들이 몸에 좋다는 걸 구해다주면 무차별적으로 먹고 있는 상태라 환자에게 엄히 경고를 했다.

"암은 절대적으로 음식 관리가 기본입니다. 만약 함부로 드시다간 뒤에 다시 큰일이 벌어질 수도 있습니다."

그 후 6개월 정도가 지나서 환자는 다시 김해로 내려왔다. 몸 상태가 갑자기 이상해져서 병원에서 진단을 받아보니 척추에 새로 암이 전이되었다는 것이다. 보호자의 요청으로 왕진해서 진맥한 결과, 이번에는 생기가 매우 미약했다. 환자에게는 다시 시도해보자고 말했지만, 환자 보호자를 따로 불러 이번엔 마음의 준비를 하시라고 당부드렸다. 확인 차 물어보니 필자의 경고 뒤로도, 육류와 몸에 좋다고 보내온 것들을 환자가 어느 정도 먹었다고 한다.

결국 2개월 정도 뒤에 환자가 생을 마감했다는 연락이 왔다. 만약 그 환자가 상태가 호전되었을 때 음식을 비롯한 모든 관리를 철저히 했다면 결과가 달라지지 않았을까? 인명은 재천이라 필자도 장담할 수 없지만, 되새길수록 사후 관리가 안타까운 사례다.

위의 사례에서 보듯이 암을 예방하고 오래 건강하게 살려면 제대로 관리해야 한다. "건강은 관심"이라고 했다. 여기서 필자가 말하는 '관심'은 애매하게 몸 전체에 집중하는 것이 아니라 특정 부위마다 명확하게 투입되는 것이다.

관심으로 건강 다스리기

국어사전에 관심은 '어떤 대상에 마음이 끌려 주의를 기울이는 것'이라고 정의되어 있지만, 필자는 '어떤 대상에 의식을 집중하는 것'이라 표현하고 싶다. 당신이 의식을 집중하면 반드시 그에 대한 반응이 생긴다. 현대물리학인 양자역학에서는 관찰자가 대상을 단순히 관찰하는 것만으로 그 대상에 영향을 미친다고 한다. ('관찰자효과(observer effect)'로 불리는 이 현상은 사실일까? 이것에 대해 궁금하면 9장을 보기 바란다. 관찰자효과와 기의 원리에 대해 상세히 설명해놓았다.)

구슬이 서 말이라도 꿰어야 보배라는 속담이 있다. 건강관리의 비결을 알았다 해도 구체적 실행방법을 모르면 아무 소용이 없다. 관심을 몸 여기저기에 두라고 말만 하니, 대체 어떻게 하란 뜻일까?

앞에 나온 내용처럼 따뜻한 물에 발을 담그고, 눈을 가끔 쉬게 하고, 음식으로 위장 관리를 하면 될까? 물론 그것도 한 방법이다. 그외에도 당신이 신체의 각 부분을 구체적으로 관리하는 모든 시도들이 다 해당될 수 있다. 그러나 가장 중요한 것은 효과다.

필자는 관심으로 건강을 다스리는 방법으로 2가지를 제시한다. 바로 '안마도인법'과 '명상 샤워'다. 이건 필자가 뚝딱 창안해낸 방법이 아니다. 아주 오랜 기간 동안 내려오는 역사적인 근거가 있는 비법들 중에서 고르고 고른 것이다.

첫 번째 '안마도인법(按摩導引)'은 중국과 한국에서 수천 년 동안 전해진 한의학을 집대성한《동의보감》에 나오는 핵심 장수 비결이다.

두 번째 '명상 샤워'는 동양의 신비한 수행 방법인 요가 명상에 있는 장수 비결이다.

따져보면 '건강은 관심'이라는 추상적인 개념을 말한 이유는 모두 이 장수 비결을 소개하기 위해서였다. (2가지 방법에 대한 보다 자세한 소개는 9장에서 하겠다.)

안마도인법 – 온몸에 생체에너지 불어넣기

《동의보감》에 나오는 안마도인법은 몸의 사지를 움직여 기를 운행하는 것으로, 몸을 문지르고 움직이며 몸에 관심을 골고루 집중하는 방법이다. 여기서는 쉽고 간단하게 따라할 수 있도록 필자가 정리한 간단한 방법을 소개하겠다. 다음의 10가지 방법을 잘 읽고 따라해보자.

1. 아침에 일어나면 이를 크게 마주쳐서 딱딱 소리를 내고 침을 삼킨다.
2. 손가락을 빗처럼 펴서 머리카락을 자주 빗질을 해준다.
3. 손바닥을 비빈 뒤 눈을 덮고 눈동자 운동을 사방으로 해준다.
4. 손바닥을 비빈 뒤 이마와 얼굴 여기저기를 문질러준다.
5. 중지로 콧마루 양쪽을 문질러준다.
6. 손을 뒤통수 뒤로 넘겨 반대편 귓바퀴를 여기저기 주물러준다.
7. 목 뒤로 손을 얹어 깍지를 끼고 9번 숨을 쉬는데, 이때 숨소리가 귀

에 들리지 않게 한다.

8. 뒷목을 골고루 주물러준다.

9. 목을 좌우로 빙글빙글 돌린다.

10. 눈을 감고 호흡을 통해 기운이 배꼽 아래까지 내려가는 상상을 한다.

명상 샤워 – 몸을 건강하게 만드는 관심 집중하기

몸에 관심을 집중하는 방법으로 명상도 괜찮다. 몸이 좋아진다고 암시하는 명상은 인체에 아주 긍정적인 영향을 미친다. 초보자의 경우 몸이 좋아질 것이라고 막연히 생각하는 것보다, 직접 몸의 부분 부분을 명확하게 만지고 누르며 명상하는 것이 훨씬 효과적이다.

명상을 통한 기의 샤워는 몸을 누르는 동작 없이 명상만으로 몸에 관심을 구체적으로 집중하는 방법이다. 초보자는 안마도인법부터 시작하고, 어느 정도 익숙해지면 이 명상 샤워를 같이 병행하는 것이 좋다. 다음의 명상 샤워 방법을 익혀서 실천해보자.

1. 자세를 가다듬어 편한 자세로 앉는다. 허리를 편하게 세우고 고개를 바로 한다. 턱은 약간 아래로 목 쪽으로 편하게 당긴다.

2. 눈을 감고 내가 생각하는 곳에 '사랑의 기', '생명의 기'가 모인다는 생각을 강하게 암시한다.

3. '머리가 편해지고 건강해진다'라고 생각하고 머리에 맑은 기운이 가득한 느낌을 갖고 머리의 어느 부분에 긴장이 있는지 살핀다.

4. '이마가 편해지고 건강해진다'라고 생각하고 이마의 어느 부분에 긴장이 있는지 살핀다.

5. '눈이 편해지고 건강해진다'라고 생각하고 눈의 어느 부분에 긴장이 있는지 살핀다.

6. '코가 편해지고 건강해진다'라고 생각하고 코의 어느 부분에 긴장이 있는지 살핀다.

7. 위의 방법으로 입술과 혀, 뒷목, 어깨, 가슴 정중앙, 배꼽 주위, 하복부 순서대로 내려가며 그 부위가 편해지고 건강해진다는 생각을 한다.

8. '다리부터 발바닥까지 편해지고 건강해진다'라고 생각하고 긴장이 있는지 살핀다.

9. 마지막으로 온몸이 밝은 빛 덩어리 속에 들어가 있는 상상을 한다. 이 빛은 기의 광채로 당신의 몸 전체에 강력한 생명 기운을 선사할 것이다. 될 수 있는 한 천천히 호흡을 하며 빛 속에서 3~5분 정도 머무른다. 호흡은 가슴이 오르락내리락하는 '흉식호흡'이 아니라 배가 나왔다가 들어가는 '복식호흡'으로 하면 더 좋다.

다시 말하지만, 안마도인법과 명상 샤워는 동양의 건강을 다스리는 한의학과 요가에서 장수 비결로 손꼽히는 아주 효과적인 방법들이다. 당신이 꾸준히 실천하기만 하면 장수와 예쁘고 젊게 사는 목표에 만족할 만한 효과를 얻을 것이다.

3장
골격관리 이론편

문어와 멸치 사이에 시비가 붙었다. 자신에 비해 턱없이 작은 멸치가 기세등등한 걸 보고 문어는 기가 차서 물었다. "조그만 게 뭘 믿고 까부는 거야?" 그러자 멸치는 이렇게 답했다. "난 뼈대 있는 가문이거든."

이 우스갯소리에 등장한 문어는 뼈대가 없는 연체동물이다. 뼈대가 없기 때문에 늘 흐느적거린다. 문어와 같은 연체동물과 달리 사람이 서서 활동할 수 있는 것은 뼈대, 즉, 골격이 있기 때문이다.

모든 생물은 구조를 갖고 있다

골격을 이루는 뼈는 인체조직 중 가장 단단하여 충격을 받아도 여간해선 부러지지 않는다. 그러나 세월 앞에선 약해지곤 한다. 노인이 되면 골다공증으로 인해 뼈가 쉽게 부러질 수도 있다. 많은 이들은 이렇게 나이가 들어서 골다공증에 걸리지만 않으면 뼈가 그 골격을 항상 유지할 거라 생각한다. 그러나 이건 명백한 착각이다. 그렇게 단단한 뼈로 이뤄진 골격도 쉽게 변형이 온다.

골격 변형에 대해 말하기 전에 모든 지구인에게 일어나는 중요한 사실 하나를 밝혀보겠다. 이건 당신이 지구에서 오래 살아남는 것과 깊은 연관이 있는 문제다.

오래 앉아있는 사람은 빨리 죽는다.

터무니없는 말 같지만 사실이다. 다음은 2013년에 발표된 의학자료의 내용이다.

"건강하게 오래 살고 싶다면 하루 4시간 이상 의자에 앉지 마라."
과학자들의 경고다.
하루에 앉아있는 시간이 길수록 암, 당뇨병, 심장병, 고혈압 등 만성 질환 위험이 커진다는 연구결과가 나왔다. 미국 캔자스주립대학 연구진이 호주 뉴사우스웨일스 주에 거주하는 45세에서 65세 사이 남성 63,048명을 대상으로 장기간 진행중인 '45세 이상 건강조사(45 and Up Study)' 자료를 분석한 결과다 …… (중략)

기준은 하루 4시간이다. 하루에 앉아있는 시간이 그 이하인 남성은 그 이상인 남성보다 만성질환 발병률이 훨씬 낮은 것으로 나타났다. 특히 6시간 이상 앉아있으면 당뇨병 발병 위험이 극적으로 증가한다. 만성 질환 위험은 앉아있는 시간이 길수록 높아져 하루 8시간 이상 앉아있는 부류가 가장 위험한 것으로 드러났다.

지난해 22만 명을 대상으로 한 또 다른 연구에선 하루 11시간 넘게 앉아있는 사람이 4시간 미만 앉아있는 사람보다 3년 안에 어떤 원인으로든 사망할 확률이 40% 높게 나타났다. 또 8~11시간인 사람도 사망 위험이 15% 더 높았다.

앉아있는 시간이 길어서 높아지는 만성질환 위험을 낮추는 데는 운동도 별 도움이 되지 않는 것으로 나타났다. 앉아있는 시간이 긴 사람들은 대부분 사무실에서 일하거나 장시간 운전을 하는 사람들이었다.

* 출처 : 〈행동영양학-신체활동 국제저널(International Journal of Behavioral Nutrition and Physical Activity)〉

어떤가? 이게 사실이라면, 하루 대부분을 앉아서 지내는 당신은 저승행 급행열차를 예약해 놓은 신세와 같다. 4시간 미만 앉아있는 사람들보다 당신이 3년 안에 죽을 확률이 무려 40퍼센트나 더 높다니, 믿기 힘들 것이다. 그러나 당신이 좋든 싫든, 이 연구는 신뢰할 만한 조사 결과다.

현대인의 생활문화는 많은 시간을 앉아서 보내게 만든다. 직장인, 사업가, 학생, 환자, 의사 할 것 없이 거의 모든 업종의 사람들이 앉아서 일하고 컴퓨터를 하며 책과 TV를 본다. 심지어 친구와 식사나 술을 마시는 모임 자리도 앉은 자세다. 현실이 이러한데, 앉은 자세가 건강에 몹시 좋지 않다니 앞으로 어떻게 생활하란 말일까? 막막할 것이다. 그렇다고 오늘부터 당신 혼자서 선 자세로 먹고 마시고 근무할 수는 없지 않는가?

오래 앉아서 생활하면 단명하는 원인부터 확인해보자.

1. 척추 무너짐

2. 내장 압박

3. 비만

위의 3가지가 오래 앉아서 지내는 생활습관으로 인해 생기는 대표적인 증상이다. 앉은 자세로 인해 척추가 더 쉽게 무너지고, 내장에 압박이 가해지며, 비만해진다. 그런데 이런 비극이 생기는 더 근본적인 이유를 찾으면, '인간의 유전적 설계' 때문이다.

만약 당신이 어머니의 자궁에다 두고 나온 사용설명서를 손에 쥐게 된다면 분명히 이렇게 적혀있을 것이다.

"당신은 기어다니게 설계되었다. 그러니 네 발로 기어다닐 수 있을 때는 기어다니도록."

필자의 말을 농담이라 여길지 모른다. 하지만 진지한 얘기다. 임상에서 중풍으로 다리가 불편한 환자가 잘 걷지 못할 때 계속 기어다니게 운동을 시키면 걷는 동작이 훨씬 빨리 회복된다. 또한 중병으로 제대로 운신을 못하는 환자의 경우에도 기는 동작을 반복하게 하면 인체기능 유지와 치료에 도움이 된다.

다시 말하지만, 누워서 하는 다른 어떤 운동보다 기어다니는 동작이 정말로 도움이 된다.

애초부터 인간이 직립보행용으로 설계되었다면, 지금의 인체 구조보다는 더 내구성이 좋은 특별한 구조로 설계되었을 것이다. 이를테면 중력 방향에 수직으로 서있어도 내장기관들이 압박을 받지 않고 척추가 쉽게 무너지지 않는, 보다 튼튼한 구조였을 것이다.

그러나 불행하게도 현재의 인간 골격 구조는 네 발 보행 동물들과 비슷하게 설계되었다. 엎드려 활동하는 게 편한 구조이건만, 인간이 자기 필요에 의해 직립보행으로 바꾸었을 뿐이다. 인류의 조상들은 선 자세로 뛰어다니며 사냥했다. 그러다가 비교적 짧은 기간에 농경사회로 들어선 인류는 허리를 숙였다가 펴는 자세를 많이 취하게 되었다. 그리고 현대에 이르러 변화는 더욱 급속하게 이뤄졌다. 앉아서 일하는 시간이 기하급수적으로 늘어난 것이다.

인류 역사를 보면 인체가 설계 용도와 다른 자세로 주로 사용된지는 아주 최근이다. 즉, 설계와 다르게 앉은 자세로 신체를 오래 사용하는 것에 아직 적응하지 못한 단계라는 말이다. 게다가 지구는 중력이 무척 강한 행성이다. 원래 설계대로 엎드려서 다녀도 노화로 인해 점차 중력을 버티

기가 쉽지 않는데, 서서 견디는 것은 더욱 가혹하다.

척추가 무너진다고 표현하니 쉽게 믿지 못할 것이다. 주위를 살펴보면 평생 사무실에 앉아서 근무한 직장인이 정년퇴직을 할 무렵에도 멀쩡한 신체 모양을 지니고 잘도 활동한다. 게다가 앉아서 근무하는 바람에 사람이 척추가 무너져 사망했다는 종류의 끔찍한 이야기는 들어본 적이 없다. 그러니 당신은 충분히 그리 생각할 만하다. 하지만 그건 겉보기만 그러하다. 속 내부는 어떻게 변하는지가 중요하다.

잠시, 지구에서 같이 거주하는 개와 사람의 신체 환경을 비교해 보겠다. 다음의 그림을 살펴보자.

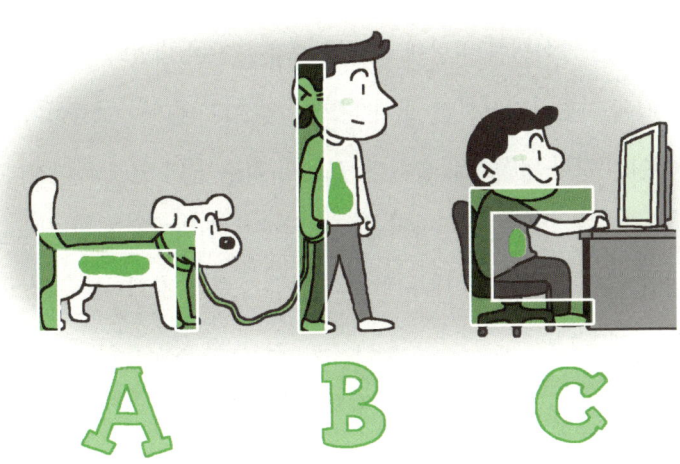

A의 개는 n자 모양의 골격 구조를 갖고 있는데, 척추는 집으로 치면 대들보 역할을 하고 있다. 그 아래에 있는 내부 장기들은 골고루 퍼진 덕분에 무게가 분산되어 편안하다.

B의 사람은 직립보행으로 서있어서 척추는 집의 기둥 역할을 하며 ㅣ자 모양의 직선 구조를 이룬다. 척추는 아래로 갈수록 압박을 더 받기 때문에 위는 가늘고 아래로 갈수록 굵은 구조로 진화되었다. 하지만 아직 진화가 완전하지 않아서 위에서 오는 무게나 옆에서 가하는 충격에 약하기 때문에 척추는 쉽게 어긋나거나 주위 인대가 쉽게 손상된다. 또한 내부 장기들이 아래로 몰려서 압박을 많이 받고 있다. 타고난 수명에 비해 골격 질환이 많은 지구 생활이 예고된다.

C의 사람은 앉아있는 바람에 골격이 ㄷ자 모양이 되었다. 척추에 대한 압박은 B와 마찬가지이지만, 팔과 다리를 앞으로 내미는 모양이어서 무게 중심이 ㅣ보다 앞쪽으로 쏠렸다. 그래서 척추가 더 쉽게 틀어진다. 또한 내부 장기는 아래쪽 공간마저 좁아져서 B보다 위아래로 압박이 훨씬 가중되어 있다. 그로 인해 내부 장기의 기혈 흐름은 정체되고 독소가 더 많이 고이게 된다.

이처럼 오래 앉아서 생활하는 사람은 여러 모로 몸의 균형이 쉽게 무너질 수밖에 없다. 앉아있는 시간이 길어지면서 생기는 구체적인 몸의 주요 변화는 다음 3가지다. 물론 서서 생활하더라도 이런 현상이 발생하지만 앉아서 생활하는 것보다는 훨씬 덜하다.

> 1. 척추 균형의 무너짐과 골격의 비틀림
>
> 2. 장시간 앉은 자세로 인한 내장 압박과 말초혈액순환 저해
>
> 3. 운동량 부족으로 인한 비만의 증가

흔히 사람들은 중년에 배가 나오면 뱃살만 찐 것으로 착각한다. 그러나 의학적으로 보면 배만 나온 게 아니라 척추에 노화가 와서 골격 자체도 변한 경우가 흔하다. 당신의 몸매가 젊었을 때와 달라졌다면 군살만 찐 것이 아니라 골격의 변형이 같이 왔을 가능성이 높다고 생각하라. 자

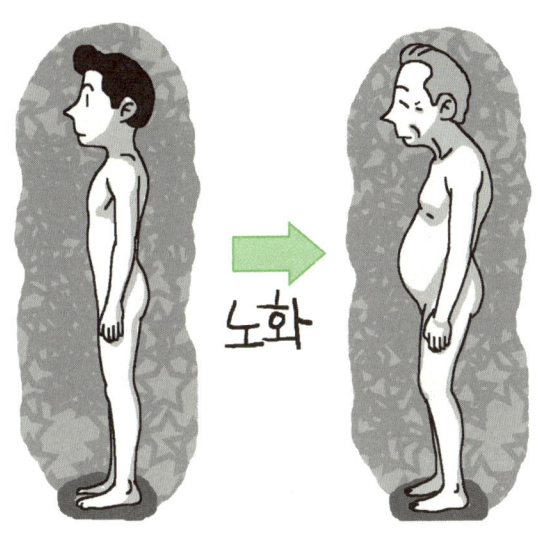

노화

주 뒷목이 묵직하고 허리가 아프면 이 또한 골격의 변형 때문일 가능성이 높다. 더 심각한 건 이런 변형은 한번 발생하면 저절로 고쳐지지 않는다는 점이다. 당신이 보다 편안한 지구 생활을 영위하고 싶으면 반드시 대비해야 하는 항목이다.

지피지기면 백전백승, 척추에 대한 상식

골격 설명에 앞서 척추에 대한 기본지식이 필요하다. 인체 골격의 핵심은 척추다. 당신은 의료인이 아니므로 척추에 대해 그리 많이 알 필요는 없다. 그러니 딱 2가지만 알고 넘어가자. 척추가 각각 몇 개 있는지, 그리고 커브 방향이 앞으로 향하는지 뒤로 향하는지, 이렇게 2가지만 알면 된다. 이것만 알아도, 당신이 골격관리를 통해 지구에서 오래 생존하는 목표에 한결 쉽게 다가갈 수 있다.

척추의 종류와 개수

척추는 크게 경추, 흉추, 요추, 천추, 미추로 나눠진다.

경추는 목뼈다. 자기도 모르는 사이에 잔고장이 잘 생기는 부위다.

흉추는 등뼈다. 인체의 동작에 비해 움직임이 거의 없고 매우 안정적이다. 그래서 척추에 손상이 생겼다면 대부분 흉추는 아니다. 흉추들은 앞쪽의 갈비뼈와 붙어서 가슴 골격을 만든다.

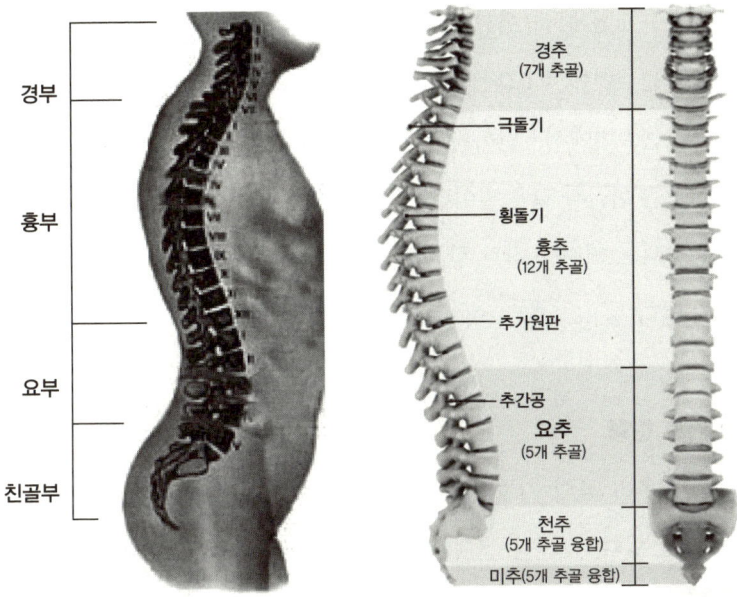

경부

흉부

요부

친골부

경추
(7개 추골)

극돌기

횡돌기

흉추
(12개 추골)

추가원판

추간공

요추
(5개 추골)

천추
(5개 추골 융합)

미추(5개 추골 융합)

요추는 허리뼈다. 인체의 동작에 따라 움직임도 많고 힘도 제일 크게 받아서 손상도 잘 받는다.

천추는 천골이라고도 하며, 흔히 말하는 엉덩이뼈다. 골반과 연결되어 엉덩이 전체 구조를 형성한다.

미추, 즉, 미골은 꼬리뼈다. 척추의 가장 아래 붙은 뼈로 당신이 주의를 기울여야 할 것은 크게 엉덩방아를 찧었을 때뿐이다.

당신이 목이나 허리가 아파서 병원에 가면 몇 번 척추에 이상이 있다는 설명을 들을 것이다. 그때 듣는 것이 아래의 사항이다.

1. 경추는 1번에서 7번까지, 7개의 뼈로 이뤄져 있다(1C~7C).

2. 흉추는 1번에서 12번까지, 12개의 뼈로 이뤄져 있다(1T~12T).

3. 요추는 1번에서 5번까지, 5개의 뼈로 이뤄져 있다(1L~5L).

4. 천추는 천골과 같은 말이다. 이 책에서는 계속 천골로 통일할 것이다.

5. 천골과 꼬리뼈는 각각 한 덩어리인데 원래 몇 개가 합해졌는지는 중요하지 않다.

척추 커브 방향

척추는 우리 몸의 기둥이다. 건물의 기둥은 대개 ㅣ자 모양의 직선구조를 갖고 있다. 그러나 인체는 위에서 뛰어내리거나 무거운 짐을 어깨에 메더라도 완충 작용을 할 수 있도록 척추가 침대의 스프링처럼 완만한 S자 커브를 그리고 있다.

일반인들이 흔히 헷갈리는 것이, 척추가 어느 방향으로 휜 것이 정상인가 하는 점이다. 아래 그림에서 보듯이 경추는 배 쪽으로 오목한 C자 형, 흉추는 등 쪽으로 볼록한 D자 형, 요추는 다시 배 쪽으로 오목한 C자 형으로 커브 방향을 이룬다.

지나가는 행인 100명을 대상으로 "등의 척추가 어떤 모양이어야 정상입니까?"라고 질문을 한다면 절반 이상이 꼿꼿하게 바로 선 등이 정상이라 대답할 것이다. 이는 착각이다. ㅣ자로 곧게 서

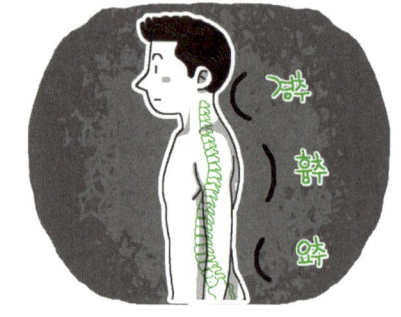

는 등뼈는 정상이 아니라, 크게 이상이 생긴 척추이기 때문이다.

앞에서 말한 것처럼 완충 작용을 위해 척추는 S자 모양을 해야 한다. 등뼈, 즉, 흉추는 뒤로 약간 볼록하게 튀어나와야 정상이라는 뜻이다. 기억하기 쉽게 팁을 하나 알려주겠다. 의자로 등을 받치는 이유는 등의 커브가 더 내려앉아서 구부정하게 되는 자세를 받치기 위함이다. 그 말은 원래 등은 뒤로 약간 튀어나와있다는 뜻이다. 이제부터 등뼈 커브 방향을 기억하려면 '구부정한 등'을 떠올리자.

자세가 안 좋아서 목뼈가 ㅣ자로 선 것을 '일자목'이라고 한다. 정상적으로 있어야 할 경추 커브가 거의 죽어서 평평해져버린 것이다. 이 말을 들으면 대개 환자는 경추가 원래는 앞으로 오목한 것인지, 뒤로 볼록한 것인지 헷갈리곤 한다. 그럼 누워서 '베개를 베는 것'을 생각해보라. 목은 오목하게 들어간다.

그렇다면 요추는 어떤 모양이 정상일까? 허리가 곧게 펴진 것이 정상이라 추측하면 역시 착각이다. 허리 커브는 원래부터 안으로 오목하게 들어가야 정상이기 때문이다.

생각해보자. 당신을 비롯한 거의 모든 이가 허리띠를 맬 때 잘록한 허리의 곡선을 과시할 수 있는 몸매를 가지고 싶어한다. 이처럼 허리띠를 맬 때 잘록하게 허리가 들어가는 걸 떠올린다면 허리뼈의 커브가 안으로 오목하게 들어가야 정상이라는 사실을 까먹지 않을 것이다.

이제 정상적인 척추 커브 방향을 모두 알았다. 그러나 커브 방향이 같다고 해도 너무 휘거나 반대로 각이 본래보다 완만해지면 척추에 변형

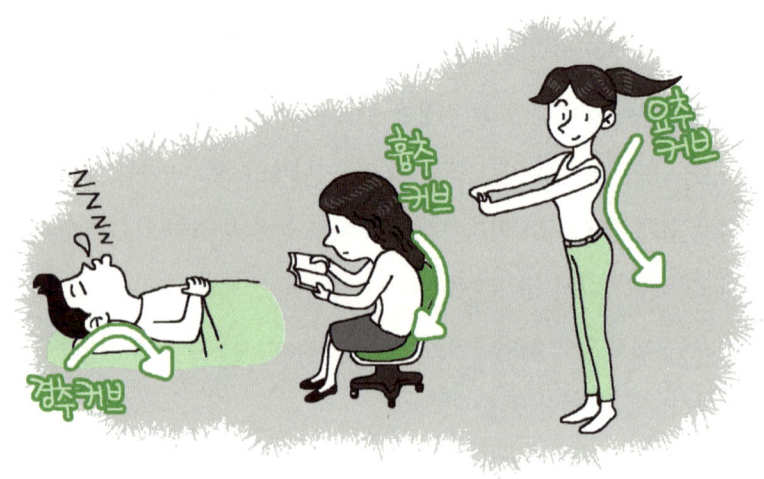

이 생긴 것이다. 참고로 정상적인 척추의 S자 커브는 대략 13도 각도로
ㅣ자에 가까운 매우 완만한 커브를 그린다.

정상적인 척추 체형과 변형된 척추 체형

척추의 기본적인 종류와 개수, 올바른 커브 방향에 대해 살펴보았으니,
이제는 정상적인 척추 체형의 기준과 노화로 변형되는 경우에 대해 살펴
보자. 먼저 어떤 이유와 원리로 체형이 변하는지 알아야 척추가 변형되는
것을 예방할 수 있다.

정상적인 척추 체형의 기준
아마 당신이 운이 크게 나쁘지 않다면, 다음 그림의 골격 구조처럼 태

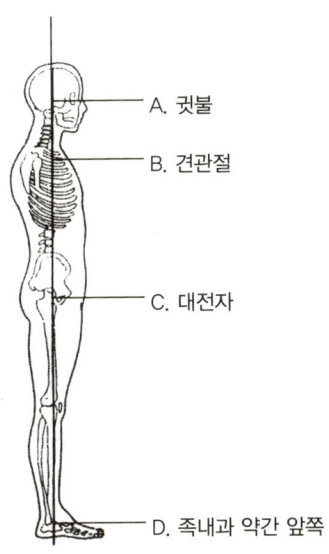

A. 귓불

B. 견관절

C. 대전자

D. 족내과 약간 앞쪽

어났을 것이다. 정상인들은 노화가 오기 전 젊은 시절에는 대부분 이러한 골격 형태를 유지하고 있다. 정상적인 척추는 옆에서 봤을 때, '발목 복숭아뼈 앞쪽~귀의 귓불'로 중심축이 지나간다. 전문가가 아니므로 이 정도만 알아도 꽤나 훌륭하다.

측면에서 본 변형된 척추 체형

당신이 노화로 지구의 중력에 굴복하기 시작하는 무렵이면 주로 다음 페이지의 그림과 같은 패턴의 변형이 온다. 여기에는 노화나 중력뿐만 아니라 당신의 평소 생활 자세가 깊이 연관되어 있다.

4가지 체형

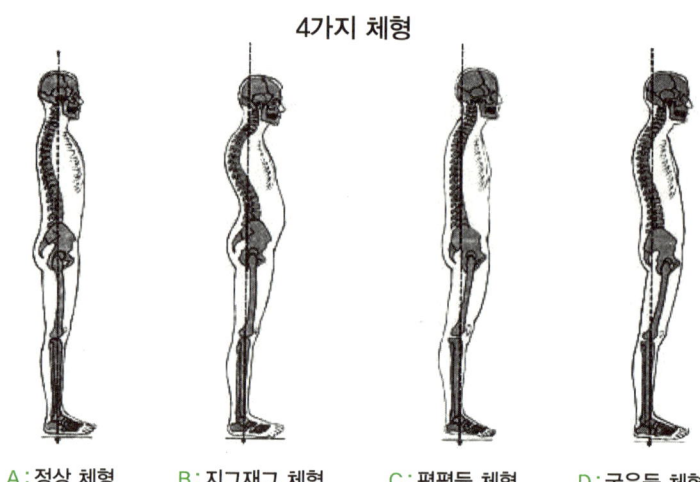

A : 정상 체형   B : 지그재그 체형   C : 편평등 체형   D : 굽은등 체형

A형은 4가지 체형 중 유일하게 '정상 체형'이다.

B형은 '심한 지그재그 체형'이다. 머리가 앞으로 나가는 바람에 경추의 각도가 줄어들게 되어서 일자목, 또는 거북이목이 되며, 등은 뒤로 밀려나와 더 구부정해지고, 배는 앞으로 내밀게 된다.

C형은 '편평등 체형'으로 등의 커브가 거의 죽어버려 일자로 서게 된 노화 유형이다.

D형은 '굽은등 체형'으로 등의 커브가 더 굽어져 구부정해진 노화 유형이다. 일명 '스웨이백(sway back)'이라고 한다.

주로 생기는 척추의 변형을 살펴보면, 정상 체형보다 등이 더 굽거나(D형), 등이 일자로 서서 편평해지거나(C형), 아니면 전체가 완전 지그재그가 되는 유형(B형), 주로 이 3가지 형태의 변형이 생긴다. 당신이 이 3가지에 해당하지 않고 A형인 정상을 유지하고 있다면 매우 다행이다.

B형 '심한 지그재그 체형'은 귓바퀴가 정상인 A형보다 훨씬 앞으로 가 있다. 평소 머리를 앞으로 내밀고 뭔가를 보는 자세 때문에 골격이 변한 것이다. TV나 모니터를 볼 때, 혹은 책을 읽을 때 고개를 앞으로 빼고 본다면 이런 골격으로 변할 가능성이 꽤 높다. 특히 요즘 스마트폰 사용자는 고개를 숙이고 장시간 집중하므로 이렇게 되기 쉬우니 주의해야 한다. 게다가 고개만 앞으로 나간 것이 아니라 등은 뒤로 더 구부정해졌다. 허리와 골반은 배와 함께 앞으로 튀어나왔는데, 그 이유는 요추가 앞으로 더 굽었기 때문이다. 종합하면 원래의 커브보다 전체적으로 굴곡이 매우 심해진 유형이다. 마치 위에서 사람을 눌러 찌그러트린 모양이다. 정리하면, B형은 흉추는 뒤로 더 밀리고 요추는 앞으로 더 꺾인 '복합형'이다.

C형 '편평등 체형'은 등과 허리의 커브가 편평해진 모습이다. 특히 허리의 D모양의 커브가 거의 사라졌다. 마치 사람을 엎어놓고 다리미로 다려서 기존의 척추 커브를 똑바로 편 것 같다. 편평해진 등과 허리로 고생하게 되는 '일자 허리'의 대표적 유형이다.

D형 '굽은등 체형'은 일명 '새우등'이라고도 불린다. 등은 정상적인 상태보다 더 굽어서 새우를 연상하게 만든다.

측면에서 본 척추 변형이 꼭 이런 변형만 있는 것은 아니다. 여기서는 가장 자주 나타나는 흔한 유형만 예를 들었다. 아무리 본인이 젊다고 느낄지라도 이런 식으로 척추 변형이 생기기 시작했다면 현실은 노화 속도가 탄력을 받고 있다는 의미다.

정면에서 본 변형된 척추 체형

이제는 정면에서 본 척추 변형을 이야기해보자. 다음의 그림은 척추 전체가 좌우 지그재그로 틀어진 전형적인 유형이다. 잘 살펴보면 목뼈, 등뼈, 허리뼈가 교대로 여기저기 틀어져 있다. 척추가 이런 식으로 틀어지는 것을 '척추측만증'이라 한다. 심하게 틀어지는 경우는 특발성으로 일반인에게서 보기 드물지만, 일시적이거나 가볍게 틀어진 정도의 변형은 매우 흔하게 볼 수 있다. 어쩌면 당신도 그 중 한 명일지도 모른다.

그림을 보면, 척추가 지그재그로 틀어지는 바람에 골반 역시 한쪽으로 올라가 있다. 그래서 실제 다리 길이는 양쪽이 같지만, 땅에 닿는 다리 길

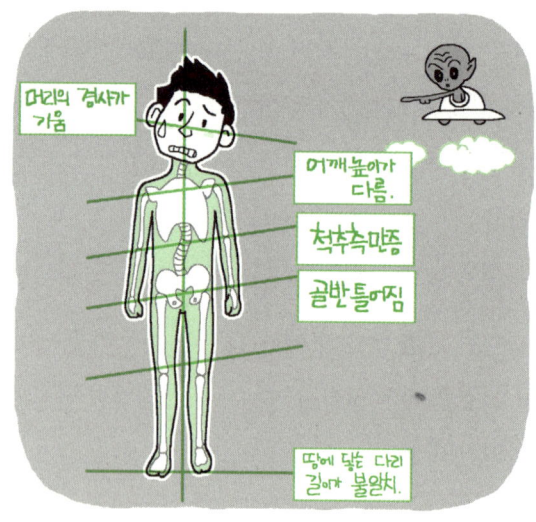

이는 한쪽 골반이 올라간 높이만큼 차이가 난다. 그러니 걸을 때 무게가 한쪽으로 더 실리게 되어서 무릎 관절과 허리에 나쁜 영향을 준다. 목은 옆으로 틀어져서 고개가 삐딱하다. 이 유형은 얼굴이 점차 틀어져서 좌우 비대칭으로 진행되기 쉽다.

만약 당신의 골반이 이 경우처럼 틀어졌다면 어떻게 알 수 있을까? 거울 앞에 서서 육안으로 살펴보고 당신의 한쪽 어깨가 올라간 걸 확인할 수 있다. 하지만 만약 골반이 크게 틀어지지 않았다면 심하게 표시나지 않으므로 이 방법으로는 쉽게 알아채기 힘들다. 이때에는 아래 사항을 참고해서 점검해보자.

- 평소 한쪽 신발의 굽이 더 닳는다.
- 치마나 바지가 자꾸 옆으로 돌아간다.
- 양쪽 바지 밑단 위치가 다르다.
- 브래지어 끈이 한쪽만 내려간다.
- 가방을 한쪽으로 매는 것이 편하다.
- 한쪽으로 눕는 것이 편하다.
- 한쪽 어깨가 내려가 보인다.
- 온몸에 힘을 빼고 누웠을 때 발끝의 각도가 서로 다르다.
- 앉아있을 때 한쪽 엉덩이가 아프다.
- 다리를 꼬고 앉는 것이 편하다.
- 한쪽 눈썹이 올라갔다.

- 걸을 때 사타구니 쪽이 결리거나 통증이 있다.
- 아랫배가 유난히 나와 보인다. (이것은 당신의 골반이 틀어졌을 가능성보다 비만일 가능성이 더 높긴 하다.)
- 하이힐을 자주 신는다. (이것은 증상이 아니라 원인이다. 하이힐을 자주 신으면 골반이 쉽게 틀어진다.)

이렇게 골격은 여기저기 틀어지기가 쉽다. 그런데 많은 사람들이 골격이 틀어졌음에도 불구하고 당장 크게 아프거나 움직이는데 불편하지 않기 때문에 그냥 방치하고 산다. 하지만 골격의 작은 틀어짐은 점차 인체 전체를 틀어지게 만들며, 신체는 질병이 생기기 쉬운 환경으로 변하고 노화는 점차 빨라진다.

골격이 변형되는 원리와 영향

"골격이 조금 틀어지더라도 안 아프면 괜찮지 않을까?"

필자의 한의원에 내원하는 환자 중에 상당수가 이런 생각을 갖고 있었다. '척추가 똑바른 사람이 어디 있어? 다들 조금씩 틀어져도 멀쩡하게 잘 살던데.' 이게 평범한 사람이 갖는 공통적인 생각이다.

맞는 말이다. 나이가 중년에 이르면 척추가 똑바른 사람은 얼마 없다. 그렇다해도 그게 정상은 아니다. 골격이 틀어졌는데 멀쩡할 리 없다. 아까 얘기하지 않았던가? 오래 앉아있으면 빨리 죽는다는 연구 발표가 우리 이야기의 출발점이었다. 그리고 그 원인으로 '골격의 틀어짐'을 첫 번째로 손꼽았던 걸 기억하자.

'까짓것 골격 조금 틀어진 게 뭐 그리 대수일까?'

일단 골격이 틀어지면 그 부근의 인대, 근육이 과도하게 긴장되거나 관절이 빨리 손상되어 만성통증 질환에 걸릴 확률이 높다. 노인이 아닌, 겉보기에는 아직 싱싱한 나이의 젊은이라 할지라도 허리, 어깨, 목 등의 통증을 달고 살게 된다는 뜻이다. 그러나 이것은 닥쳐올 난관의 작은 일부분에 불과하다.

요통, 경추통, 어깨 통증 등 틀어진 부위가 아파 고생을 하면 몰라도, 그렇지 않고 멀쩡하다면 틀어진 곳도 멀쩡한데 다른 곳은 더욱 괜찮을 거라 여기기 쉽다. 그러나 인체는 모든 부위가 상응한다. 한 곳의 작은 문제는 연못의 물결처럼 퍼져서 반드시 먼 곳에도 영향을 끼친다. 해당 부위가 아프지 않아도, 보이지 않는 영향은 멀리 퍼져서 다른 곳에도 꼭 문제를 일으킨다. 마치 당신 동네의 어떤 건물에서 큰불이 났는데 그게 멀리 영향을 미쳐서 다음날 북극의 얼음이 더 녹았더라는 말처럼 기괴하게 들리지만, 인체에서는 이게 사실이다.

당신의 이해를 돕기 위해 골격의 비틀림이 생기면 구체적으로 어떤 일이 벌어지는지 설명하겠다.

모든 관절은 연계되어 틀어진다

한 관절의 틀어짐은 결국 골격 전체가 도미노가 무너지듯 연쇄적으로 틀어지게 만든다. 인체 관절은 쌓아놓은 동전과 같다. 동전 쌓기를 해 본

경험이 있는가? 하나의 동전을 중심에서 어긋나게 놓으면 그 다음 동전은 일부러 반대편으로 어긋나게 놓아야 중심을 맞출 수 있다. 그 원리가 관절에도 적용된다.

관절은 동전 쌓기다-인체 무게 중심 맞추기

사람의 골격이 ㅣ자 모양으로 태어났는데 살아가면서 골격 밑부분이 옆으로 꺾이면 어떻게 될까? '/' 모양으로 비스듬하게 서있게 될 것이다. 비스듬하게 서지 않으려고 틀어진 부분 위의 골격이 반대로 꺾여서 보완이 됐다 치자. 그러면 전체 골격은 '〉' 모양이라 또 중심이 맞지 않는다. 그래서 또 그 윗부분이 반대로 꺾이게 된다. 이런 식으로 반복되면 작은 지그재그가 생기더라도 크게 보면 골격이 얼추 ㅣ자 형태로 중심을 유지하게 된다. 목을 예로 들겠다. 다음의 그림을 보자.

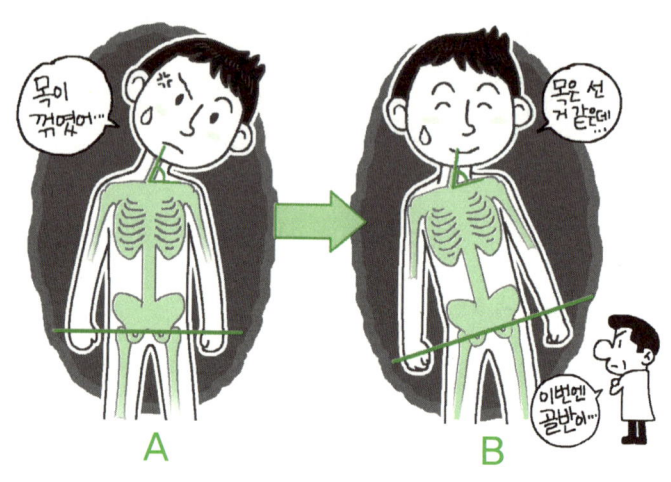

그림에서 A는 경추가 틀어진 사람이다. 목이 옆으로 꺾이는 바람에 고개가 심하게 삐딱하다. 이렇게 다니면 다른 사람이 보기에도 어색하지만, 본인 스스로 주위 모든 사물과 경치가 비스듬하게 보여서 걷기도 힘들다. 몸의 중심을 맞추려면 고개가 어느 정도 수직으로 회복되어야 한다. 제일 좋은 방법은 목이 원래대로 회복되어 골격이 일자로 되는 것이다. 만약 이게 가능하다면 세상에 척추가 틀어진 사람이 아무도 없을 것이다. 깡통캔을 찌그러트리기는 쉬워도 반듯하게 펴기는 힘든 것처럼 인체가 스스로 복원하기는 쉽지 않다. 무게 중심을 반드시 맞춰야 하는 인체는 두 번째 변화를 갖는다. 그 결과가 B의 상태다.

B는 목의 틀어진 각도는 A와 동일하지만 고개는 바로 된 것처럼 보인다. 왜일까? 아래쪽 골반을 가로지르는 선을 보라. 허리뼈와 골반이 반대로 틀어지면서 목의 틀어진 방향과 상쇄되었다. 그러니 다른 사람이 보기에는 고개가 바른 것처럼 보인다.

이런 원리가 골격에 항시 적용된다. 경추 1번이 틀어지면 요추 5번이 연동되어 보상한다. 경추 2번이 틀어지면 요추 4번이 보상한다. 이런 연동으로 척추는 작은 틀어짐을 보완하고 전체적으로 볼 때에 신체가 일자 모양으로 서있게 만든다.

관절은 짝지어 운동한다 – 운동 중심 맞추기

지독한 바보가 아닌 이상, 걸을 때 양팔을 동시에 앞으로 내미는 경우는 없다. 운동의 중심을 맞추기 위해서 양쪽을 교차해서 반대로 움직인다. 오른팔을 앞으로 내밀 때 오른발은 뒤로, 왼발은 앞으로, 왼팔은 뒤로 내밀게 된다. 이처럼 사지 관절은 반대로 짝을 지어 동작한다.

이뿐만이 아니다. 척추측만증에서 등의 상부 오른쪽 근육이 오그라들고 왼쪽 근육이 늘어났다면, 그 하부는 오른쪽 근육이 늘어나고 왼쪽 근육이 오그라든다. 이렇게 인접한 부위가 짝을 지어 영향을 주고받는다. 손목 관절에 문제가 있으면 팔꿈치 관절의 굽히고 펴는 운동에 영향이 가고, 반대로 팔꿈치 관절에 문제가 있으면 손목 관절의 굽히고 펴는 운동에 영향이 간다. 그래서 치료를 할 때에도 A관절이 문제가 있다면 그 관절만 치료할 것이 아니라 그것과 관련되는 B관절의 왜곡된 상태도 고쳐줘야 치료가 제대로 된다.

처음 틀어진 것이 목이었다고 치자. 목에 통증이 없을 수 있지만, 2차적으로 허리에 요통이 올 수가 있다. 즉, 애초에 문제가 생긴 원인처가 있더라도 다른 부위에서 통증이나 더 큰 질환이 발생할 수 있다. 예를 들어 어떤 젊은이가 전염병에 감염되어서 집에 갔는데, 가족이 모두 옮았다고 치자. 그는 젊고 건강해서 증상이 나타나지 않아 자신이 감염된 줄도 모르고 지낸다. 하지만 가족 중 노인은 병에 취약해서 전염병으로 죽을 수도 있다. 이처럼 1차적 원인 부위는 따로 있어도 2차로 생긴 부위가 취약하면 그곳에서 크게 질환이 발생할 수 있다.

목이 틀어졌을 때 목은 멀쩡한데 허리에 요통이 생기는 경우를 말했다. 이때 환자가 허리의 통증만 치료하면 얼마 뒤 재발하곤 한다. 목의 원인은 놓아두고 허리만 치료했기 때문이다.

그래서 임상에서는 허리가 아플 때 허리와 더불어 배나 목을 치료하기도 하고 등을 치료하기도 하며 발목을 치료하기도 한다. 통증이 있는 곳에 영향을 끼치는 다른 곳의 문제점도 같이 찾아서 치료해야 근본적인 치료라 할 수 있다.

결국 골격이 비틀어지면 전체 골격을 같이 손봐야 한다. 만약 10곳이 틀어졌는데 한 곳만 손을 대서 고쳐놓는다 해서 나머지 9곳이 저절로 정상으로 돌아올까? 절대 아니다. 고친 한 곳이 나머지 틀어진 9곳에 맞춰서 금세 틀어지기 십상이다. 그러니 전체를 같이 조정해야 한다.

전체 골격은 중력에 의해 몸의 중심이 무너지는 변형으로 바뀌기 쉽다. 배가 앞으로 튀어나오고 등이 굽는다든지 하는 변형이 내부적으로 생기면, 아무리 외형적으로 당신이 젊다고 해도 당신의 신체 나이는 이미 늙은 것이다. 노화로 요추와 골반의 각이 무너진 경우를 보면 골반 주위 기능들이 쇠퇴하는 속도가 빨라진다. 남자는 성기능이 떨어지고, 만성전립선염이 걸리기가 더 쉬워지며, 체력도 떨어진다. 여자의 경우는 자궁 기능과 질의 수축력 역시 저하된다.

운동으로 근육을 강화시켜봐야 골격이 무너지면 한계가 있다. 결국 멀리서 보이는 당신은 끔찍하게도 노인의 체형이다. 신체 기능 역시 노인의 것이 된다. 다음 사진의 등이 굽은 노인을 보라. 등이 완전히 굽어 정상적으로 설 수 없기 때문에 유모차를 지팡이 삼아서 기대어 밀고 가는 상황이다. 저것이 완전히 일어선 자세이다.

누구도 등이 갑자기 굽지 않는다. 노화로 등이 서서히 굽다가 어느 무렵부터 노력해도 등을 펴기 힘든 상태로 접어든다. 탑이 무너지기 시작하면 계속 무너지듯 한번 무너지면 회복하기 힘들다. 당신도 이러한 노화를 겪지 않으려면 젊어서부터 관리를 해야 한다.

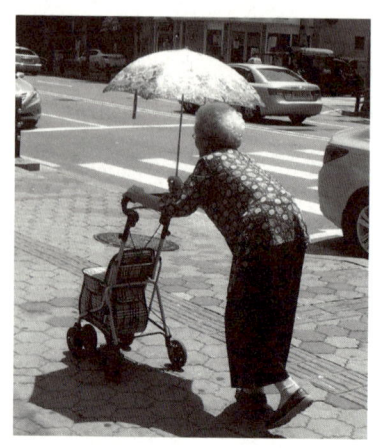
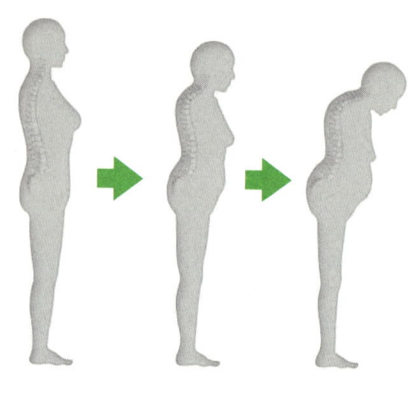

골격이 틀어진 곳 주위는 독소의 늪이 된다

골격이 비틀어진 곳 주위는 근육과 인대가 만성적으로 긴장하기 쉽다. 만성적인 긴장은 잠을 잘 때 피로가 제대로 풀리지 않는 요인이 된다. 그 부근에는 순환장애로 독소와 노폐물이 쌓이기 쉽다. 그 결과 몸 전체의 노화와 암 같은 중병이 발병할 확률이 높아진다.

골격의 잘못된 상태의 에너지와 신호는 길을 따라 멀리 퍼진다

골격을 정류장에 비유하면 그곳을 지나가는 버스노선처럼 인체에는 에너지가 지나가는 경로가 있다. 이것을 한의학에서는 경락(經絡)이라고 한다. 만약 골격이 틀어지면 그곳을 지나가는 경락을 따라 나쁜 영향이 다른 부위로 전달된다. 그래서 그 경락과 연관되는 장기의 기능이 떨어지거나 민감해지는 현상이 생길 수 있다.

한의학에서는 장기를 치료할 때 그 경락이 지나가는 손발 부위에 침을 놓아서 치료하는 경우가 흔하다. 같은 원리로 손발의 관절에서 생긴 병의 에너지도 그 경락이 연결된 장기로 침입할 수 있는 것이다. 다음 그림을 보면 오른쪽 어깨를 지나는 경락(A부분)이 배로 이어져서 다리(B부분)까지 내려간다. 즉, 어깨의 안 좋은 에너지가 다리로도 이어진다는 뜻이다. 그래서 어깨의 문제가 배나 다리에 나쁜 영향을 주기도 한다. 마찬가지 원리로 다리와 발의 경혈에 침을 놓아서 어깨를 고치기도 한다.

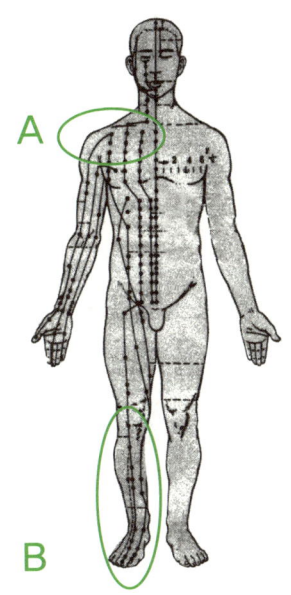

신경의 압박은 신체 장기의 상태와 직결된다

경락이 아니라 양방적으로 신경 압박이 있는 경우도 마찬가지다. 운동신경, 감각신경, 자율신경 등 모든 척수신경들이 척추를 따라 내려와서 갈라진다. 척수신경은 얼굴을 제외한 사지의 운동, 감각, 모든 내장의 자율신경 기능을 담당하기 때문에 지극히 중요하다.

척수신경 중 운동신경은 손으로 물건을 집고 서서 달리고 하는 당신이 손발을 움직이는 모든 동작들과 몸을 숙이고 허리를 펴는 등 몸통을 움직이는 모든 동작들을 조절하는 신경이다. 감각신경은 아픔, 차가움, 뜨거움뿐만 아니라 목 위쪽 얼굴을 제외한 신체의 모든 감각을 조절하는 신경이다. 자율신경은 당신의 의지와 상관없이 움직이는 활동을 통제하는 신경이다. 흔히 알고 있는 교감신경, 부교감신경이 여기에 해당한다. 즉, 심장이 뛰고, 숨을 쉬고, 음식을 소화시키는 등 내장의 모든 기능을 조절하는 자율신경이 모조리 척추를 통해 나온다.

척수신경이 얼마나 중요한지 실감이 나는가? 당신의 척수신경이 마비되면 동작을 멈춘 마네킹 신세가 된다. 만약 어떤 이유로 척수신경이 압박을 받으면 동작이나 감각이 이상해진다. 또는 내장 기능에 장애가 올 수 있다. 예를 들어 경추가 틀어지면 근처 신경에 미세한 압박이 생기고, 그 신경이 지배하는 부위의 감각이 이상해지거나 통증이 생기기 쉽다(디스크탈출증은 증세가 훨씬 강하다.).

더욱 무서운 것은 내장 기능과 관련되는 자율신경의 압박이다. 뉴욕 콜

롬비아대학의 연구에 의하면 자율신경에 0.02그램의 압박만 생겨도 관련 장기 기능이 60퍼센트 가량 소실된다고 한다. 이는 고작 쌀 한 톨 무게이다. 또는 벌이 날개를 움직여 얻는 양력에 해당한다. 이 연구결과를 100퍼센트 믿을 수는 없지만, 자율신경에 가해지는 미세한 압박만으로 해당 내장기관에 영향을 미칠 가능성은 충분하다.

자율신경은 척추 양옆을 따라 빠져나와 내장기관과 연결된다. 자율신경과 연결되는 장기와 기능에 대해 그림과 도표를 통해 살펴보자.

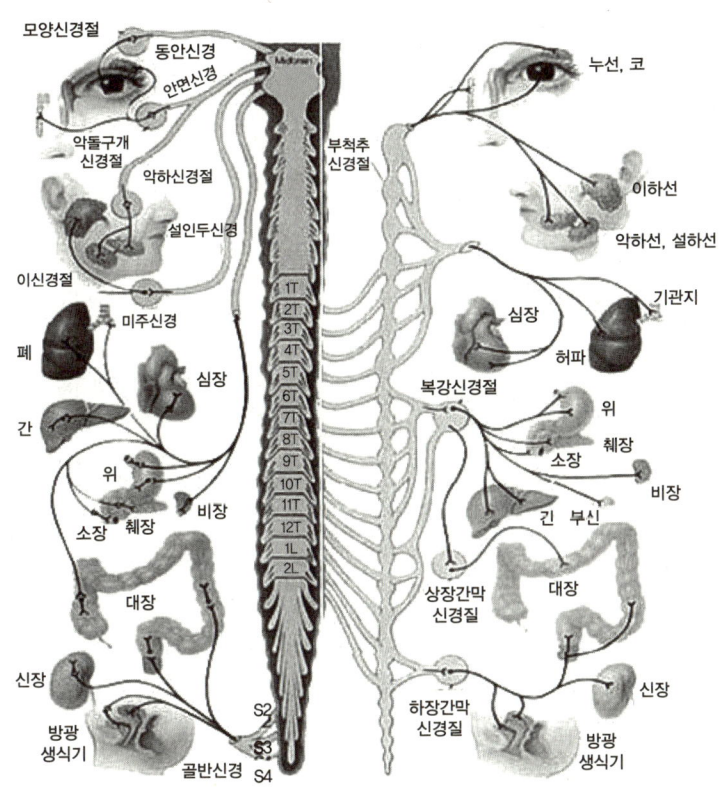

추골	관련 부위	증세
1C (경추)	뇌혈액 공급로, 건조전회하수 체전엽 두피, 얼굴 뼈, 뇌, 외이 (外耳), 교감신경계통	두통, 불안, 불면증, 만성감기, 고혈압, 편두통, 신경쇠약, 건망증, 만성피로, 현기증, 정신병, 신경과민, 신경질, 구역질, 소아마비, 간질
2C	눈, 시신경, 청각신경, 부비동, 가슴뼈, 혀, 앞이마, 유양돌기골	부비강 질환, 알레르기, 사시, 청각장애, 안질환, 이통, 졸도, 난시, 실신 발작 있을 경우는 실명
3C	볼, 외이, 얼굴 뼈, 치아, 안명, 신경, 삼차신경, 제5뇌신경	신경통, 신경염, 발진, 여드름, 습진, 협신증, 불안 초조
4C	코, 입술, 입, 오히스타히관	고초열, 카타르, 청각 상실, 아데노이드 (선양증식증), 목 하부 및 어깨의 통증
5C	성대, 인후선, 인두	후두염, 목쉼, 목쓰라림, 편도선염, 목, 어깨 통증
6C	목 근육, 어깨, 편도선	목경직, 상박부 통증, 편도선염, 백일해, 폐렴, 크루프성 후두염, 질식성 호흡곤란, 후두경련, 목이 뻣뻣함
7C	갑상선, 어깨 안의 점액낭, 팔꿈치	점액낭염, 감기, 갑상선 이상, 등 위쪽 동통
1T (흉추)	손을 포함한 팔꿈치 아래 팔 부 분, 팔목, 손가락, 식도, 기관지	천식, 기침, 호흡 곤란, 숨가쁨, 팔 아래 전완부분 및 손의 통증
2T	심장(판막 및 파복 포함), 관상동맥	심장 기능 이상 및 심장병, 흉부 이상(앞가슴 쪽)
3T	폐, 기관지, 늑막, 가슴, 흉부, 유부	기관지염, 늑막염, 폐렴, 충혈, 인플루엔자, 유행성 감기
4T	담낭, 전신의 관, 종담관	담당질환, 황달, 대상포진
5T	간, 혈액, 복강신경	간의 모든 질환, 고열 열병, 저혈압, 빈혈증, 혈액순환 장애, 관절염

추골	관련 부위	증세
6T	위장	위장 장애, 신경성 위장질환, 소화불량증, 속쓰림, 위약, 가슴앓이
7T	취장, 십이지장	궤양, 위염, 당뇨
8T	비장, 횡경막	면역계통 질환, 소장궤양
9T	부신 및 신장	알레르기, 담마진 두드러기
10T	신장	신장질환, 동맥경화, 만성피로, 신장염, 신우염, 요통
11T	신장, 수뇨관	여드름, 발진, 습진, 종기 등의 피부질환
12T	소장, 임파액 순환계통	류머티즘, 장 질환, 불임증
1L (요추)	대장, 대장결장, 서혜부, 사타구니 부분 외	변비, 대장염, 이질, 설사, 탈장
2L	넓적다리(대퇴부), 명장, 복부	경련, 호흡곤란, 풍수염, 산독증, 정맥절 또는 정맥유출
3L	성기, 자궁, 방광, 무릎, 난소, 고환	방광 질환, 생리불순, 생리통, 유산, 야뇨증, 발기부전, 갱년기 증세, 무릎 통증
4L	전립선, 등 아래 부위 근육, 좌골 신경, 허리 근육(요근)	좌골 신경통, D통, 배뇨 곤란, 배뇨 시 통증, 빈뇨(너무 자주 방뇨하게 됨), 요통, 배통
5L	무릎 아래 다리, 발목, 발, 발바닥	다리 혈액순환 장애, 발목 부종, 발목 허약 및 통증, 족하 냉증, 다리 허약, 다리 경련
천골	엉덩이뼈, 엉덩이(좌골, 둔부)	천장골 질환, 척추만곡
미골	직장, 항문	치질, 치루, 항문소양증, 가려움, 앉을 때 미골 통증, 이질

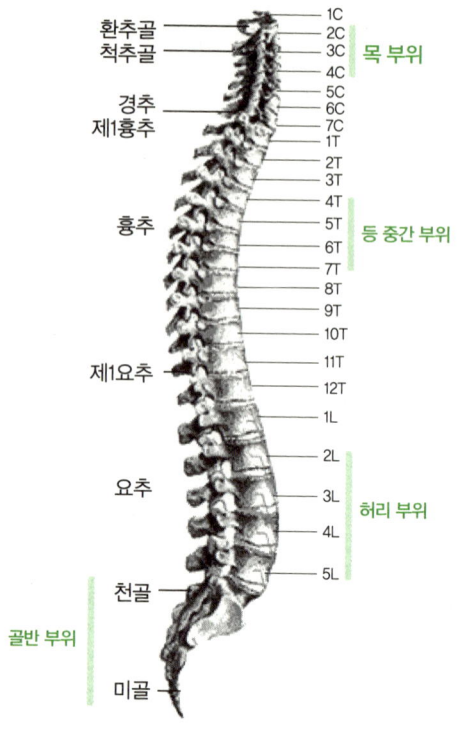

환추골 — 1C
척추골 — 2C
— 3C 목 부위
— 4C
경추 — 5C
제1흉추 — 6C
— 7C
— 1T
— 2T
— 3T
— 4T
흉추 — 5T 등 중간 부위
— 6T
— 7T
— 8T
— 9T
— 10T
제1요추 — 11T
— 12T
— 1L
— 2L
요추 — 3L 허리 부위
— 4L
— 5L
천골
골반 부위
미골

이처럼 경락이든 신경의 압박이든, 잘못된 골격의 변형은 단지 골격의
문제뿐만 아니라 내장기관에 상당히 나쁜 영향을 끼친다. 당신이 암의 폭
격과 중풍, 심장질환의 공습을 뚫고 지구에서 오래 살아남으려면, 내장
관리만 잘 한다고 되는 것이 아니라 골격 역시 반드시 관리해야 하는 대
상임을 잊지 말자.

4장
골격관리 실천편

골격관리의 4대 포인트

인체의 기둥 역할은 척추가 하고 있다. 따라서 골격관리는 척추에서 시작되고 척추에서 끝난다고 해도 과언이 아니다. 필자는 인체의 기둥인 척추의 4대 축, 가장 중요한 4가지 포인트를 다음과 같이 정의한다.

1. 턱관절
2. 상부경추
3. 흉추 중간
4. 요추 하부 및 골반

이외에 추가 옵션으로 '발'이 따라 붙는다. (발은 4대 포인트에 비해 중요도
가 떨어진다.)

이렇게 4대 포인트를 잘 관리하면 튼튼하고 아름다운 골격을 유지할
수 있다. 골격관리는 장수로 다가가는 첫째 조건이자, 아름다운 몸을 가
꾸는 필수코스다. 이제부터 척추의 4대 포인트를 관리하는 방법을 하나
씩 짚어보자. 당신이 백세장수에 도전하거나 친구들이 부러워하는 아름
다움을 소유하고 싶다면 꼼꼼히 읽고 꼭 실천하기 바란다.

턱관절, 골격관리의 출발점

영화 '죠스'에서 거대한 상어가 입을 쩍 벌리는 장면은 그야말로 압권
이었다. 이처럼 상어라는 단어를 들으면 큰 입과 강력한 턱을 떠올리는
사람이 많을 것이다. 턱은 상어뿐만 아니라 지구상의 동물들이 음식을 씹
을 때 매우 중요한 역할을 한다. 사람에게도 마찬가지다. 하지만 턱이 몸
을 지탱하는 척추에 속하는 것은 아니다. 그런데 왜 필자는 턱을 골격관
리 4대 요소로 꼽았을까? 척추가 똑바른 사람이 얼굴의 일부분인 턱 하
나만 약하다고 해서 몸매 전체가 망가지기라도 하는 걸까?

우선 다음의 사진을 보자. 이는 일본 교토부립의과대학의 테루아키 수
미오카 박사가 연구 발표한 〈삼차신경의 말단에서 부조화가 전신에 미치
는 영향 : 개의 이빨을 삭제했을 때의 영향〉의 실험 자료다.

삼차신경의 말단에서 부조화가 전신에 미치는 영향 :
개의 이빨을 삭제했을 때의 영향

테루아키 수미오카(교토 부립 의과대학 마취과)

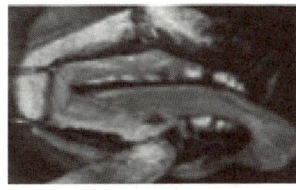

연구를 위해 오른쪽 이빨의
교합면을 갈아낸다.

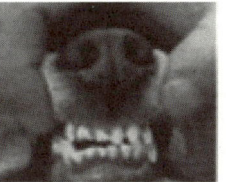

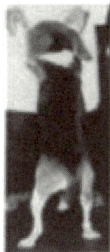

눈의 높이와 크기가
달라진다.

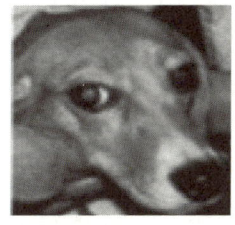

오른쪽 눈이 이상하며,
코 주위의 흰털이 빠져버리고
털에 윤기가 없다.

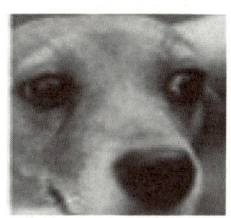

왼쪽 눈이 충혈되며 눈물을
흘린다.

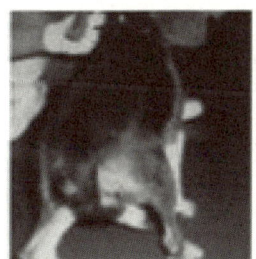

오른쪽 이빨을 갈아냈는데,
왼쪽 다리가 이상해진다.
(뇌는 반대쪽 신체를 지배한다.)

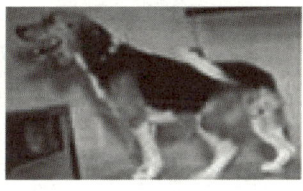

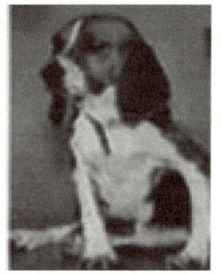

오른쪽 이빨의 교합면만
갈아냈는데도 개가 몸을
제대로 가누지 못한다.

그는 개의 이빨 한쪽을 갈아내는 실험을 했는데, 얼마 지나지 않아 개는 눈높이가 달라지고 척추가 틀어지고 왼쪽 다리가 구부러져 잘 서지도 못했다. 결국 제대로 몸을 가누지 못하고 앉아서만 지내는 처지가 되어버렸다. 이빨 한쪽을 갈아내서 턱이 좌우 균형을 잃게 되면 나타날 수 있는 현상을 극명하게 보여주는 실험이다. 실험이 끝난 뒤, 개의 갈아낸 이빨에 보철물을 씌워 턱의 양쪽 균형을 다시 바르게 맞추자 얼마 지나지 않아 개는 원래의 정상 모습으로 돌아왔다고 한다.

일부러 이빨 한쪽을 갈아내어서 극단적인 상황을 연출한 것이지만, 사람이 일상생활을 하다보면 저절로도 유사한 현상이 벌어진다. 여러 원인으로 턱이 옆으로 약간만 틀어지면 나쁜 부작용들이 생기는 것이다. 대체턱이 뭐가 대단하기에 전신의 골격을 이렇게 비틀어버리는 걸까?

턱관절은 수직으로 서있는 척추 기둥과 직각을 이루는 또 다른 축이 된

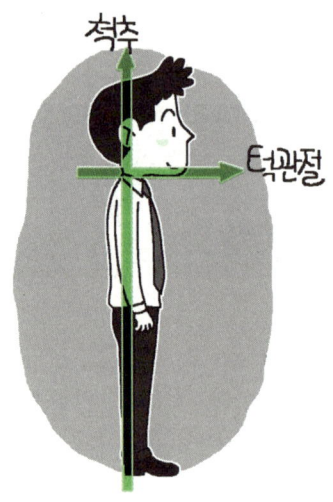

다. 측면에서 인체를 보면 어깨나 골반, 다리는 척추와 동일 선상에서 나란히 내려간다. 하지만 턱관절은 그보다 앞으로 툭 튀어나와 왼쪽의 그림처럼 힘의 방향이 십자 크로스를 만든다.

인간의 턱은 쉴 새 없이 움직인다. 말하고 먹을 때뿐만 아니라 하품을 하거나 심지어 잠을 잘 때도 침을 삼키는 동작을 하면서 턱관절을 계속 움직인다. 즉, 24시간 내내 움직인다. 하루에 적어도 1,800번 이상은 턱을 열고 닫으며, 평균 2,500~3,000번 정도다. 물론 개인차가 있다. 만약 당신이 말이 많은 편이라면, 하루에 1만 번은 더 입을 여닫을 수도 있다. 문제는 이렇게 자주 움직이는 턱에 걸리는 힘이 엄청나다는 점이다.

성인이 턱으로 씹는 힘은 무려 60~80킬로그램이다. 물론 개인에 따라 다르며, 살짝 깨물 때와 세게 물 때의 힘도 차이가 난다. 가령 약한 채소를 씹을 때는 20~30킬로그램 정도라면, 질긴 오징어를 씹을 때는 50~60킬로그램의 힘이 가해지며, 자면서 이를 갈 때는 놀랍게도 120킬로그램의 힘이 가해진다고 한다.

한 번 씹을 때 저 정도의 힘이 가해지니, 하루에 2천 번 턱을 움직이면 그 힘의 누적되는 영향은 어마어마하다. 한 번에 50킬로그램의 힘으로 2천 번을 움직이면 무려 100톤의 힘이 턱관절에서 소모되는 것이다. 물론 이것은 극단적인 예시이지만, 일반적인 생활에서도 하루 최소 10톤 이상의 힘이 소모된다.

중요한 점은 턱관절이 경추와 붙어서 작용한다는 것이다. 턱관절은 인대로 1번 경추와 연결되어 있고, 아래턱은 2번 경추를 축으로 삼아 움직인다. 턱관절이 움직이는 힘은 고스란히 경추로 전달된다. 그래서 턱관절이 양쪽으로 균형을 이루면 괜찮지만, 한쪽으로 틀어졌을 때에는 이러한 힘이 경추를 끌거나 미는 힘으로 작용한다.

이것이 '십자 크로스'의 의미다. 다시 말해, 턱관절이 한쪽으로 틀어지면 경추 1번과 2번도 틀어지게 된다. 하루에 10톤에서 100톤 정도의 힘이 경추를 압박하며 좌우로 마구 흔들어대는 것을 상상해보라. 경추가 과연 제자리를 지킬 수 있을 것인가? (만약 턱관절이 오른쪽 뒤로 밀렸다면 경추 1, 2번도 오른쪽 뒤로 밀리는 힘을 받고, 왼쪽은 반대로 턱관절이 앞으로 당겨져 있기 때문에 그만큼 경추를 잡아당기게 된다.) 결국 상부경추는 턱관절이 밀려난 것만큼 연동하여 밀려나게 된다. 그것이 경추 1, 2번이 턱관절 때문에 틀어지는 원리이다.

틀어진 턱으로 인한 척추의 지그재그 현상

턱이 틀어지면 오른쪽 그림처럼 척추 전체의 지그재그 현상이 일어나기 쉽다. 턱이 한쪽으로 틀어지면 경추 1, 2번이 틀어지기 쉽다. 경추 1, 2번이 틀어지게 되면 앞서 얘기했던 대로 척추 아래쪽은 경추와 균형을 맞추기 위해서 여기저기가 지그재그로 틀어지게 된다. 결론은 당신의 턱이 조금 옆으로 틀어진 현상이 원인이 되어서 점차 신체의 전체 골격이 엉망으로 틀어질 수 있다는 얘기다. 그래서 앞의 실험에서 개의 이빨만 갈아냈는데도 몸이 굽고 한쪽 다리가 이상해졌던 것이다.

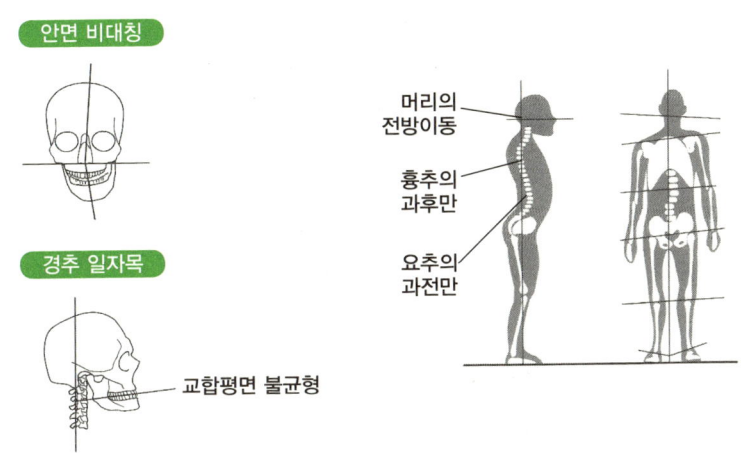

턱관절의 불균형으로 척추의 균형이 비정상적인 상태

안면 비대칭

경추 일자목

교합평면 불균형

머리의
전방이동

흉추의
과후만

요추의
과전만

턱이 틀어지면 골격 전체가 틀어진다. 이 말은 뒤집어서도 생각할 수 있다. 즉, 당신의 골격이 틀어졌을 때 턱이 같이 틀어져 있는 것을 발견한 다면 턱을 제자리로 돌림으로써 당신의 골격을 회복시키는데 도움을 줄 수도 있다. 실험의 개도 이빨을 보완해서 턱의 균형을 맞춰주자 얼마 지 나지 않아 원래의 정상 골격으로 돌아왔던 점을 떠올려 보라.

실제로 일본에서 턱을 교정하면서 뒤틀렸던 골격이 함께 교정되었던 사례가 있다. 턱을 교정하기 전 어깨도 한쪽이 많이 내려가 있고 고개도 삐딱했던 소년이 턱을 교정하고 난 후 양쪽 균형이 동일하게 바뀌었다.

틀어진 턱으로 인한 안면비대칭 현상

다음 그림은 얼굴의 좌우가 비대칭이다. 실제로 이런 사람은 거울을 보

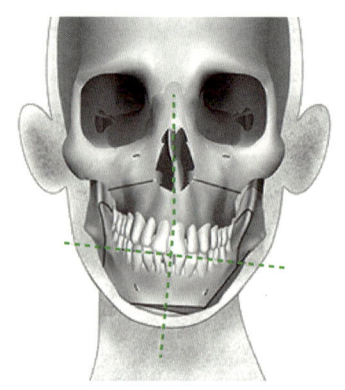

면 입꼬리의 높이가 양쪽이 같지 않고 한쪽으로 올라가 있다. 그리고 점차 콧대가 옆으로 휘고 얼굴 좌우가 짝짝이로 변한다. 나중에는 얼굴 눈높이도 달라져서 한쪽 눈이 더 올라가고 눈썹도 한쪽이 올라간다. 이러한 안면비대칭의 원인은 주로 턱관절과 상부경추의 틀어짐에 있다.

안면비대칭은 드문 것이 아니다. 필자가 일반인이 자주 등장하는 각종 TV 프로그램을 보다보면 얼굴의 좌우가 많이 다른 사람들을 심심치 않게 발견한다. 심지어 뉴스에 나오는 강도 용의자나 그를 붙잡은 형사 둘 다 얼굴이 틀어진 경우도 있었다. 바꿔 생각하면 당신 주위에도 이렇게 얼굴이 비대칭인 사람들이 있단 뜻이다. (정확히 말하면, 양쪽 얼굴이 완벽하게 동일한 사람은 없다. 턱관절의 이상 없이 약간 비대칭인 얼굴은 정상 범위에 속한다. 필자가 말하는 것은 정상 범위를 벗어난 비대칭을 의미한다.)

얼굴이 틀어진 경우의 상당수는 턱을 교정해주고 관계된 곳을 조정하면 원래대로 회복할 수 있다. 그러나 안타깝게도 많은 경우 어떻게 하면 회복할 수 있는지 몰라서 그대로 방치해두고 산다. 이걸 방치하면 보기에만 안 좋은 것이 아니라 건강에도 계속 문제가 생기는데 말이다.

책 서두에도 밝혔지만 본질적으로는 젊고 예뻐지는 방법이 곧 건강해지는 방법이다. 안면비대칭 역시 그러하다. 얼굴이 예쁘게 보이는 방법이 곧 신체가 건강해지는 결과를 동반한다. 어쨌든 안면비대칭은 얼굴의 겉보기에 대한 이야기니 먼저 미적인 측면부터 살펴보자.

'어떻게 하면 나도 연예인처럼 예뻐질 수 있을까?'

외모를 포기하지 않은 여자들은 거울을 하루에도 수십 번 들여다보며 이런 종류의 고민을 할 것이다. 어떻게 하면 더 예뻐질까, 피부는 어찌하면 백옥같이 깨끗해질까. 그러나 이런 고민은 자주 하더라도 얼굴의 비대칭은 매일 보다보니 무감각해지거나 아니면 좋아질 수 없다고 지레짐작하여 포기하고 사는 듯하다.

그렇다면 연예인들은 어떻게 그리 예쁠까? 이런 궁금증으로 기자가 어떤 연예인에게 물었다. "아름다움의 비결이 뭡니까? 특별한 관리라도 하세요?" 그러자 연예인은 "아뇨. 특별한 비결은 없어요. 그냥 날 때부터 이랬어요"라고 대답했다. 물론 웃자고 한 얘기다.

필자가 진짜 해답을 제시하겠다. 연예인들이 일반인과 달리 예쁜 이유는 원래 타고난 미모도 있겠지만, 일반인이 모르는 특별한 관리를 받기 때문이다. 이 책에서 말하는 턱관절 교정에 대한 것도 이러한 특별한 관리들 중 하나에 속한다.

원래 성공한 사람들은 일반인과 다른 성공 이유를 갖고 있다. 마찬가지로 연예인들은 일반인과 다른 예뻐질 수 있는 노하우를 갖고 있는 셈이다. 그러니 당신도 특별한 관리를 받는다면 연예인만큼은 아니더라도 지금보다는 훨씬 예뻐질 것이다.

그렇다면 연예인들은 모두 얼굴이 반듯할까? 아니다. 그들도 살아가면서 턱관절이 틀어지고 골격도 틀어지기 때문에 얼굴도 틀어진다. 예를 들어 필자의 한의원에 내원한 연예인들도 이러한 안면비대칭 초기 증세를 해결하고 갔다. 그들은 이름만 대면 누구나 아는 톱스타급 연예인인데도 얼굴이 틀어지고 골격도 틀어지는 것이다. 그러니 신은 공평하다. 당신만 문제가 생기는 것이 아니라 그 멋진 연예인이나 날씬한 패션모델이나 지구의 인류 누구에게라도 똑같은 문제가 생길 수 있는 것이다.

결론적으로 턱관절의 틀어짐을 교정하면 안면비대칭을 어느 정도 회복할 수 있다. 하지만 무조건 턱만 교정한다고 해서 안면이 정상적으로 돌아오지는 않는다. 턱과 함께 상부경추, 그리고 몸의 골격의 균형을 같이 맞춰줘야 한다. 또한 턱관절 교정이 비대칭을 완전히 해결할 수 있는 것도 아니다. 간혹 비대칭의 정도가 심하거나, 턱 자체의 기형이 있는 경우, 되돌리기 힘든 두개골의 변화가 같이 왔을 때에는 성형수술을 병행해야 하는 경우도 있다.

성형수술 이야기가 나왔으니 말이지만, 아마 안면비대칭에 관심이 많은 독자는 양악수술이나 안면윤곽수술에 대해서 들어봤을 것이다. 이 책은 건강법에 대한 책이므로 성형이나 미용에 대해서 자세한 얘기를 하지 않으려 했지만, 이왕 안면비대칭에 대한 얘기가 나왔으니 관심이 많은 독자를 위해 설명을 추가한다.

지금까지 턱관절이 옆으로 틀어졌다는 말은 아래쪽 턱을 이야기한 것이다. 아래 그림의 동그라미가 있는 곳이 턱관절이다. 턱관절은 말 그대로 아래턱과 위턱이 연결된 관절이다. 그런데 턱관절이 틀어졌다는 것은 아래턱이 밀리거나 빠져나왔다는 말이다. 위턱은 두개골에 붙어있으니 고정된 상태이다. 그러니 턱관절이 틀어졌다는 말은 당연히 아래턱 위치가 바뀐 것(화살표)이다.

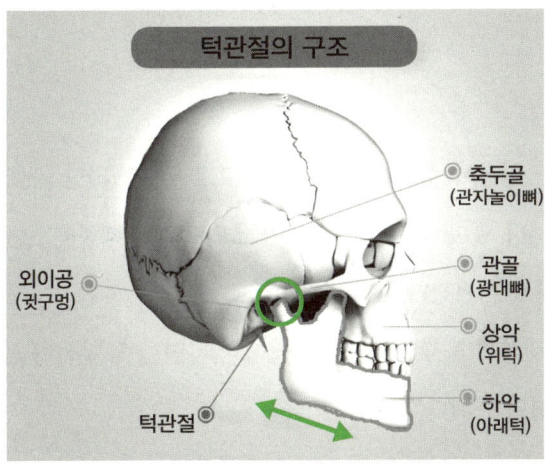

다음 페이지의 그림을 보면 환자의 아래턱이 오른쪽으로 비틀어져 있다. (여기서 말하는 오른쪽은 보고 있는 당신이 아니라 환자 기준으로 오른쪽이다.) 그래서 아래턱은 왼쪽이 더 길어져 보이고, 오른쪽은 짧아져 보인다. 그런데 문제는 위턱이다. 위턱과 아래턱을 이은 2개의 세로 선을 보자. 분명히(환자를 기준으로) 왼쪽 선이 더 길다. 즉, 위턱의 길이가 달라졌다는 이야기다. 이게 굉장히 중요한 점이다.

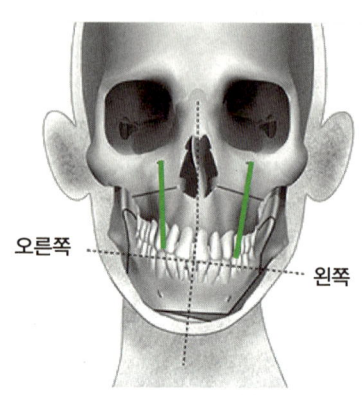

오른쪽 ————— ————— 왼쪽

왜 이러한 현상이 생길까? 당신은 모르고 있었겠지만, 두개골은 고정된 뼈가 아니다. 두개골은 보기에 굉장히 단단하기 때문에 고정불변의 하나의 덩어리로 여겨진다. 그러나 실제로는 두개골 봉합선이 인체의 호흡을 따라 미세하게 움직인다. 즉, 세월이 지나면서 봉합선이 움직여 두개골 모양이 변하게 된다.

생각해보라. 어떤 사람은 뒤통수가 편평하고 어떤 사람은 짱구 모양이다. 이는 어릴 때 누워 자는 자세에 따라서 모양이 달라진 것이다. 그래서 뒤통수를 예쁘게 키운다고 엄마들이 아기 자는 자세를 자주 바꿔준다.

마찬가지로 성인이 되어서도 세월이 흐르면서 서서히 두개골 모양이 바뀐다. 봉합선을 따라 진동을 하는 두개골은 주위에 주어지는 압력에 따라 미세하게 움직인다. 그런 원리로 아래턱이 옆으로 틀어지면 두개골과 붙어있는 위턱도 미세하게 움직여 틀어지기 시작한다. 세월이 누적되면 그만큼 차이가 생기게 된다. 그것이 앞의 그림의 결과물이다.

만약 그렇지 않다면 환자는 태어날 때부터 위턱이 한쪽만 긴 기형이었을 것이다. 그러나 이러한 사람은 매우 드물다. 대부분은 시간이 지나면서 아래턱의 틀어진 압력에 따라 위턱도 틀어진 경우다. 그리고 위턱만 틀어지는 것이 아니라 세월이 지나면서 그 위의 두개골 모양도 밑의 변화에 따라 틀어진다. 점차 콧대는 그림의 오른쪽으로 휘고 두개골 자체도 왼쪽이 길어지고 오른쪽이 줄어든 모양으로 변한다. 그래서 안면 비대칭 환자들을 보면 입꼬리만 한쪽으로 올라간 것이 아니라, 콧대도 휘고 눈높이도 달라지는 것이다. 엄밀히 보면 두개골 모양도 짝짝이로 변한다.

여기에서 중요한 것은 '세월'이다. 아래턱을 교정해서 좌우를 대칭으로 맞춘다고 해도 위쪽의 변형은 일시에 똑같이 바뀌지 않는다. 위턱의 길이가 한쪽이 바뀌었다든지, 콧대가 옆으로 휘었다든지, 두개골이 변형이 생겼다든지 하는 변화가 회복되려면 다시 그만큼의 세월이 필요하다. 그래서 심하게 틀어진 비대칭은 치료에 오랜 기간을 필요로 한다. 어떤 경우는 생전에 회복할 수 없을 정도로 악화된 경우도 있다. 그럴 때에는 수술적 요법으로 균형을 맞춰줄 수밖에 없다. 이것이 아름다운 얼굴을 원하는 환자의 만족을 위해서 성형수술을 병행하는 경우다.

그러나 성형수술을 고려하는 사람들은 반드시 턱 교정을 먼저 하기를 권한다. 필자가 앞서 얘기한 것처럼 아래턱의 위치와 상부경추, 몸 골격의 비틀림이 근본 원인이다. 이 근본 원인을 방치하고 수술을 하면 세월이 흘러 다시 틀어지는 결과를 낳는다. 그리고 양악수술이나 안면윤곽수술은 말 그대로 성형수술이다. 미용을 위해 얼굴의 대칭만 맞춰주는 수술이지, 턱관절에 생긴 문제를 근본적으로 회복시키는 수술이 아니다. 그러므로 그런 수술을 했다고 하더라도 건강을 위해서는 반드시 턱관절과 상부경추, 몸 골격의 비틀림을 치료해야 한다.

만약 수술을 먼저 하고 턱관절을 교정하면 다시 위치가 바뀌게 되니 먼저 교정을 하는 것이 좋다. 무슨 말인가 하면, 오른쪽으로 틀어진 안면을 똑바로 보이게 수술했다고 하자. 그러면 환자의 얼굴은 정상적으로 보인다. 하지만 그 바탕이 되는 턱관절은 여전히 틀어진 상태이다. 그래서 이번에는 턱관절을 왼쪽으로 교정하여 정상으로 만들었다. 그렇게 되면 얼굴도 턱관절을 따라서 다시 좌측으로 돌아가기 때문에 결과적으로 정상으로 보이던 것이 이제는 반대로 왼쪽으로 틀어지게 된다.

턱관절, 상부경추, 전체 골격을 교정하면 심하지 않은 안면비대칭은 회복된다. 다만 얼굴이 돌아오는데는 다소 시간이 걸리게 된다. 하지만 많은 환자들은 한순간에 좋아지는 것을 원한다. 그러니 수술적 요법을 선호하게 된다. 하루만 수술하면 단번에 얼굴이 달라 보이니 그럴 만하다. 그러나 턱관절에 문제가 있는 경우에는 턱관절과 골격 교정 치료를 먼저 받길 권한다. 이런 골격 치료를 받고서도 회복되지 않는 안면비대칭일 경우에 수술을 생각해볼 것이다.

한 가지 덧붙이면, 수술 뒤에 생기는 영향은 단순히 턱관절의 문제만이 아니다. 턱관절의 위치에 따라 입안의 면적과 모양이 달라진다. 혀가 움직이는 공간도 바뀐다. 그런데 이 입안의 공간의 면적과 모양이 사람의 에너지존에 크게 영향을 미치기 때문에 건강에 대해 종합적으로 고려하고 나서 수술을 해야 한다.

턱뼈를 잘라 얼굴을 갸름하게 보이게 하면, 미적으로는 만족스러울지 모르지만 에너지존은 크게 쇠퇴한다. 그래서 장기적으로는 건강과 장수에 안 좋은 영향을 끼친다. 쉽게 말해 얼굴이 빨리 늙고 몸도 빨리 늙고 질병에 걸릴 확률이 높아진다. 그러므로 웬만하면 턱뼈는 자르지 않는 것이 좋다. (이것은 턱관절학회의 공통된 주장으로, 필자도 이에 공감한다.)

당신이 안면비대칭을 예방하거나 가벼운 비대칭에서 해방되고 싶으면 뒤에 나올 턱관절에 좋은 자세에 주목하길 바란다.

틀어진 턱관절로 인한 질병의 발생

턱이 틀어지면 두통, 만성어지럼증을 비롯한 여러 종류의 질병이 생기기 쉬워진다. 턱관절이 틀어지면 흔히 생기는 증세 중에 첫째는 당연한 이야기지만, 턱 자체의 불편함이나 통증이다. 음식을 씹을 때 아프기도 하고 턱의 움직임이 부자연스럽거나 턱에서 소리가 나기도 한다. 그리고 귀가 아프기도 한다. 귀가 턱관절과 붙어있기 때문에 턱관절이 귀 주위를 압박해서 생기는 현상이다. 귀가 아프거나 소리가 나는 이명 증세, 또는 어지럼증이 생기기도 한다.

두통도 잘 생긴다. 턱관절의 긴장으로 인해 턱 뒤쪽의 뇌로 올라가는 혈관이나 뇌신경이 압박을 받기 때문이다. 우리 두뇌에서 몸을 조절하는 뇌신경은 총 12개가 나온다. 그중 무려 9개가 턱관절을 지나간다. 신경뿐만 아니라 혈관, 림프, 신경절 등이 아래턱 뼈 뒤쪽에 밀집되어 있다. 그래서 턱뼈가 조금만 뒤로 밀리더라도 뒤에 위치한 신경들을 압박하고 두뇌로 통하는 혈관을 압박할 수 있다.

이외에도 턱관절의 문제는 결국 뇌척수액의 순환 저하를 일으키고, 간뇌에다 긴장의 여파를 미치는 등 여러 전문 이론들이 있지만, 여기에선 생략한다.

턱관절 이상 자가 진단법

이제 자신의 턱관절이 이상이 있는지 알아볼 차례다. 아까 말한 것처럼 얼굴의 좌우 비대칭이 심하다면 거의 확실하게 턱관절에 문제가 있다. 이건 굳이 지금 책을 덮고 거울을 들여다볼 필요 없이 평소에 본인이 알고 있을 것이다. 또한 음식을 씹을 때 아프거나 턱관절에서 소리가 난다면 역시 이상이 있는 것이다. 그러나 이런 자각 증세가 없을 때, 또는 안면비대칭이 별로 심하지 않은 경우 초기 증상을 어떻게 발견할 수 있을까? 물론 전문의를 찾아가서 검사받으면 금방 발견할 수 있지만, 굳이 병원을 가지 않더라도 다음 5가지를 테스트를 해보면 쉽게 알 수 있다.

양손 새끼손가락을 귀에 넣어본다

새끼손가락을 각각 양쪽 귀에 넣고 입을 크게 열었다가 닫았다가를 반복한다. 이때 새끼손가락에 조이는 감각이 들거나 무엇이 와서 탁 치는 느낌이 들면 문제가 있는

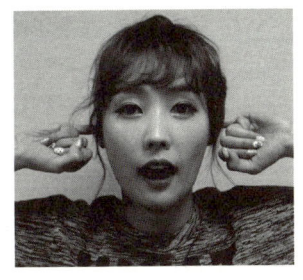

것이다. '딱딱' 소리가 나도 문제가 있다. 또는 '사그락, 사그락' 같은 모래 소리가 나거나 '찌직' 하며 긁히는 소리가 나면 이상이 심한 것이다.

검지를 귀 바로 앞에 갖다 댄다

입을 벌리면 귀 바로 앞에 오목하게 들어가는 지점을 검지로 살짝 누른다. 입을 열었다 닫았다 할 때 어딘가 아프면 턱에 문제가 있는 것이다.

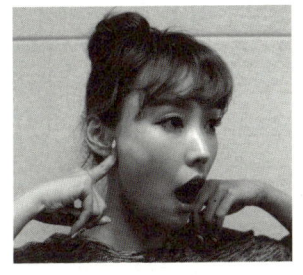

입에 손가락 3개가 동시에 들어가야 한다

검지부터 약지까지 3개의 손가락을 붙여 세로로 입에 넣으면 동시에 다 들어갈 정도로 입이 벌어져야 한다. 입이 이것보다 적게 벌어지는 경우에는 턱에 문제가 있을 경우

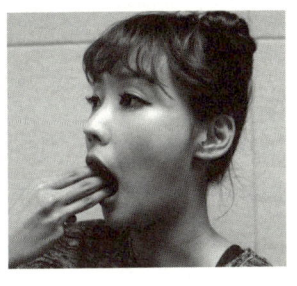

가 다분하다. 보통 정상인은 4~6센티미터 사이로 입이 벌어진다.

입을 열고 닫을 때 수직으로 똑바로 왕복 운동이 되어야 한다

거울을 보고 입을 크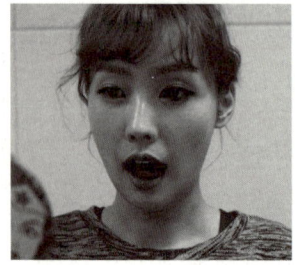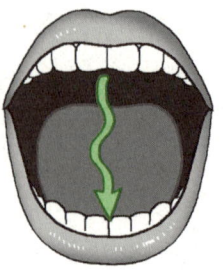
게 열었다 닫았다 반복
해보자. 이때 아래턱의
움직임이 수직으로 똑바
로 오르내리지 못하고
중간에서 옆으로 지그재그 흔들리며 오르내리면 문제가 있다.

침을 연속 3회 넘긴다

입을 다물고 연속으로 침을 3번 삼켜보자. 만약 침을 연속으로 삼키지
못하면 턱관절에 문제가 있다.

턱관절이 틀어지는 이유

일단 턱관절에 이상이 생기면 전문가의 진료를 받는 것이 좋다. 그러나
경미한 이상의 호전이나 예방은 스스로 해결할 수 있다. 턱관절 이상이
생기는 원인을 알면 곧 예방법이 연결된다.

일반인에게 가장 흔한 원인 중에 하나가 '주로 한쪽으로 음식을 씹는
습관'이다. 그리고 치아의 맞물림에 문제가 있다든지 교통사고나 외상으
로 인한 경우도 있다. 턱관절에 문제가 생기는 여러 원인과 예방법에 대
해 살펴보자.

목이 틀어지는 잘못된 자세와 습관

필자가 몇 번 강조했지만 턱관절은 상부경추와 밀접한 관계가 있다. 그러니 척추가 틀어지는 자세 중에 특히 목이 틀어지는 자세는 턱관절에도 좋지 않다. 목이 틀어지는 잘못된 자세와 습관에 대해 살펴보자.

• 목을 앞으로 빼고 보는 습관 : TV나 모니터를 들여다보면서 목을 앞으로 빼고 보는 사람들이 많은데, 이것은 아주 좋지 않다. 특히 스마트폰이나 책을 들여다보면서 고개를 앞으로 숙여 장시간 집중하는 자세는 목과 턱에 무척 안 좋다.

• 가방을 맬 때 한쪽으로만 매는 습관 : 한쪽 어깨로만 가방을 메 버릇하면 자연스레 그쪽 어깨가 반대쪽보다 올라가게 된다. 한쪽으로 메는 가방보다는 양쪽 어깨에 메는 가방을 들어 균형을 맞추는 게 좋다.

• 한쪽으로 몸을 비트는 자세를 자주 하는 행위 : 기타나 바이올린, 첼로 같은 악기 연주를 위해서 한쪽으로 몸을 계속 튼다든지, 몸을 틀어 진료를 하는 치과의사, 장시간의 골프스윙 연습 등이 이에 해당한다.

• 책상에 엎드려 자는 자세 : 책상에 엎드려 자는 자세에서 왼쪽이나 오른쪽 한쪽이 더 편하게 느껴져서 그쪽으로만 목을 꺾게 되면 목과 턱관절이 쉽게 틀어진다.

• 어깨와 목 사이에 전화기를 끼우고 통화하는 습관 : 양손으로 다른 작업을 하기 위해 이렇게 전화기를 끼우고 통화하는 경우가 있다. 어쩌다 그러는 것은 상관이 없지만 자주 그러면 목과 턱관절이 돌아간다.

- 옆으로 누워서 자는 습관 : 모로 누워서 자는 자세에서 고개의 위치가 적당하지 못하면 턱과 경추가 틀어지기 쉽다.

턱과 직접 관련된 습관

- 이를 꽉 다무는 습관 : 가장 조심해야 하는 유형으로 턱관절에 무리가 된다.
- 한쪽으로만 음식물 씹는 습관 : 한쪽 턱만 자꾸 자극을 받게 된다.
- 이를 가는 습관 : 자면서 이를 갈거나 깨어 있을 때 무의식적으로 이를 가는 습관은 턱에 손상을 주기가 매우 쉽다.
- 딱딱한 음식이나 오징어 같이 질긴 음식을 즐겨먹는 습관 : 이런 경우에도 턱관절에 무리를 줘서 턱관절이 쉽게 틀어질 수 있다. 이를 꽉 다무는 습관과 유사한 효과다.
- 한 손으로 턱을 괴는 습관 : 손으로 턱을 괴면 자연스럽게 고개가 앞으로 숙여지기도 하므로 유의하자.
- 손톱 물어뜯는 습관 : 초조하거나 지루할 때 앞니로 손톱을 깨무는 사람들이 있는데, 손톱은 생각보다 꽤 단단한 인체 조직으로 이러한 습관은 턱관절에 좋지 않다.

부정교합

부정교합은 위아래 치아가 잘 맞지 않는 상태를 말한다. 쉽게 말해 이를 다물었을 때 딱 맞아 떨어지지 않고 어긋나거나 치아 사이에 어딘가 빈틈이 보이는 경우다. 부정교합은 음식을 씹을 때 이의 불균형한 충격이 턱관절에 전달된다. 턱관절은 이를 완화하기 위해 운동 궤도를 바꾸는데 이로 인해 턱이 틀어진다. 또한 이가 빠졌을 때 오래 방치해도 씹을 때 균형이 깨어져서 턱관절 이상이 잘 생긴다.

충격이나 외상

권투 같은 스포츠나 교통사고 등으로 인해 얼굴이나 머리에 충격을 받으면 턱관절이 틀어지는 원인이 될 수 있다.

스트레스

잦은 스트레스는 뒷목의 경직을 유발하고 턱관절이 틀어지는 원인이 될 수 있다.

턱관절 장애 예방법

그렇다면 턱관절 틀어짐을 방지하는 방법은 무엇일까? 쉽다. 위의 원인들을 반대로 하면 된다. 하지만 반대로 하라고 한다고 해서 목을 앞으로 빼는 습관 대신 목을 뒤로 빼는 습관을 시도하라는 말이 아니다. (이건 사실 거의 불가능한 자세다.) 단지 턱관절에 무리를 주기 쉬운 동작과 습관들을 평소에 하지 않도록 주의하라는 뜻이다. 더불어 턱관절 장애 예방에 유용한 습관을 한 가지 소개하겠다.

바로 T.O.P(Teeth Opening Position), 즉, '이를 살짝 벌리고 있기'이다.

'T.O.P'는 필자가 작명한 방법이다. 이 방법은 턱관절 틀어짐 예방뿐만 아니라, 경미한 턱관절 질환 치료에도 상당히 유용하다.

방법은 간단하다. 평소 입을 닫고 있는 상태에서 치아만 살짝 벌리는 방법이다. 즉, 입을 다물었을 때 윗니와 아랫니가 딱 붙지 않도록 하는 것이다. 대략 아래, 위 앞니의 간격이 2~3mm 정도 떨어져 있도록 하면 되는데, 요령은 위아래 이가 딱 닿는 위치에서 살짝 힘을 빼 이완만 해주면 된다. 이 방법은 턱관절을 쉬게 하여 턱관절의 이완을 돕고 턱관절에 빈 공간을 제공해 밀려나간 디스크가 제 자리로 회복되는데 도움을 준다.

대신 입술은 닫아야 한다. 만약 당신이 입술을 벌리고 있다면 바보 같이 보일 뿐만 아니라 숨 쉬는 동안 나쁜 먼지가 입으로 많이 들어가 건강에도 좋지 않다. 또 한 가지 중요한 요령은 위아래 앞니 끝이 서로 맞닿는 일직선에 위치하도록 자세를 취하면 더 좋다는 점이다. (보통은 아랫니가 윗니보다 목구멍 방향으로 살짝 안쪽으로 밀려들어가 있는 경우가 흔하다.) 그러나 튀어나온 턱(주걱턱)이나 들어간 턱은 억지로 힘을 줘서 일직선이 되도록 노력하다간 오히려 턱관절에 무리가 가니 이런 턱은 전문 교정치료를 꼭 받아야 한다.

상부경추, 골격관리의 핵심

상부경추는 당신의 장수에 있어서 가장 중요한 비밀 관문이다. 아무리 강조해도 지나치지 않을 만큼 큰 의미를 지닌다. 필자가 말하는 상부경추는 경추 1~3번까지이며, 경추 위에 있는 뒷골(후두골)까지 같이 묶어서 중요하게 본다. 물론 경추 전체에서 중요하지 않은 곳은 없다. 경추의 커브 모양이 경추 건강의 기본이기도 하다. 하지만 상부경추는 그중에서도 가장 중요하다.

일단 상부경추는 자세에 따라 쉽게 틀어질 수 있어서 골격이 틀어지는 주요 원인이 된다. 그러나 골격이 틀어지는 것보다 더 심각한 악영향이 따로 있다.

장수의 비결 상부경추

흔히 드라마에서 긴장이 극에 달하면 드라마 속의 인물이 뒷목을 잡고 쓰러지곤 한다. 당장 중풍으로 급사하는 장면이 나올 기세다. 의학적으로 만성적인 고혈압 증세는 뒷목의 긴장과 전혀 관계가 없지만, 일시적으로 혈압이 매우 높이 치솟는 경우에는 뒷목이 뻣뻣하게 되고 중풍까지 올 수도 있다.

사실 드라마의 인물이 분노가 치밀어서 쓰러진다는 설정에 이것만한 동작이 없다. 화가 치밀어 극적으로 쓰러지는 동작은 심장마비를 상징하는 '가슴을 부여잡는 동작' 아니면 '뒷목을 잡는 동작'이다. 이때 배우가 손으로 잡는 뒷목이 바로 상부경추와 뒷골(후두골)이다.

그러나 실제 현실에선 뒷목을 잡고 쓰러지는 중풍 발병은 거의 없다. 뇌졸중이라 불리는 중풍은 초기에 전혀 다른 증세들을 보인다. 갑자기 어지럽거나, 한쪽 팔이나 다리에 힘이 없어지거나, 똑바로 걷지 못하거나, 구토를 하거나, 심한 두통이 생기거나, 말이 어눌해지거나 하는 것들이 대표적인 증상들이다.

그렇다면 뒷목을 잡는 것은 아주 희박한 중풍 졸도 증세로, 중풍과는 거의 상관이 없으며 그저 드라마 설정 중 하나에 불과한 것일까? 아니다. 뒷목은 중풍으로 쓰러지는 증세와는 별로 상관이 없지만, 중풍 발병과는 매우 밀접하다.

실제로 필자는 상부경추부와 뒷골(후두골)을 중풍의 중요한 길목으로 본다. 또한 이곳은 고혈압, 당뇨, 심장마비, 암 같은 성인병들의 핵심 길목이기도 하다. 필자뿐 아니라 소문난 명의들이 난치병을 치료할 때 은밀하게 그 비법으로 사용하는 곳이 바로 상부경추와 뒷골이다. 상부경추와 뒷골 부근에 기혈이 막힌 것을 뚫고 흐름을 원활하게 하는 것이 그 치료 비법의 핵심이다.

이 부위에 침을 세밀하게 놓든, 부항으로 피를 빼든, 골격 구조를 제자리로 돌려놓는 교정치료를 하든 그 치료 목표는 동일하다. 바로 기혈의 막힘을 풀어주고 흐름을 정상으로 돌려놓는 것이다. 당신도 이 부위의 기혈 흐름을 정상으로 되돌리는 치료를 받는다면, 중풍, 심장병, 암의 발생 위험도가 지금보다 적어도 절반 이하로 떨어질 것이다.

오늘날 우리나라 사망 원인 1위가 암이다. 그리고 심장병이 2위, 중풍이 3위다. 이 3가지가 한국인 3대 사망 원인으로 손꼽히며 사망자의 거의 절반을 차지한다. 그러니 이런 질환의 발생 위험도만 낮아져도 수많은 사람들의 수명이 훨씬 연장될 것이다.

상부경추와 뒷골 부근에 침 좀 놓는다고 암의 발생률이 떨어진다고 하면 필자에게 의심의 눈초리를 보낼 독자도 있을 것이다. 이제부터 그 근거에 대해 살펴보자. 당신을 위해 어려운 의학용어를 자제하고 최대한 쉽게 설명해보겠다.

'숨뇌' 연수가 나오는 뒷골(후두골)

인간의 뇌 구조를 표현한 다음 그림을 살펴보자. 다른 부위는 볼 것 없다. 가장 뒤쪽 부분만 보면 된다. 그곳이 바로 뒷골, 즉, 후두골이다. 그리고 후두골에 대해서 당신이 기억할 지식은 오직 하나뿐이다. 후두골에는 큰 구멍이 있는데, 이곳으로 뇌와 척수를 연결하는 연수라는 것이 빠져나온다는 것, 이것 하나만 기억하자.

연수는 '숨뇌'로 인간의 호흡과 심장박동, 그리고 온몸의 혈류순환을 관장한다. 인간의 가장 근본적인 생명유지시스템이 바로 이 연수인 것이다.

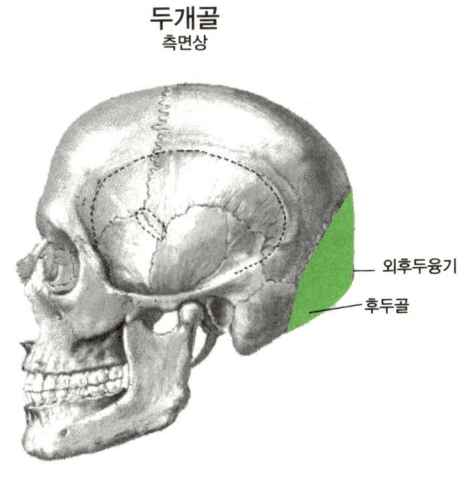

두개골
측면상

외후두융기
후두골

상부경추

경추에 대해서는 앞에 척추 구조에 대해서 충분히 설명했으니, 여기서는 간단히 그림을 보며 되짚어보자. 다음 페이지의 그림에서 위에서부터 3개의 척추가 경추 1, 2, 3번(C1, C2, C3)이다.

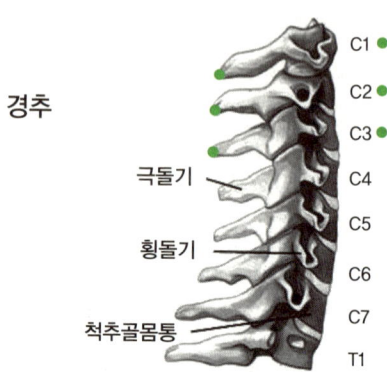

뇌척수액 순환의 핵심 길목

우리의 뇌가 잠수함처럼 물속에 둥둥 떠 있다는 사실을 아는가? 뇌는 두개골 바닥에 그냥 놓여있는 것이 아니다. 그 속을 채운 액체에 둥둥 떠 있다. 뇌를 밖에서 무게를 재면 대략 1.4킬로그램인데 두개골 안에선 부력으로 떠있어서 50그램으로 놀라울 정도로 가볍다. 이렇게 뇌를 띄우고 있는 액체가 바로 뇌척수액이다. 이 액체가 뇌에만 있지 않고 흘러나가 척수도 순환하기 때문에 뇌척수액이라 부른다.

뇌척수액은 말랑말랑한 뇌를 외부 충격에서 보호할 뿐만 아니라, 영양분과 각종 호르몬을 운반하며 뇌신경 노폐물 제거에도 크게 기여한다. 그런데 경추 1, 2번이 틀어지거나 긴장이 오면 뇌척수액의 순환이 장애를 받을 수 있다. 긴장도에 따라 다르지만, 이럴 경우 두개골의 압력은 약간 올라가고 척수의 압력은 약간 내려간다.

당신은 뇌수종이라는 증세를 들어보았는가? 뇌척수액이 두개골 안에 갇혀 못 빠져나가면 뇌압이 높아져 뇌기능에 문제가 생기고 잘못하면 사망에 이르는 무서운 병이다. 물론 경추 1, 2번의 경직 정도로 뇌수종까지 생기는 일은 없다. 다만 나쁜 영향이 있을 수 있다는 것이다. 고인 물은 반드시 썩는다. 뇌척수액 순환이 방해받아서 액체가 뇌에만 주로 고여있으면 좋을 리가 있겠는가? 뇌세포에 영양분 공급과 노폐물 제거 능력이 떨어질 것이니 당연히 좋을 리가 없다.

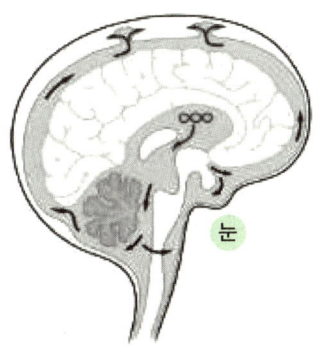

또한 동양의학에서 뇌척수액 순환은 단순히 체액 순환의 의미에만 그치지 않는다. 뇌척수액 순환은 바로 '강력한 생명에너지 순환'의 뜻을 지닌다. 뇌에서 발생한 마음과 기(氣)의 에너지와 정보를 담아 육체의 기둥인 척추를 통해 몸 전체에 나누는 1차 순환이 뇌척수액 순환이다. (자세한 설명은 뒤에서 다시 하겠다.)

자율신경의 핵심 길목

아까 후두골에서 '연수' 이야기를 했다. 연수는 척수와 이어져 척추를 관통하는데, 경추 1번을 통해서 내려오며 상부경추가 그 중요 길목이 된다. 척수에서 갈라지는 자율신경은 앞서 말한 바와 같이 온몸의 내장 기능을 조절하며, 몸의 감각과 운동을 총괄한다.

또한 당신이 일일이 신경 쓰지 않아도, 알아서 저절로 호흡하고 심장 박동이 뛰고 혈압과 몸 전신 혈류순환이 조절되는 '자율생명유지시스템'이 간뇌에서 비롯되는데, 이것은 연수를 통하여 척수로 이어지는 핫라인을 구성한다.

간뇌 – 연수 – 척수(다시 척수신경으로 갈라짐)

다시 말해 상부경추의 문제는 간뇌에서 연수, 척수로 이어지는 자율생명유지시스템 핫라인에 나쁜 영향을 끼칠 수 있다는 것이다.

이렇게 상부경추가 뇌척수액 순환의 핵심 길목이자 자율신경의 핵심 길목이라는 사실, 딱 2가지만 알아도 당신은 상부경추의 중요성을 충분히 알았을 것이다. 머리가 좋은 당신을 위해 보너스로 2가지를 더 준비했다.

척수 경막의 길목

척수 경막은 척수를 싼 막이다. 뇌경막이 연장되어 내려온 이것은 1, 2번 경추에 부착되며 아래 척추로 이어진다. 이 막을 통해 상부경추의 긴장이 위아래로 전달될 수 있다. 뇌로도 나쁜 영향을 미치고, 아래 척추에도 영향을 미친다.

중요 뇌동맥의 길목

1번 경추 좌우 양옆의 돌기에 구멍이 있다. 그 구멍을 지나는 동맥이 간뇌나 소뇌로 혈액공급을 한다. 만약 1번 경추에 비틀림이나 긴장이 생기면 동맥이 약간 눌려서 간뇌나 소뇌로의 혈액공급이 줄어들 수 있다. 직접적으로 두통, 어지럼증, 속 울렁증이 생길 수 있고, 장기적으로는 자율생명유지시스템에 나쁜 영향을 끼칠 수 있다.

지금까지 살펴본 양방적인 근거만 해도 상부경추의 중요성을 충분히 알았을 것이다. 그러나 진짜배기는 지금부터다.

쿤달리니

혹시 당신은 '쿤달리니(Kundalini)'라는 말을 들어본 적이 있는가? 몇천 년 동안 전해지는 인도 요가에서 생명 연장과 깨달음을 얻는 비결로 불리는 것이 바로 쿤달리니이다. 이것은 척추 아래에 잠들어있는 '생명에너지'인데, 수행을 통해서 척추를 거쳐 상승시켜 머리 꼭대기까지 도달하게 하는 것이다.

이런 과정으로 몸의 자연 치유력이 높아져서 세포가 젊어지고 각종 기능들이 회복되고 몸의 독소 노폐물들이 원활하게 배출되어 건강해진다고 한다. 이 요가 비법의 핵심은 '척추를 통한 에너지의 순환'이다. 앞서

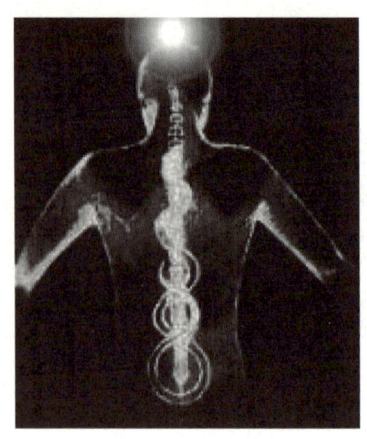

말했던 뇌척수액의 순환과 일맥상통하지 않는가?

이 과정의 연마를 위해서는 척추의 균형이 필수적이다. 그래서 요가에는 척추 균형을 얻기 위해 여러 가지 기이한 체조 자세들이 존재한다. 몸을 이리저리 희한하게 꺾는 요가인들이 하는 자세는 단순히 살을 빼거나 몸을 이완하기 위해서 하는 것이 아니라 신체의 균형, 그중에서도 특히 척추의 균형을 얻기 위한 방법이다.

도인양생법

중국과 한국에도 역시 몇 천 년을 은밀하게 이어져 전해지는 장수 비법이 있는데 바로 '도인양생법(導引養生法)'이다.

고대부터 중국과 한국에는 신선사상을 추구하는 도교가 이어졌다. 이것은 특정 신을 믿고 따름으로써 구원을 받고자 하는 종교의 성격보다는 스스로 신선이 되어 죽지 않고 오래 살고 싶다는 인간의 오랜 염원을 추

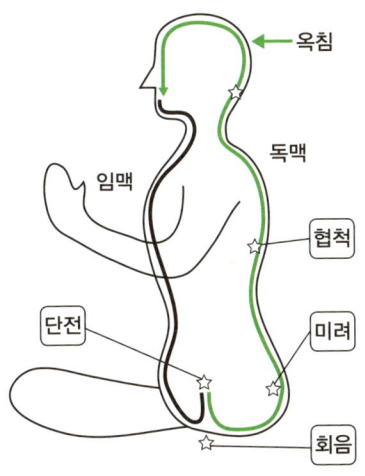

구하는 성격이 크다.

신선처럼 불로장생을 꿈꾸던 이곳 학자들은 그 비법의 핵심으로 '생명에너지의 순환방법'을 발견하고 체계적으로 발전시켰다. 위의 그림에서 보듯이, 호흡과 명상을 통해서 생명에너지를 배꼽 아래에 모아서 1차로 척추를 따라 머리 꼭대기까지 올린 뒤 다시 이를 배를 타고 아래로 내려 원래 자리로 되돌리는 방법이다.

단전호흡, 또는 소주천기공(小周天 氣功)이라고 불리는 이 방법은 척추를 따라 생명에너지를 상승시키는 것이 가장 어려운데, 이를 통해 신체건강과 정신의 맑음을 얻는다고 했다.

이는 단순히 특정 종교의 한 양생법이 아니라, 건강과 장수를 추구하는 공통점으로 인해 한의학과도 연구를 교류하며 발전해왔다. 따지고 보면 기(氣)를 조절하여 병을 치료하는 한의학이나 기를 조절하여 건강을 증진시키는 단전호흡(기공)이나 그 수단과 목표가 흡사하다. 그런 까닭에 동양의학의 정수로 불리는 《동의보감》에는 책의 가장 앞부분에서부터 상당히 많은 페이지를 할애하여 이런 건강법을 상세히 다루고 있다. 동의보감에는 척추가 '정기(精氣, 인체의 에너지 덩어리)'가 오르내리는 통로라고 했다. (9장에서 양자역학을 이야기하면서 기에 대해 자세히 말할 것이다.)

로켓이 달나라에 가는 최첨단 과학시대에 필자가 왜 이렇게 오래된 고대 건강법을 이야기하는 걸까?

마음과 기운은 신체를 바라볼 때 필수불가결한 요소다. 요가와 단전호흡 역시 '기'라는 생명에너지를 다뤄서 건강과 장수를 추구하고 있다. 만약 이것이 허무맹랑하고 효과가 전혀 없는 것이었다면 몇 천 년 간 내려오지 못하고 도중에 사라졌을 것이다. 이들이 핵심으로 여기는 방법은 최소한 참고할 만하다. 그리고 쿤달리니 수행과 도인양생법은 공통적으로 건강을 증진시키는 방법으로 '척추를 통한 생명에너지의 상승'을 손꼽았다. 이러한 고대의 지혜는 앞서 밝힌 최신 양방의학의 4가지 길목 이론과도 일맥상통한다. 그러니 당신이 척추 건강을 통해 장수를 추구하는 것도 의미가 없진 않을 것이다.

당신이 지상에서 오래 살아남는데 상부경추가 중요한 것은 충분히 알았다. 그렇다면 어떻게 관리할까? 당신이 할 수 있는 노력은 크게 보면 자세교정과 운동이다. 물론 이런 노력은 당신의 경추가 정상적일 때의 이야기다. 정상적인 범위를 벗어났다면 의료인의 진료를 받는 것이 급선무다.

경추에 좋지 않은 습관

목이 틀어지는 자세는 턱관절에서 얘기했던 것과 동일한 것이 많다.

- 목을 앞으로 빼고 보는 습관
- 가방을 맬 때 한쪽으로만 매는 습관
- 한쪽으로 몸을 비트는 자세를 자주 하는 행위
- 책상에 엎드려 자는 자세
- 어깨와 목 사이에 전화기를 끼우고 통화하는 습관
- 옆으로 누워서 자는 습관에서 고개를 잘못 가누는 경우
- 높은 베개 : '고침단명'이라는 말이 있다. 베개가 높으면 빨리 죽는다는 말이다. 바로 상부경추가 틀어져서 장수하지 못한다는 선조들의 지혜다.
- 눈높이보다 아래에 있는 것들을 장시간 보는 행위 : 특히 스마트폰이나 책을 볼 때 자기도 모르게 고개를 숙이고 장시간 집중하게 되는데 목에 아주 안 좋은 자세다.
- 목에 물건을 거는 습관 : 특히 핸드폰이나 가벼운 가방을 목에 거는 행위는 한두 번 정도는 상관이 없지만 습관이 되면 좋지 않다.
- 오래 앉아있는 생활 : 오래 앉아서 작업해야 하는 경우 1시간에 최소 5분은 반드시 휴식을 취한다. 그리고 바로 앉는 자세가 중요한데, 특히 허리에 커브가 회복되어야 목의 커브도 회복이 된다. 즉, 허리를 구부정하게 깔고 앉지 말아야 한다.

만약 목의 커브가 잘못되었다면 어떻게 해야 할까? 이를 바로 만들기 위해서 혼자 억지로 노력해봐야 도리어 불편하다. 이미 목이 일자목이나 거북목이 되어 있는데, 자신이 거울을 보고 바꾸려고 하면 나중에 목의 피로도가 심해져 더 나빠질 수 있다. 왜 그럴까? 앞에서 설명했던 동전 쌓기가 기억나는가? 밑의 동전이 옆으로 잘못 쌓여있는데 위만 바로 놓으면 무너진다. 마찬가지로 아래의 골격 구조가 틀어져있는데 위의 목만 따로 바로 할 수 없기 때문이다. 그러니 반드시 아래쪽 허리와 골반의 틀어짐을 같이 개선해야 한다.

그리고 목의 커브와 상관없이 뒷목이 자주 묵직하고 불편하면 단순히 근육만 뭉쳐있는 것이 아니라 기혈이 막혔을 가능성이 많으니 반드시 막힌 기혈을 뚫는 치료를 받도록 권한다. 이 치료는 당신의 몸을 장수에 유리한 몸으로 바꿀 수 있는 매우 좋은 절호의 기회다.

이 대목에서 고개를 갸웃거리는 독자도 있을 것이다. 요즘 시대에 목이 묵직하고 뻐근하지 않은 사람이 얼마나 있겠는가. 상부경추에 문제가 있으면 장수에 지장이 있다는데, 당장 치료를 받아야 하는지 궁금할 것이다. 이해한다. 상부경추에 문제가 있다고 해도 당장은 큰일이 없다. 어쩌면 평생 문제가 없을 수도 있다.

상부경추가 신체에 미치는 영향은 분명히 있다. 하지만 아직 양방에서는 확정하지 못하고 연구중이다. 의사들 간에도 의견이 갈려서 이걸 중요하게 여기는 사람도 있지만, 그 영향력이 미미할 것이라 여겨 무시하는 사람도 있다. 이처럼 의견이 갈리는 이유는 영향력이 즉각적으로 확실하게 보이지는 않아서다. 이것은 '인체의 놀라운 적응력' 때문이다.

이런 중요한 척추 관문에 문제가 생겨도 인체는 살아남기 위해 적응을 한다. 그래서 어떤 이는 그 문제를 최소화시켜서 평생 건강에 크게 영향을 받지 않기도 한다. 그러나 어떤 이는 그 문제의 발단으로 오랜 세월 뒤에 2차적으로 다른 질환이 생기기도 한다. 그 2차 질환마저 상부경추 말고 다른 원인이 같이 작용해서 발생하니 관찰자가 보기에는 1차 영향력은 희석되어 잘 안 보이기도 한다.

어쨌든 확률의 문제다. 나쁜 요소를 갖고 있어도 장수할 수도 있고, 나쁜 요소가 없더라도 단명할 수도 있다. 담배를 매일 3갑을 피워도 평생 멀쩡한 사람이 있는가 하면, 평생 담배를 안 피우고 간접흡연만 하더라도 폐암이 걸리는 사람이 있다. 그렇다고 해도 건강을 위해서라면 나쁜 요소를 하나라도 더 없애서 병이 발생할 확률을 줄이는 노력이 매우 중요하다. 상부경추의 중요한 의미를 애써 축소시켜서 병의 뿌리를 방치할 이유는 없지 않는가? 이곳이 안 좋으면 신체 건강에 큰 마이너스 요소를 달고 사는 것은 분명하다.

경추의 커브 모양은 하나의 변수라고 쳐도, 특히 뒷목과 뒷골 부근에 기혈이 막힌 것을 뚫어주는 치료는 장수의 기본이나. 아무리 인체의 적응력이 좋다 하더라도 이 부분의 기혈이 막히면 세월이 갈수록 신체에 누적되는 손해가 막심하다. 건강을 지키기 위해서는 선인들의 지혜를 무시하지 말고 이런 치료는 꼭 챙기자.

흉추 중간, 척추 곡선의 분기점

흉추(등뼈)는 총 12개의 뼈로 구성되어 있고 등 뒤로 튀어나오는 완만한 커브를 그린다. 그렇다면 흉추 중간은 대체 어디 정도일까? 그림에서 T7이 흉추 7번이다. 흉추 중간이라면 이 지점 근처에 손바닥을 대는 정도라 생각하면 된다. 전문가도 아닌데 흉추 7번이 어디인지 쉽게 이해하기 어렵다고 느낄 수도 있다. 쉽게 말해 여자로 치면 브래지어 끈이 지나는 곳 정도이고, 남자의 경우는 서서 견갑골의 아래쪽을 이어 맞닿는 곳으로 짐작하면 된다.

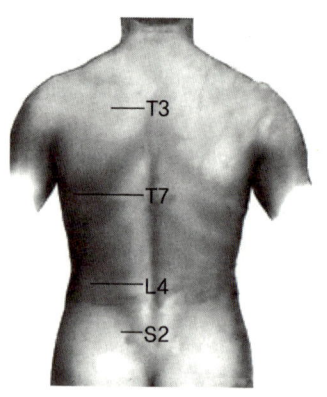

당신은 의료 전문가가 아니므로, 흉추 중간이 흉추 몇 번인지는 사실 크게 신경 쓸 필요는 없다. 흉추는 척추 중에서 거의 말썽을 부리지 않는 부위다. 그래서 당신에게 제일 중요한 목표는 흉추가 구부정해지는 변화를 막는 것이다.

흉추는 구부정해져서 뒤로 더 튀어나가기 쉽다. 상식적으로 생각해봐도 흉추 곡선의 중간 부분이 가장 많이 튀어나가게 된다. 그래서 흉추는 중간 부분이 중요하다고 필자가 강조하는 것이다. 즉, 흉추 관리에서는 흉추가 뒤로 구부정해지지 않도록 하는 것이 1차 목표이다. 물론 흉추가 좌우로 지그재그로 휘는 척추측만증도 있지만, 이는 대부분 흉추 자체의 문제보다 경추나 요추의 문제가 더 크다.

앉아서 작업할 때 흉추 중간 부분이 구부정하지 않게 자세에 신경을 쓰는 것이 요점이다. 그렇다고 너무 과할 정도로 꼿꼿하게 척추를 세우려고 하면 도리어 척추 피로도가 가중된다. 의자 등받이에 등을 밀착하거나, 등을 꼿꼿하게 세운 자세에서 살짝 힘을 빼주는 정도의 자세가 좋다.

앉아서 작업할 때 좋은 흉추 운동을 해주는 것도 효과적이다. 먼저 '가상의 끈 당기기' 운동이다. 가볍게 주먹을 쥐고 양 주먹을 가슴 앞에 부딪힌다. 이때 양 팔꿈치는 어깨 높이로 올려 팔 전체가 어깨와 수평을 유지한다. 이제 양 주먹 사이에 가상의 끈을 쥐고 양쪽으로 잡아당긴다. 등 뒤양쪽 날개뼈가 가까이 붙는 느낌으로 뒤까지 당기면 좋다. 이는 흉추뿐만 아니라 어깨 노화 예방에도 상당히 도움이 되는 운동이다. 하루에 수십번 반복하자.

두 번째 운동은 '깍지 끼고 천장 보기'이다. 손을 올려 뒤통수에 대고 깍지를 끼자. 그리고 등을 제쳐 잠깐 천장을 보자. 한 시간마다 1회씩 이동작을 몇 번 반복하면 좋다.

요추 하부, 척추를 받치는 지지대

옛말에 허리가 약한 남자에게 딸을 주지 말라는 격언이 있다. 농사를 짓던 시대에 허리가 약한 사람은 식구를 먹여 살릴 노동력이 약하며, 아이를 만드는 성적 능력이 약하다는 것이 그 이유다. 이건 속설이 아니라 의학적으로도 근거가 있다.

만약 당신이 여자라면 허리가 약한 남자와 허리가 강한 남자 중에 누구를 선택할 것인가? 요즘은 농사와 관계없는 사무직종이 많지만 그러더라도 허리가 강한 남자가 당신에게 훨씬 더 좋을 것이다.

왜 그럴까? 허리가 좋아야 오래 앉아서 버틸 수 있으므로 승진이나 시험에 유리하며, 그것은 현대판 노동력의 상징이라 할 수 있다. 또한 허리가 좋은 사람이 이 세상에서 오랫동안 건강하게 살아남는데 훨씬 유리하기 때문이다. 덤으로 병원비가 덜 들어갈 확률도 높다.

요추는 모든 척추의 무게를 지탱하는 바닥이다. 인체의 막대한 무게를 지탱해야 하는 특성 때문에 특히 아래로 내려갈수록 무게가 가중되므로 아래쪽이 고장이 나기 쉽다. 그래서 요추 중에서도 가장 아래 부분인 요추 4번, 5번 사이에 디스크 파열이 잘 생긴다.

상부경추가 맨 꼭대기에서 척주를 좌우로 요란하게 흔든다면 그에 대항하여 척주를 든든하게 받치는 것이 요추와 골반이 하는 역할이다. 따라서 요추의 건강이 곧 척추의 건강과 직결된다.

요추의 건강 요령

당신이 요추의 건강을 지키기 위해 주의할 것은 첫째, 요추가 너무 앞으로 가거나 뒤로 밀리지 않도록 자세를 관리하는 것이고, 둘째, 요추 골반 인대와 근육을 강화하는 것이다.

요추를 지키는 자세

당신이 사무실에서 책상에 앉아 일하는 평범한 직장인이라면 다음 2가지만 명심하자.

> 1. 허리를 깔고 앉지 말자.
>
> 2. 배를 내밀고 서지 말자.

막대한 무게를 지탱하는 요추는 틀어지기 쉽다. 틀어진다면 앞으로 밀리거나 뒤로 밀리거나 둘 중에 하나다. 허리를 깔고 앉으면 요추가 뒤로 밀리는 주요 원인이 되고, 배를 내밀고 서면 요추가 앞으로 밀리는 주요 원인이 된다.

허리를 깔고 앉는다는 것은 뒤로 눕듯이 앉아서 자기 허리를 방석처럼 깔고 앉았다는 말이다. 다음 페이지의 왼쪽 자세처럼 허리를 깔고 앉으면 허리가 뒤로 밀려서 결국 요추 커브가 없어져 일자 허리가 되기 쉽다. 특히 오래 앉아있는 생활을 하는 사람이라면 더욱 신경써야 할 부분이다.

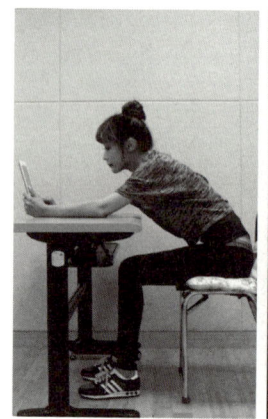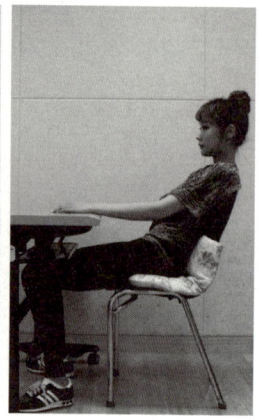

앉을 때의 나쁜 자세

아마 등뿐만 아니라 상체 전체를 비스듬히 뒤로 기대고 앉는다면 틀림없이 당신은 허리를 깔고 앉아있을 것이다. 일자 허리가 되고 싶지 않다면 허리를 펴고 앉길 권한다. 그렇다고 반대로 지나치게 앞으로 몸을 숙이고 앉는 자세도 좋지 않다. 이렇게 되면 당장은 허리의 곡선은 크게 문제가 되지 않지만, 경추에 문제가 오기 때문에 결국 허리도 같이 나빠진다.

허리를 깔고 앉는 것만큼이나 배를 내밀고 서는 자세도 몸에 나쁜 영향을 준다. 배를 내밀고 서면 허리가 앞으로 휘는 요추전만증이 생긴다. 서있을 때 허리의 각을 살리기 위해서 배를 내밀고 서지 않도록 한다.

이왕 앉는 자세가 나왔으니 앉을 때의 바른 자세에 대해 4가지 원칙을 덤으로 알려주겠다.

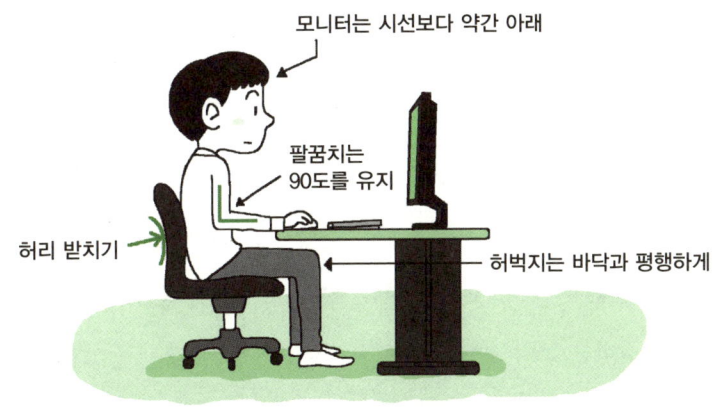

모니터는 시선보다 약간 아래

팔꿈치는
90도를 유지

허리 받치기

허벅지는 바닥과 평행하게

앉을 때의 좋은 자세

　첫째, 모니터가 시선보다 약간 아래에 오도록 한다. 일반적으로 책상에 모니터를 놓으면 모니터가 너무 아래에 놓이는 경향이 있다. 그러면 자신도 모르게 상체를 숙이거나 고개를 앞으로 내밀게 된다. 또한 모니터가 너무 멀리 있어도 좋지 않다. 저절로 목을 빼고 가까이 가는 당신을 발견하고 싶지 않다면 모니터를 적당한 거리에 두자.

　둘째, 팔꿈치는 90도를 유지한다. 팔꿈치가 90도라는 말은 손이 팔꿈치보다 위로 들리거나 아래로 내려지는 자세는 하지 말라는 얘기다. 어깨나 손목에 나쁜 영향이 간다.

　셋째, 허리를 받치고 앉는다. 앞서 말한 것처럼 허리를 깔고 앉는 것을 방지하는 것이다.

　넷째, 허벅지는 바닥과 평행하게 한다. 허벅지가 바닥과 평행이라는 말은 다리의 각이 너무 아래로 내려가거나 다리의 각이 위로 향하지 않게 하라는 말이다. 그렇게 되면 전체 앉는 자세가 틀어지기 쉽고 다리에 피로도가 가중된다.

요추 골반 인대와 근육 강화

요추가 무너지지 않기 위해선 바른 자세도 중요하지만, 평소에 그걸 지탱해주는 근육(인대 포함)도 중요하다. 즉, 나이가 들수록 저절로 약해지는 근육을 보강하는 노력이 필요하다.

"나는 젊으니까 괜찮아"라고 생각하는가? 미안하다. 젊다고 안심하지 말자. 평소 자세나 작업 환경에 따라 쉽게 근육이 약해질 수도 있다. 심지어 몸짱이라고 해도 안심할 수 없다. 유명 몸짱 연예인들처럼 우락부락한 근육질의 남자들이라고 해도 허리 근육이 강하다고 자만하면 안 된다. 겉으로 보이는 멋진 근육은 말 그대로 '겉근육'이다. 겉근육은 몸매를 만들어주고 큰 힘을 낼 때 쓴다.

그러나 막상 뼈를 가까이서 지탱하고 있는 것들은 속에 든 '속근육'이다. 아무리 겉근육이 좋아도 속근육이 약하면 요추는 쉽게 틀어지고 무너질 수 있다. 그래서 요통의 원인이 되기도 한다. 그러므로 오래 앉아있는 사람(하루 6시간 이상 앉아있는 사람)은 반드시 몸매를 위한 근육 운동보다 자세 유지를 위한 근육 운동을 하길 권한다.

요추 관리에 좋은 운동을 몇 가지 알려주겠다.

허리 골반 시소 운동

가볍게 시작하기 좋은 운동이다. 엉덩이를 바닥에 대고 누르는 힘을 이용하여 허리를 들어 바닥과 틈이 충분히 벌어지게 한다. 다음에는 반대로 허리를 누르는 힘을 이용하여 엉덩이를 든다.

이때 허리는 바닥과 닿도록 한다. 허리와 골반이 교대로 시소처럼 움직이게 하는 운동이다.

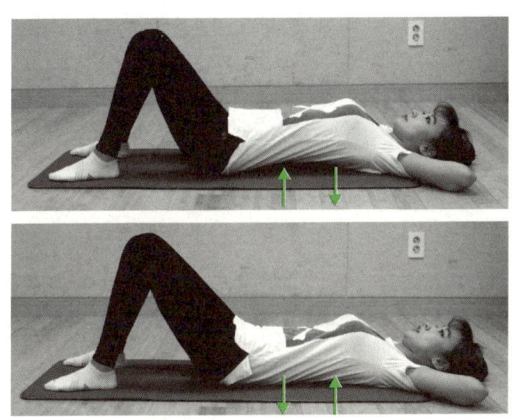

기벼운 윗몸일으키기

일반 윗몸일으키기처럼 완전히 상반신을 일으키는 것이 아니라 등의 견갑골(날개뼈) 부근까지 살짝 들었다가 놓는 운동이다. 이때 허리는 바닥에서 떨어지면 안 된다.

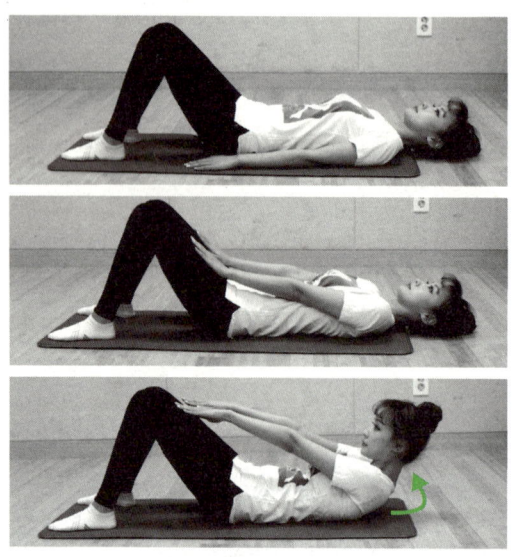

엎드려 상반신 들기

본격적인 허리 단련 운동이다. 엎드려서 팔은 옆으로 살짝 벌린다. 상체를 들면서 다리도 같이 든다. 이렇게 10초 정도 유지하고 내린다. 몇회 반복한다.

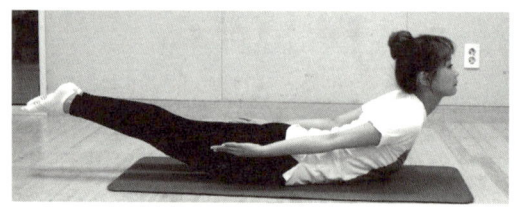

이외에도 허리에 좋은 운동은 많다. 다만 경추와 흉추에 비해 여기서는 요추 주위의 근육을 강화하는 운동 위주로 추천했다. 그 이유는 '텐트효과' 때문이다.

척추가 텐트 기둥이면 근육은 텐트를 잡아당기는 끈 역할을 한다. 무거운 하중의 척추를 지탱하는 요추는 조금만 충격을 받아도 무너지거나 옆으로 휘기 쉬운 기둥과 같다. 그러나 사방에서 당겨주는 줄이 팽팽하면 기둥이 어느 한쪽으로 무너지지 않고 버틸 수 있다. 그 역할을 하는 것이 바로 근육이다.

문제는 줄이 어느 한쪽으로만 팽팽하면 기둥이 그쪽으로 무너지기 쉽다는 것이다. 그래서 요추를 보호하기 위해서는 절대로 허리근육 쪽만 강화해서는 안 되고, 반대쪽인 복근을 함께 강화해야 한다. 다음 그림에서 뒤에서 잡아당기는 줄이 허리근육이라면, 앞에서 잡아당기는 줄이 복부근육이다. 그래서 허리를 강화하기 위해서는 복근을 함께 키워야 한다. 이것이 텐트효과다.

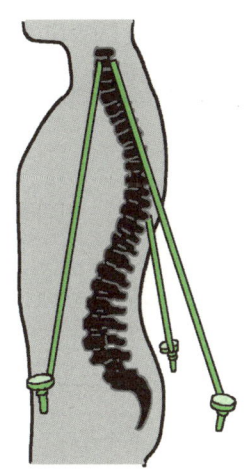

이런 원리로 허리디스크를 치료하고 나면, 허리근육 운동과 복근 운동을 같이 시킨다. 다시 허리디스크가 재발하지 않으려면 앞뒤로 텐트 줄처럼 잡아당기는 근육을 강화시키는 것이 필수다. 또한 자세 교정도 해야 한다. 물론 허리디스크 예방이나 요추 곡선 보호에도 모두 도움이 된다.

골반, 전체 척추의 주춧돌

시대에 따라 미인의 기준은 변한다. 지금은 갸름한 계란형 얼굴을 선호하지만 조선시대에는 얼굴이 보름달처럼 둥근 상을 더 선호했다. 복이 들어오는 상이라는 이유로 결혼 뒤 시댁에서도 사랑을 받았다. 그런데 만약 원시시대에 선을 봐서 결혼한다면 상대 남자 집안에서는 신부의 어디를 보고 결정했을까? 얼굴? 가슴? 아마 틀림없이 골반을 봤을 것이다. 아기를 순산하기 쉬운 육체는 의료 기술이 없었던 그 시대에 신부를 고르는 첫째 조건이 되기 충분하다. 고대에는 넓은 골반을 지닌 여자가 아기를 잘 낳는다는 인식이 있었다.

그러나 현대에는 군이 골반을 보고 여자를 고를 하등의 이유가 없다. 하지만 골반이 틀어지거나 부실한 경우에는 자궁 기능도 문제가 쉽게 생길 수 있다는 점은 여전히 동일하게 적용된다. 그리고 골반이 좋지 않으면 지구에서 오래 사는데에도 불리하니 남녀를 불문하고 관리가 필요하다.

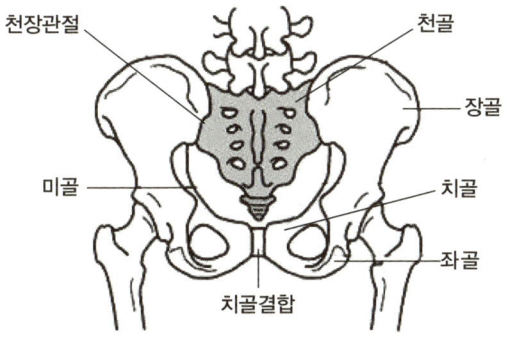

천장관절　　　천골

미골　　　　　장골

　　　　　　　　치골

　　　　　　　　좌골

치골결합

　일반인들이 흔히 하는 착각이 골반은 하나의 통뼈로 되어 있을 것이란 추측이다. 실제로는 골반은 천골, 장골 등으로 구성된 복합 뼈다. (사실은 천골, 장골, 치골, 좌골, 미골 등으로 이뤄졌다. 하지만 당신은 일반인이므로 천골과 장골, 2개만 기억하자.)

　전문가도 아닌 당신이 골반의 상세 구조를 알 필요는 없으니 단순한 그림을 통해 살펴보자. 천골은 앞서 척추 강의에서 말한 천추다. 척추의 제일 아래 덩어리 뼈다. (꼬리뼈가 더 아래에 있긴 하지만 무시하자.) 치골은 배꼽 아래에서 성기 방향으로 쭉 내려가면 약간 불룩하게 튀어나온 두덩 부분이다. 치부를 드러낸다는 말처럼 부끄러운 부위 쪽에 튀어나온 뼈가 치골이다.

　이 두 뼈가 당신의 하복부 아래의 앞뒤를 동그랗게 튜브처럼 감싸고 있다. 천골은 엉덩이 뒤의 척추 아래 부분이고, 치골은 그와 마주보는 배꼽 아래쪽 두덩 부분으로 원을 그리고 있다고 생각하면 된다. 그 중간에 측면을 감싸고 있는, 넓은 날개처럼 생긴 것이 장골이다. 즉, 장골은 옆구리 허리 벨트 라인에 양손을 걸치면, 손에 걸리는 툭 튀어나온 뼈다.

이제 당신은 골반 구조에 대해 잘 아는 전문가가 되었다. 다음의 구조처럼 생긴 큰 튜브가 당신의 아랫배 하단을 둘러싸고 있는 것을 상상하라. 이것이 당신의 골반이다.

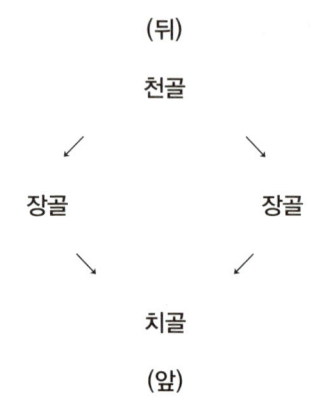

필자가 골반 구조를 열심히 강의한 이유는 하나다. 골반이 하나의 통뼈로 완전히 고정된 상태가 아니라는 것을 조금이라도 당신에게 기억시키기 위함이다. 치골, 장골, 천골 이런 거 다 기억 못해도 좋다. 적어도 '골반은 움직이는 뼈 세트'라는 사실 하나만 기억해주길 부탁한다.

그리고 당신이 다리를 꼬거나 걸을 때마다 여러 뼈가 이어진 골반은 움직인다. 정확히 말하면, 걸을 때마다 양쪽 날개 같은 좌우 장골이 지그재그로 움직인다. 우리가 걸을 때 좌우 다리가 앞으로 동시에 나가지 않고 한 발씩 교대로 움직이는 걸 떠올리면 쉽게 이해할 것이다.

골반은 틀어진다

그렇다면 골반은 왜 틀어질까? 무거운 체중은 요추만 감당하는 것이 아니다. 요추 아래에 있는 골반은 요추 무게까지 덤으로 얹어서 막대한 체중을 하루 종일 감당해야 한다. 당신이 만약 눈앞에 서있는 사람을 손으로 민다면, 등에 작은 가방을 메고 있는 가녀린 여성과 온갖 장비를 가득 담은 무거운 등산배낭을 메고 있는 가녀린 여성 중에 누가 더 잘 넘어지겠는가? 당연히 등산배낭을 멘 여성이다.

무거운 체중에 버텨야 하는 골반도 같은 맥락에서 이해할 수 있다. 힘의 균형이 맞지 않더라도 가벼운 체중이 쏠리는 부위라면 견디기가 쉽지만, 무거운 체중이 쏠리는 부위라면 견디기가 매우 힘들다. 그런 원리로 골반이 틀어지곤 한다.

여기에서 당신이 궁금해 하는 질문의 답이 나왔다. 골반이 틀어지는 원인은 힘의 균형이 맞지 않아서이다. 특히 사람의 골반은 직립으로 서서 보행하기 때문에 엎드려 다니는 동물들에 비해 2배나 부담을 짊어지고 있다. 그리고 구조도 균형을 잡기에 훨씬 불안정하다. 그러니 골반은 더욱 쉽게 틀어진다.

골반이 틀어지는 원인이 '힘의 쏠림'이라면 어떻게, 왜 힘이 쏠릴까? 전문가가 아닌 당신은 '척추의 쏠림'과 '동작의 쏠림', 이렇게 2가지만 기억해도 훌륭하다.

먼저 척추의 쏠림에 대해 살펴보면, 척추가 바른 모양으로 있지 않고 어느 방향으로 틀어지면 몸무게나 근육의 균형이 한쪽으로 쏠리게 된다. 이는 골반을 틀어지게 만든다. 예를 들어 척추의 꼭대기 층인 경추가 한쪽으로 틀어지면 균형을 잡기 위해 골반과 요추도 변화한다. 또한 골반은 요추와 밀접하게 움직인다. 요추가 앞으로 휘면 당연히 골반도 따라서 앞으로 기울어진다. (반대로 골반이 틀어져서 그 위의 척추들이 틀어지는 경우도 있다.)

그렇다면 해결책은 분명하다. 척추의 쏠림을 잡아줘야 한다. 그러므로 상부경추와 흉추, 요추 등 위쪽 척추와 골반의 구조를 같이 개선해야 한다.

다음으로 동작의 쏠림(동작의 불균형)에 대해 알아보자.

1998년에 '트루먼쇼'라는 영화가 전 세계를 강타했다. 주인공은 자기가 세계로 생중계되는 드라마 주인공이라는 걸 모르고 산다. 영화 내의 세상 사람들은 주인공의 일거수일투족을 관찰하며 재미를 느낀다. 그런데 만약 당신이 트루먼쇼의 주인공이라면, 세상 사람들이 하루 종일 당신을 관찰하다가 어느 무렵부터 한 가지 사실을 깨닫게 될 것이다.

'저 주인공은 저 자세를 좋아하나 봐. 저 자세로 있는 시간이 많네.'

거짓말 같으면, 당신이 방에 CCTV를 달고 생활하면서 저장된 화면을 돌려보기를 권한다. 아마 당신이 특정한 자세를 선호한다는 것을 발견할 것이다.

일상생활에서 우리의 동작은 균등한 것 같지만, 사실은 균등하지 않다. 거의 대부분의 사람들이 자신이 편한 자세가 있어서 특정 자세를 선호한다. 이것이 골반을 틀어지게 만든다.

당신은 의자에 앉을 때, 유독 한쪽 편으로 더 자주 다리를 꼬고 앉을지도 모른다. 어떤 사람들은 양반다리를 하고 바닥에 앉으면 항상 특정 다리가 위로 올라오게 앉는다. 가령 오른쪽 다리가 위로 가면 늘 그 다리가 위로 간다.

앉아있는 것이 아니라 서있을 때에도 한쪽 다리에 무게를 더 실어서 삐딱하게 서는 사람도 있다. 흔히 짝다리 짚는 유형이다. 잘 때도 마찬가지다. 옆으로 누워 자는 자세 중에 한쪽이 편해서 그쪽으로만 주로 돌아누워 자면 골반이 쉽게 틀어진다.

이런 일상생활 동작뿐만 아니라, 한쪽으로 하는 운동을 많이 하는 경우에도 골반이 잘 틀어진다. 골프, 테니스, 볼링 등의 운동은 주로 한쪽으로 몸을 틀기 때문에 골격의 균형이 깨어진 사람이나 속근육이 약한 사람들은 더 쉽게 골반이 틀어진다. 한쪽으로 몸을 틀고 일하는 직업, 가령 치과 의사, 악기 연주자 등도 마찬가지다.

한쪽 뒷주머니에 지갑이나 핸드폰 같은 물건을 넣고 다닐 경우, 이를 깔고 앉으면 한쪽으로 골반이 틀어진다. 그러니 뒷주머니에 물건을 넣지 말자. 피치 못해 넣었다면 앉을 때에는 꼭 빼고 앉는 습관을 들이자.

지금까지는 좌우 한쪽으로 치우친 동작의 쏠림을 봤다. 그러나 한쪽으로 쏠리지 않더라도 골반이 틀어지는 경우가 있다. 가령 하이힐을 자주 신는 경우 골반 변형이 잘 일어난다. 이는 균형이 앞뒤로 깨어진 경우다. 또한 산모의 경우 아기를 출산하고 골반이 늘어났다가 다시 줄어드는 과정에서 산후조리를 잘못하면 골반 변형이 일어날 수 있다.

그렇다면 해결책은 동작의 쏠림을 조절해주는 것이다. 신이 아닌 이상, 사람이 동작을 늘 균등하게 할 수는 없다. 살면서 다리를 꼴 수도 있고, 한쪽으로 몸을 틀고 일을 할 수도 있다. 여자가 멋을 내기 위해 하이힐을 신을 수도 있는 것 아닌가.

중요한 것은 습관이 최대한 치우치지 않도록 조절하는 것이다. 그리고 직업상 어쩔 수 없이 동작 쏠림이 일어나는 경우에도 중간중간 휴식으로 몸을 풀어주는 것이 좋다. 특히 골프나 테니스 같이 한쪽으로 회전하는 운동을 하면 중간에 휴식을 하며 반대로 회전하는 스트레칭을 몇 번 해줘서 균형을 조금이라도 맞춰주는 게 좋다. 같은 원리로 기타, 바이올린 같은 악기를 다루는 사람들도 중간에 반대쪽으로 몸을 틀어주는 스트레칭을 해주어야 한다.

가장 중요한 것은 골반 복구를 하려는 마음가짐이다. '살면서 골반은 누구나 틀어질 수 있는데 굳이 고칠 필요가 있나?'라는 태도는 매우 좋지 않다. 그렇게 따지면, 누구나 어차피 늙는데 굳이 장수를 위해서 노력할 필요가 있겠는가. 건강은 노력하는 만큼 얻는 것이다.

골반 틀어짐의 부작용

먼저 골반이 틀어진 증세를 살펴보고, 이러한 골반 틀어짐으로 인한 부작용을 알아보자. 골반이 틀어졌을 때 나타나는 증세들은 다음과 같다. (앞서 3장에서도 언급했지만 다시 한 번 살펴보자.)

- 평소 한쪽 신발의 굽이 더 닳는다.

- 치마나 바지가 자꾸 옆으로 돌아간다.

- 양쪽 바지 밑단 위치가 다르다.

- 브래지어 끈이 한쪽만 내려간다.

- 가방을 한쪽으로 매는 것이 편하다.

- 한쪽으로 눕는 것이 편하다.

- 한쪽 어깨가 내려가 보인다.

- 온몸에 힘을 빼고 누웠을 때 발끝의 각도가 서로 다르다.

- 앉아있을 때 한쪽 엉덩이가 아프다.

- 다리를 꼬고 앉는 것이 편하다.

- 한쪽 눈썹이 올라갔다.

- 걸을 때 사타구니 쪽이 결리거나 통증이 있다.

- 아랫배가 유난히 나와 보인다.

- 뒤에서 보면 좌우 엉덩이 높이가 다르다.

위의 나열된 증세들 중 지금 당신에게 해당되는 것이 얼마나 있는가? 아마 대부분의 사람들의 적어도 한두 가시 증세는 가지고 있을 것이다. 그렇다면 골반이 틀어졌을 때 나타나는 부작용은 무엇일까?

척추가 틀어진다

앞서 척추가 틀어지면 그 영향으로 골반이 틀어진다고 설명했다. 반대로 골반이 틀어져도 척추가 틀어진다. 생각해보라. 골반이 제일 밑의 받침대 역할을 하는데, 이 받침대가 비스듬히 기울어 있으면 그 위에 놓인 척추 역시 틀어지는 것이 당연하지 않은가. 이것이 골반 틀어짐의 가장 큰 문제점이다.

힙 라인이 안 좋아진다

당신의 골반이 틀어졌다면 안타깝지만 평소 당신이 아무리 좋은 옷을 입고 치장을 하더라도 당신의 뒷모습은 영 매력이 없는 모습이 되고 만다. 엉덩이 모양은 엉덩이 자체의 근육들이 결정하지만, 골반 모양에 의해서도 많이 좌우된다.

골반 형태	원인 및 증상
오리궁둥이 (골반전만)	골반의 위치가 이상적인 자세보다 앞으로 기울어지면서 허리는 전만되어 엉덩이가 뒤로 나와 보인다.
짝궁둥이 (골반회전)	골반회전으로 인한 짝궁둥이는 한쪽 엉덩이 부분이 뒤로 튀어나오거나 밀려나와 있는 모양을 하고 있다.
처진 엉덩이 (골반후만)	나이가 들면서 엉덩이의 탄력이 감소하게 되고 외형의 변화가 나타나게 되는데, 탄력 자체의 문제보다 더 중요한 것은 근력약화로 인해 발생하는 골반 주변부의 불균형과 통증이다.
좌우 골반의 높이 다름 (외측 경사)	외측경사로 인해 좌우 골반의 높이가 다르게 된다. 즉, 한쪽 골반이 반대쪽 골반보다 높은 모양을 하고 있다.
넓은 골반 (좌우 골반의 벌어짐)	장시간 다리를 벌리거나 꼬고 있는 잘못된 자세로 인해 골반 주위의 근육과 인대가 늘어나면서 발생한다.
좁은 골반	성장기 때 골반 성장이 다른 부위에 비해, 혹은 다른 부위와 함께 정상적인 크기로 성장하지 못하여 생긴다.

골반이 앞으로 숙여지면, 상대적으로 엉덩이는 더 튀어나오는 오리궁 등이가 된다. 반대로 골반이 뒤로 누우면 상대적으로 엉덩이 모양이 처진 다. 또한 골반이 옆으로 돌아가면 뒤에서 보면 짝궁등이가 된다.

무릎 관절에 나쁘다

골반의 각이 틀어지면 무릎의 각도 틀어진다. 게다가 좌우 다리의 땅에 닿은 길이가 달라지니 한쪽 무릎에 체중이 더 실리게 된다. 결국 무릎이 나빠지기 딱 좋은 상황이 된다.

휜다리가 될 수 있다

다리 뼈 자체의 문제로 휜다리가 생길 수 있지만, 골반이 틀어져도 생 길 수 있다. 골반이 틀어져서 생긴 오(O)자형 다리, 엑스(X)자형 다리는 골반만 교정해도 회복시킬 수 있다.

다리 길이가 달라질 수 있다

좌우 다리 길이가 다르게 될 수 있다. 하지만 실제 다리 길이가 달라지 는 것은 결코 아니다. 한쪽 골반이 올라가면 그에 따라 다리기 한쪽이 올 라가게 되어 땅에 닿는 다리 길이가 달라지는 현상이 발생한다.

골반 통증, 요통이 올 수 있다

당연한 이야기처럼 들리겠지만 골반과 허리에 통증이 찾아온다.

비뇨생식기에 좋지 않다

골반이 틀어지면 비뇨생식기에 좋지 않은 영향을 끼친다. 생리통이 심해지거나 자궁으로 가는 기혈 흐름이 약해지기도 한다. 남녀 모두 성기능이 떨어질 수도 있다.

이외에도 골반이 틀어지면 아랫배와 엉덩이 군살이 더 쉽게 찌는 부작용도 있다. 당신이 보기 싫은 엉덩이와 뱃살을 지녀도 상관없다면 모를까, 그렇지 않다면 골반을 방치하지 말자.

골반 교정과 예방법

골반이 심하게 틀어졌다면 이것을 되돌리려는 시도는 전문가의 도움을 얻는 것이 현명하다. 인터넷을 보고 섣부른 지식으로 교정하다간 도리어 부작용을 얻기 쉽다. 척추가 틀어진 것이 원인이 되어서 골반이 틀어졌는데 무작정 골반만 자극해봐야 헛수고다. 또 골반을 교정한다는 것이 오히려 더 틀어지게 만드는 환자도 있었다. 그러니 위의 골반 점검을 보고 금세 느낄 정도라면 일단 전문가를 만나는 것이 우선순위다.

좋은 효과 위주로 나열하면 추나, 골반교정블럭, 스트레칭이나 요가 등이다. 전문가에게 추나 치료를 받는 것이 가장 확실하고 효과가 빠르다. 또 골반이 어떻게 틀어졌는지 정확히 안다면 교정블록을 골반의 좌우 아래위에 대칭적으로 받치고 그 위에 20~30분 정도 엎드려 있기만 해도 골반 교정이 가능하다. 마지막으로 스트레칭이나 요가는 세밀하고 정확

144

한 골반 교정을 기대하기는 힘들지만 어느 정도 도움은 된다.

무엇보다 가장 좋은 것은 본인의 나쁜 자세를 줄이는 노력이다. 평소 나쁜 습관이 몸에 배여있으면 어떤 치료도 일시적일 수밖에 없다. 스스로 노력으로 나쁜 습관을 개선하는 것이 그 무엇보다 우선한다.

만약 심하게 틀어진 것이 아니라 가볍게 틀어진 골반 교정이나 골반이 틀어지는 것을 예방하는 정도라면 위의 전문 치료들을 받지 않더라도 집에서 스스로 할 수 있는 방법이 있다. 이제부터 소개하는 운동을 꾸준히 한다면 골반도 교정되고 엉덩이도 예쁘게 관리할 수 있다. 시간이 날 때마다 아래 방법을 순서대로 모두 하는 것을 추천한다.

누워서 허리 비틀기

이는 골반 교정을 위한 워밍업 단계다. 요가나 스포츠센터에서 많이 가르쳐주는 방법이기도 하다. 골반 교정 효과를 기대하기보다 골반과 허리를 좌우로 돌려서 근육을 이완시켜 주는 것이 주목적이다.

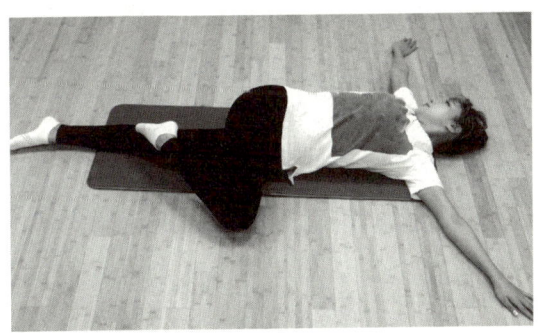

1. 하늘을 보고 누운 상태에서 양 팔을 최대한 옆으로 벌린다. 한쪽 다리를 수직으로 들어서 반대편으로 넘긴다. 이때 머리는 다리와 반대 방향으로 향하는 것이 이 동작의 핵심이다.

2. 양쪽을 교대로 몇 차례 행한다. 이 동작을 할 때에는 몸에서 최대한 힘을 빼야 한다.

3. 양쪽 무릎을 세우고 무릎을 한쪽 방향으로 같이 넘긴다. 머리는 아까처럼 반대 방향을 바라본다. 다시 양쪽으로 교대로 무릎을 넘기며 몇 차례 반복한다.

나비 날갯짓 운동

골반과 고관절을 이완해주는 운동이다.

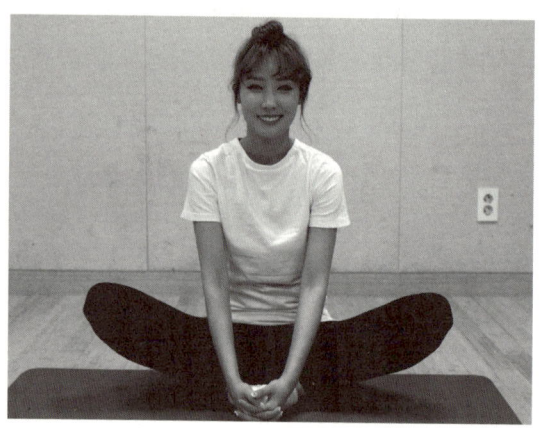

1. 바닥에 편하게 앉아 양쪽 발바닥을 마주댄다.

2. 이 자세에서 양쪽 다리를 위아래로 움직여 마치 나비가 날갯짓을 하듯이 빠르게 털어준다.

붕어 운동

마치 물고기가 헤엄치는 동작처럼 골반과 허리를 좌우로 흔들어주는 운동으로 대단히 유명한 운동이다. 건강에 매우 좋으며 골반과 척추 건강에도 효과가 좋다.

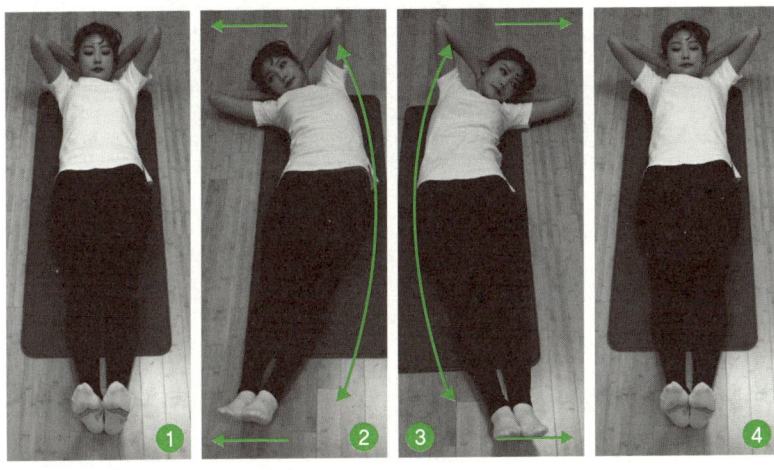

1. 발끝을 직각으로 세우고 양 다리를 붙여 길게 편다. 두 손은 깍지를 끼고 뒷목에 댄다.

2. 골반을 왼쪽으로 내밀면서 머리와 발은 오른쪽으로 내민다.

3. 교대로 반대 동작을 반복해서 마치 붕어가 헤엄치듯 좌우로 흔든다. 힘을 빼고 부드럽게 해야 한다.

올챙이 운동

'모관 운동'이라고도 한다. 누운 자세에서 팔과 다리를 들고 올챙이가 요란하게 꼬리를 흔들듯이 팔과 다리를 빠르게 떨어주는 운동이다. 사지를 진동시켜 말초 혈액흐름을 개선하고 척추 정렬에도 도움을 준다.

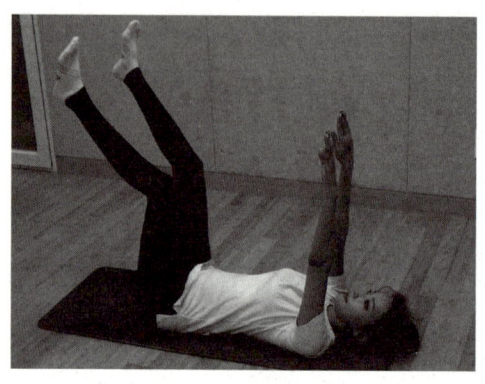

개구리 운동

필자는 환자들이 자세를 기억하기 좋게 개구리 운동이라 부르지만, 시중에는 합장합척 운동으로 알려져 있다. 참고로 앞의 붕어 운동, 올챙이 운동, 개구리 운동은 수중 3종 세트다. 따라서 세트로 같이 하는 것이 효과가 더 좋다.

1. 누워서 두 손은 가슴 위로 합장한다. 두 발은 발바닥을 붙인 상태로 최대한 엉덩이 쪽으로 끌어당긴다.

2. 이 상태에서 잠시 머물다가 두 손바닥과 발바닥을 붙인 자세를 유지

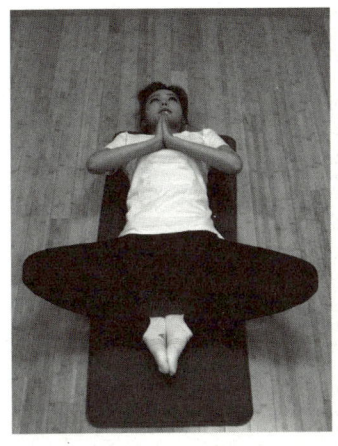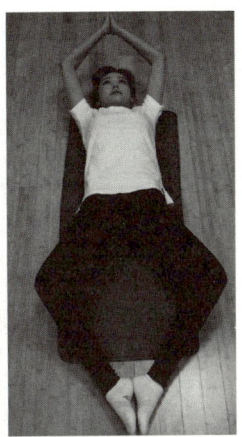

하며 빠른 속도로 최대한 위아래로 뻗는다. 그리고 다시 원래의 자세로 빠르게 돌아간다.

3. 수십 차례 반복한다.

무릎 시소

시소는 한쪽이 올라가면 한쪽은 내려간다. 이처럼 교대로 무릎을 수직으로 세워서 한쪽은 밀고 한쪽은 당기는 운동이다.

운동을 시작하기 전에 누워서 한쪽 무릎을 최대한 가슴 쪽으로 끌어당긴다. 다시 반대쪽 무릎을 당겨본다. 만약 두 무릎 중에 어느 한쪽이 더 잘 올라오는 무릎이 있다면 이 운동을 해야 한다. 특별히 차이를 못 느끼면 이 운동은 하지 말아야 한다.

이 운동은 좌우 골반이 앞뒤로 틀어진 것을 고치는 운동이다. 앞서 말한 짝궁둥이를 고칠 수 있고 한쪽 다리가 길어진 현상을 회복한다. 중요

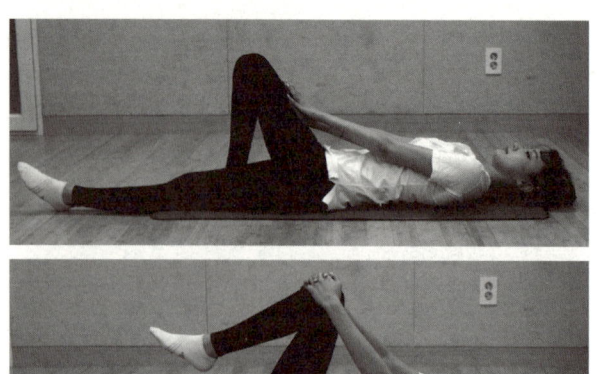

한 점은 가슴 쪽으로 잘 올라오는 쪽 무릎은 못 올라오게 밀어주고, 안 올라오는 무릎 쪽은 당겨준다는 것이다. 만약 반대로 하면 골반이 더 틀어지게 되니 조심해야 한다.

1. 누워서 두 무릎 중 더 잘 올라오는 무릎을 수직으로 세운 위치에서 밀어준다. 이때 손으로 밀면서 무릎은 대항하여 수직을 지키도록 힘을 준다. 쉽게 말해 수직방향으로 서로 미는 것이다. (전문적인 관점에서 얘기하면 다리가 짧아진 쪽을 이렇게 서로 밀어줘서 원래의 골반 방향으로 돌리는 것이다.)

2. 반대로 잘 안 올라오는 무릎 쪽은 수직으로 세운 위치에서 당겨준다. 같은 요령으로 무릎은 밑으로 밀면서 손으로 가슴 쪽으로 당겨주는 동작으로 힘을 쓴다.

지금까지 보여준 운동들이 골반과 건강에 효율적인 운동이다. 하지만 이게 당신에게 가장 최적의 운동이라고 단정지을 수는 없다. 사람마다 대처법이 달라질 수 있는 까닭이다. 가까운 요가센터에 가면 좋은 지도자들이 많다. 당신의 골반에 좋은 운동을 적어도 10가지 이상은 추천해줄 것이다. 그리고 심하게 틀어졌다면 꼭 의료인에게 치료부터 받고나서 그 다음에 요가나 스트레칭 같은 운동을 하도록 하자.

발, 골격관리의 마무리

요즘은 거리에서 발마사지 간판을 흔히 볼 수 있다. 피로할 때 족욕을 하고 발을 마사지 받으면 만족도가 높기 때문에 관광을 가서도 많이 받는다고 한다. 발마사지 예찬론자들은 발이 인체의 모든 장기와 연결되어 있다고 주장한다.

발은 인체 골격 구조에서 덤으로 따라붙는 추가옵션에 해당한다. 무슨 말인가 하면 경추, 흉추, 요추, 골반이 척추 골격의 한 세트를 구성하고 있지만, 발은 척추 골격이 아닌데도 불구하고 척추 골격 균형에 제법 영향을 미치기 때문이다.

앞서 골반은 척추의 밑받침대라고 했다. 그런데 인체 골격에서 가장 아래에 있는 받침대는 당연히 발이다. 발의 중심이 기울면 그 위의 모든 구조물이 비스듬하게 되는 원리는 누구나 즉시 이해할 것이다. 따라서 발은 인체 골격의 근본 받침대이다.

발의 커브가 발 건강을 결정한다

인체 골격의 받침대인 발이 기울게 되는 이유는 무엇일까? 이걸 알기 위해서 당신이 기억해야 할 단어는 '아치'다. 우리 말로는 '궁'이라고도 한다. 쉽게 말해 활 모양의 곡선을 말한다. 필자는 '커브'로 표현하겠다. 이제부터 발 골격의 커브를 알아보자.

종아치 - 발바닥 안쪽 커브

당신이 발 골격에서 알아야 하는 것은 발바닥 안쪽 커브다. 발이 정상적인 사람은 '발바닥에서 엄지발가락~발뒤꿈치를 잇는 직선'과 땅바닥 사이에 오목하게 공간이 생긴다. 쉽게 말해 발바닥 안쪽의 커브를 말한다. 이곳을 '종아치'라고 한다. 이게 완전히 무너진 사람은 발바닥이 나무판처럼 편평하다. 흔히 말하는 평발이 이것이다.

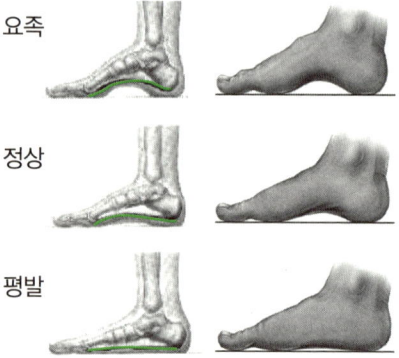

요족

정상

평발

정상적인 발과 평발을 좀 더 자세히 비교해보겠다. 앞의 그림에서 가운데 모습이 정상인의 발이다. 위쪽의 요족은 발바닥 안쪽 커브가 정상 발보다 솟아서 더 오목하게 변했다. 흔히 말하는 까치발이다. 반대로 아래쪽은 평발이다. 거의 커브가 없어져 버려서 바닥에 붙어버렸다. 이렇게 발바닥 안쪽 커브가 변했을 때 다리의 각이 바뀐다.

발의 내전과 외전

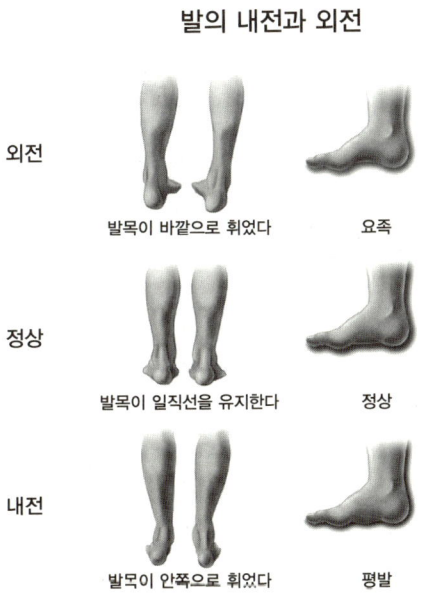

외전	발목이 바깥으로 휘었다	요족
정상	발목이 일직선을 유지한다	정상
내전	발목이 안쪽으로 휘었다	평발

까치발은 커브가 위로 더 솟는 바람에 발 안쪽 면이 같이 위로 솟았다. 그래서 발이 바깥을 향해 드러눕는 모양을 한다. 이렇게 되면 오자다리가 되기 쉽다. 반면 평발은 커브가 죽는 바람에 발 안쪽 면이 같이 밑으로 푹

꺼졌다. 그래서 발이 안쪽으로 드러눕는 모양이 된다. 이렇게 되면 엑스자 다리가 되기 쉽다.

횡아치 - 앞꿈치 커브

그런데 발에는 발바닥 안쪽 커브만 있는 것이 아니다. 다음 그림을 보자.

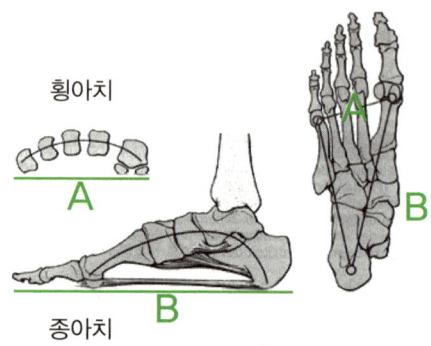

발에는 크게 횡아치와 종아치 두 가지 커브 형태가 있다. B의 종아치가 지금까지 이야기한 발바닥 안쪽 커브다. 오른쪽 그림에서 보면 발뒤꿈치부터 엄지발가락까지 B가 쭉 뻗어있다.

한편 A의 횡아치는 앞꿈치 커브다. 발볼 커브라고 불러도 된다. 발가락을 쭉 연결한 이 선은 바닥이 약간 오목하게 솟아있어야 정상이다. 만약이 커브가 아래로 꺼지면 발볼이 좌우로 벌어지게 된다. 커브의 모양이꺼져서 좌우로 일자로 퍼지면 좌우 넓이가 더 넓어지게 된다. 발볼이 넓어지면 신발을 신을 때 발볼 부분이 자극을 받아 걸음을 걷기가 점차 불편

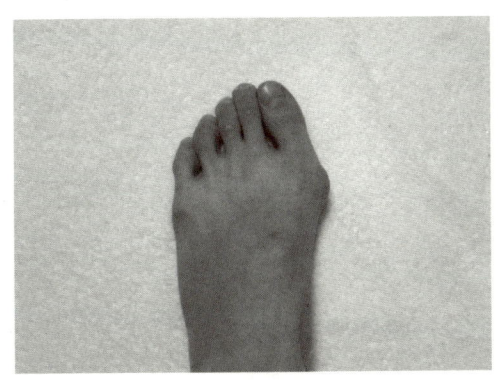

해진다. 흔히 엄지발가락 쪽 발볼이 툭 튀어나와서 보기 싫거나 생활에 어려움을 겪는 경우가 이 경우다. 학술적으로는 '무지외반증'이라고 불린다.

발바닥 커브 붕괴로 인한 장애

발바닥의 커브가 무너지면 다리 모양이나 발 모양만 변형되는 것으로 부작용이 끝날 것인가? 아니다. 발바닥의 커브 이상으로 인해 생기는 문제점을 몇 가지 짚어보자.

첫째로 발바닥 골격이 이렇게 가로세로로 아치를 이루는 이유는 달리거나 뛰어내릴 때 발에 오는 막대한 충격을 마치 스프링처럼 완화하고 흡수하기 위함이다. 우리 체중이 땅을 박찰 때 오는 순간적인 충격을 고스란히 다 받는데, 아치가 없다면 발바닥은 지금보다 훨씬 더 넓고 뼈가 두꺼워야 할 것이다.

실제로 인체의 면적의 1퍼센트에 해당하는 한쪽 발바닥으로 걸음을 내딛을 때마다 나머지 98퍼센트의 체중을 지탱하는 원리는 이 아치의 효과가 크다. 걸을 때의 충격량은 체중의 2~3배에 달하지만 한쪽 발바닥만으로도 잘 지탱한다. 그러니 발바닥의 아치는 신이 인간을 위해 만든 걸작품이라 할 수 있다.

자동차에 타이어와 스프링이 있다면, 사람에게는 발의 아치가 있다. 그래서 아치가 변형되면 발도 오래 견디기 힘들어진다. 평발은 충격을 흡수하지 못해 오래 걷지 못한다. 한국에서 군대를 갈 때 신체검사에서 평발은 낮은 등급을 받는 것은 이런 이유다.

반대로 까치발은 아치가 더 휘어있어서 스프링 완충 작용이 약해지는데다, 나머지 좁은 면적으로 충격을 다 흡수해야 한다. 그래서 발뒤꿈치에 손상이 와서 족저근막염(걸을 때 발에 오는 충격을 흡수하고 발바닥의 아치를 받쳐주는 근육인 족저근막에 염증이 생기는 질환)이 잘 발생한다. 또한 충격에 자체적으로 스펀지를 깔기 위해 발볼 부분과 뒤꿈치 쪽에 두꺼운 각질이 형성되기도 한다.

두 번째로 아치 사이로 혈관과 신경 근육이 지나가는 공간이 확보된다. 따라서 아치가 좁아지면 혈관, 신경, 근육 등에 압박이 와서 저림 증세나 통증으로 고생할 수 있다.

마지막으로, 발이나 손은 인체와 서로 연결되어 있다. 그러니 발이 틀어지고 긴장이 생기면 인체의 전체 기혈 흐름에 좋지 않은 영향을 끼칠 수 있다. 그래서 동양에서는 손이나 발과 연결되는 신체 장부를 치료해서 인체의 기능을 되돌리는 학설도 있다. 다음은 그러한 발과 장기의 연관 관계를 그림으로 표현한 것이다.

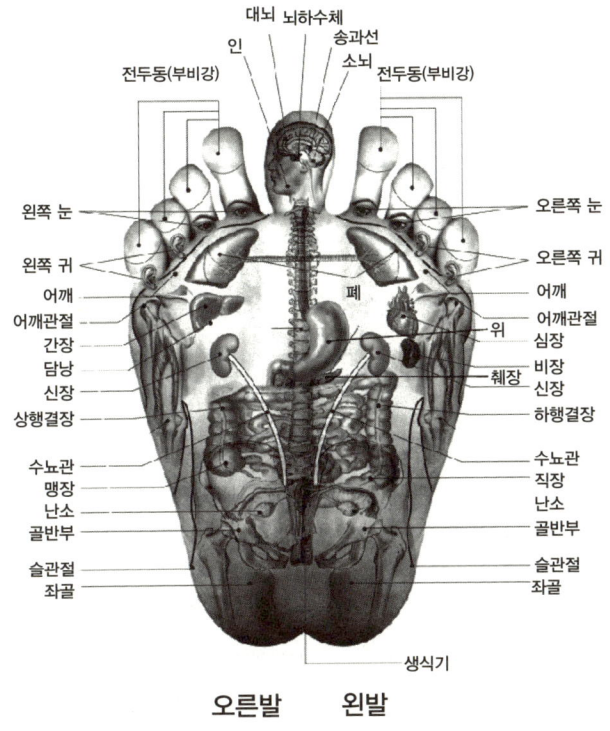

대뇌 뇌하수체
인   송과선
전두동(부비강)   소뇌   전두동(부비강)

왼쪽 눈   오른쪽 눈

왼쪽 귀   오른쪽 귀
어깨   폐   어깨
어깨관절   어깨관절
간장   위   심장
담낭   비장
신장   췌장   신장
상행결장   하행결장

수뇨관   수뇨관
맹장   직장
난소   난소
골반부   골반부

슬관절   슬관절
좌골   좌골

생식기

오른발   왼발

　이러한 주장이 의학이나 한의학적으로 큰 의미는 없지만, 일부는 상관
이 있을 수 있다. 굳이 몸에 마이너스 요소를 갖고 있지 않으려면 발의 굳
은 곳을 방치하지 않는 것이 좋을 것이다. 그러므로 평소 발의 아치를 살
려주는 관리를 하고, 자기 전에 발을 따뜻한 물에 담가 이완시킨 뒤에 손
으로 발의 굳은 곳을 눌러서 마사지를 해주는 것도 추천할 만한 휴식 방
법이라 본다.

발바닥 커브 변형 원인

그렇다면 아치 변형은 왜 생길까? 물론 원래부터 잘못 타고나는 경우도 있다. 그러나 많은 경우, 중력에 대항하는 골격 근육의 노화, 잘못된 보행 습관이나 좋지 않은 신발 착용 때문에 생긴다. 특히 여성의 경우 하이힐을 오래 신으면 아치에 변형이 잘 생긴다. 결국 여성이 멋을 부리기 위해서 신는 하이힐이 발 모양을 망가뜨리고, 그로 인해 그녀의 다리 모양도 보기 싫게 변하며, 골반과 척추도 굽게 하는 나쁜 결과를 초래하는 셈이다.

앞서 말했던 대로 발의 변형이 오면 생기는 가장 큰 문제는 척추가 그에 따라서 기울어지고 다리도 틀어진다는 점이다. 건강과 미용을 위해서라도 발에 적당한 관심을 기울이는 것이 좋겠다.

그런데 아치가 항상 양쪽이 동일하게 변형되는 것은 결코 아니다. 대부분 제각각 변형이 온다. 다음의 사진처럼 한쪽 발만 커브가 무너지면 한쪽 다리만 기울어지고 결국 골반과 척추가 지그재그로 되기 쉽다.

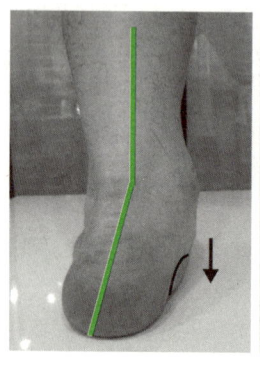 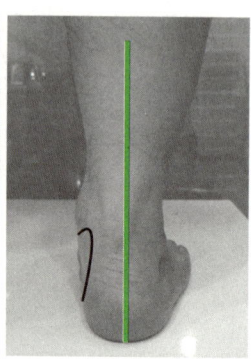

커브가 무너진 발   정상 발

발바닥 커브 변형의 치료

쉽게 생각하면 대부분의 아치 변형은 뼈 자체가 굽거나 부러지는 것이 아니다. 뼈는 원래 그대로의 형태를 유지하고 있지만, 뼈들을 받치는 인대나 근육이 쇠퇴해서 발바닥의 아치가 무너지는 것이다. 그러니 아치 관리에는 뼈들을 바른 위치로 유도하는 치료와 뼈들을 받치는 인대와 근육의 보강이 정답이다.

가장 먼저 생각할 수 있는 해결책은 바로 '신발'이다. 다시 말해, 발에 좋은 신발을 신는 것이 최우선이다. 그렇다면 좋은 신발이란 어떤 것일까? 간단히 말하면 굽이 높지 않아야 하고, 장기적으로 보면 오히려 아치를 받쳐주는 기능이 없는 것이 좋다.

이에 대해서 논란이 있을 수 있다. 신발 제조업자나 발 전문가는 아치를 지탱하기 위해 발밑에 보조물을 삽입한다. 하지만 아치를 보강해주는 딱딱한 구조물은 오히려 걸을 때마다 아치가 원래 가지는 완충 작용을 방해한다. 자고로 스프링은 위아래로 움직여야 완충 작용이 된다. 그런데 모양만 스프링 모양으로 만들어주고 위아래로 움직일 수 없게 고정해 버린다면 스프링이 어떻게 충격을 흡수할 것인가? 아치를 받쳐주는 깔창과 신발은 이러한 움직임을 도리어 방해하고 고정시키기 때문에 아치의 완충 작용이 줄어든다. 또한 아치의 커브를 지탱하는 것은 근육과 인대다. 근육은 계속해서 힘을 써야 쇠퇴하지 않는다. 그러나 굳이 힘을 쓰지 않아도 보조물로 인해 고정이 된 상태라면 근육은 힘을 쓰지 않아서 쇠퇴하게 된다.

이는 다리가 부러졌을 때 깁스를 한 것과 비슷하다. 다리는 딱 고정이 되어서 그 형태를 유지하고 근육은 거의 사용되지 않는다. 그래서 나중에 깁스를 풀고 나면 근육이 쇠퇴해서 한동안 제대로 걷기가 힘들다. 그런 원리로 보조물을 깔게 되면 점차 아치를 지탱하는 근육들이 쇠퇴한다. 결국 장기적으로 보면 발의 아치를 더 약하게 만드는 요인이 된다. 그래서 가장 좋은 신발은 맨발이다. 아니면 양말을 신고 흙길을 걷는 것도 아주 좋은 발 건강법이다.

그러나 단기적으로 보면 보조물에 유효한 점도 있다. 왜냐하면 이미 무너진 아치 때문에 척추가 틀어지고 다리가 틀어져있는 경우 이러한 현상을 개선하려면 보조물을 임시로 사용해서라도 발의 균형을 맞춰주는 것은 좋기 때문이다. 하지만 개선 기간 동안 보조물을 착용하고 그냥 의지하면 안 된다. 보조물 없이도 아치가 무너지지 않도록 적극적으로 아치 근육 보강을 해야 하며, 길지 않은 시간 내에 보조물을 뺄 수 있도록 노력해야 한다. 즉, 보조물 착용 기간 내에 아치 근육 보강 운동은 필수다.

다리가 부러지면 깁스를 착용해야 좋고 차후에 다리가 붙으면 깁스를 제거해야 한다. 언제까지나 깁스를 착용하고 있으면 결국 근육이 약해져 다리를 지탱하기 힘들다. 발의 아치도 마찬가지다. 때가 되면 깁스 역할인 보조물을 버려야 한다.

발을 지키기 위한 신발은 일단 신었을 때 편해야 한다. 그리고 신발 앞부분이 좁지 않아야 하며, 바닥의 질감이 느껴질 정도로 밑창이 얇고 부드러우면 더 좋다. 신발 바닥 부분이 구부러질 수 있으면 더 좋다.

신발을 구입하려면 저녁이나 밤에 사는 게 좋다. 오후가 지나면 낮의 활동으로 발이 더 넓게 퍼지기 때문에 그 시간대의 발의 크기와 형태를 기준으로 사야 나중에 후회하지 않는다.

건강한 발을 위한 운동

　예쁘고 건강한 발을 갖고 싶다면 시간 날 때마다 다음의 2가지 운동만 실시해도 좋다.

　첫째, 발가락으로 수건 당기기이다. 수건을 펴 놓고 맨발을 올린다. 그리고 다섯 발가락을 다 움츠려 수건을 끌어당긴다. 수건 앞부분에 물건을 올려놓고 하면 더욱 강화에 도움이 된다. 발의 내재근 근육을 강화하여 발의 아치를 살려주는 효능을 지닌다.

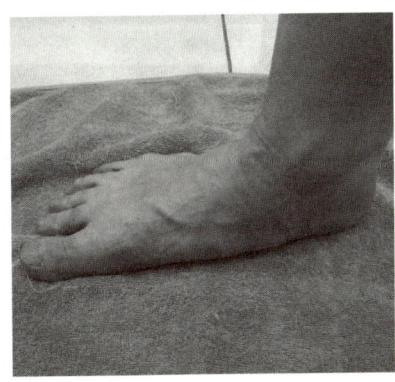 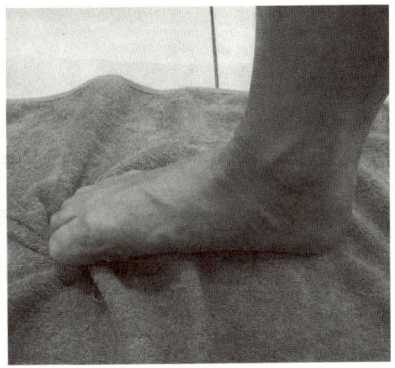

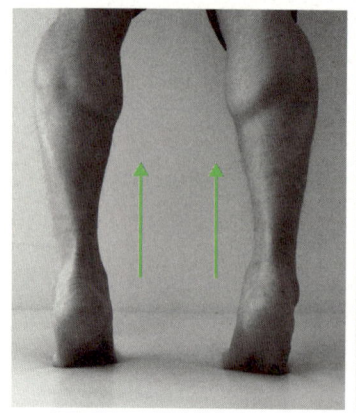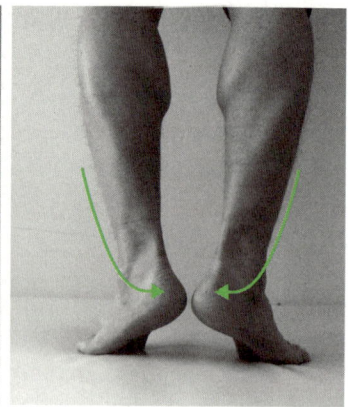

둘째, 발뒤꿈치 들기이다. 양발을 어깨 너비로 편하게 벌리고 뒤꿈치를 최대한 들고 앞꿈치로 선다. 잠시 그대로 정지했다가 다시 내려오는데, 내려올 때에는 천천히 내려오며 발뒤꿈치 부분만 서로 붙인다. 발의 외재근을 강화해서 발의 아치를 회복시킨다.

5장

오래 사는 대륙의 출구
– 건강은 습관이다

1장에서 몸에 통증이 없고 기능의 문제가 없다고 해서 무조건 건강하다고 여겨서는 안 된다고 했다. 자기 몸이 느끼는 감각도 믿지 못한다면 어떻게 건강관리를 해야 할까? 답은 결국 '습관'이란 시스템이다. 만약 당신이 건강관리를 위한 적절한 시스템을 구축해 놓지 않았는데, 아직 질병에 걸리지 않았다면 그저 운이 좋았을 따름이다.

습관은 인생의 구조를 형성한다

습관에 대해 생각나는 희한한 이야기가 있다. 외국의 어떤 남자가 이웃을 몰래 엿보는 나쁜 습관을 갖고 있었다. 그는 어느 날 이웃집을 엿보다가 부부끼리 사랑을 나누는 광경을 우연히 보게 되었다. 흥분한 그는 기념으로 그 집 주전자를 훔쳐왔다. 그 뒤 어느 날 경찰이 그를 붙잡았는데, 그의 집에 가보니 돈도 안 되는 동네 주전자 수백 개가 방을 가득 채우고 있었다고 한다. 어떻게 된 일일까? 처음에 그는 남의 부부생활을 엿보고 습관적으로 주전자를 훔쳤는데, 점점 이상해져서 남의 집 주전자만 봐도 성적으로 흥분하는 기묘한 습관이 생긴 것이다. 그래서 타인의 부부관계와 상관없이 밤마다 동네 주전자를 훔치는 미친 도둑이 되었다고 하니, 참으로 우스운 결과라 하겠다.

이번에는 주변에서 흔히 볼 수 있는 습관을 말하겠다. 흡연자들 중에 화장실에서 담배를 피우는 습관을 지닌 사람들이 있다. 어떤 이는 담배를 피우면 긴장이 이완되어서 대변이 더 잘 나온다고 한다. 그러다보니 담배가 없으면 대변이 시원하게 안 나오는 뜻밖의 습관이 생겨서 담배를 못 끊겠다는 사람도 있다. 이 습관은 본인이 초래한 가장 나쁜 습관에 속한다. 아침의 쾌변을 위해 미래의 암을 끌어들이는 습관을 무심코 장착한 것이다.

몇 년 전에 《시크릿》이란 성공학 책이 세계적으로 인기를 끌었다. 이 책은 습관을 긍정적으로 고침으로써 성공에 한 걸음 다가가는 원리를 설명했다. 이 책뿐만 아니라 그와 유사한 성공 관련 책마다 습관 바꾸기를 미래를 바꾸는 방법으로 강조한다.

동양철학에 '사주'라는 개념이 있다. 사주는 사람이 태어난 시각을 분석해 그 사람이 지닌 인생의 구조와 흐름을 예측하는 통계학이다. 동양의

사주와 비슷한 것으로 서양의 별자리 운명론이 있다. 이런 운명 예측론들은 사람이 태어나는 시기에 따라 운명의 모양이 주어지며, 사는 동안 그 구조의 영향을 받는다는 철학이 밑바탕으로 깔려있다. 언제 태어나느냐에 따라 그의 인생이 정해진다는 사고방식이다. 그러나 필자가 보는 바로는 사람의 인생은 태어난 시기보다 사람이 살아가면서 만드는 습관이 훨씬 더 중요하게 작용한다. 습관이 인생의 구조를 바꿔서 미래를 바꾼다. 이 원리는 인생의 승패뿐 아니라 건강에도 적용된다.

건강 습관에 대해 무엇을 말하려는지 궁금한가? 어떤 독자는 건강에 좋지 않은 습관을 버리거나 고치라는 말을 예상할지도 모른다. 그러나 필자는 '새로운 습관을 만들라'고 강조하고 싶다. 기존에 있던 습관을 없애거나 고치는 것은 정말 힘들다. 예를 들어 게임에 중독된 사람이 게임을 끊으려는 시도는 거의 실패한다. 자기와의 싸움은 성공하는 법이 없다. 게임에 빠진 사람에게는 게임을 끊겠다는 목표 자체가 게임을 떠올리게 만든다. 이런 사람은 아예 새로운 습관을 만들어야 한다. 영화나 만화 보기, 운동, 연애 등 새로운 재미있는 것에 몰입하려 노력하다보면 게임은 저절로 줄어들게 되어있다. 단언컨대, 자신과는 다투는 것이 아니라 회유하는 것이 성공비결이다.

건강해지기 위해서는 그에 필요한 습관을 만들어야 한다. 필자가 임상에서 환자들을 관찰해보면, '건강에 필요한 습관이 없는 사람들'이 거의 대부분이다.

습관이란 말의 의미는 '지속적으로 반복하는 행위'를 말한다. 지금 건강을 위해서 당신이 생활에서 지속적으로 반복하는 행위들은 어떤 것이 있는가? 지구에 사는 인류 중 99퍼센트는 건강에 대한 투자나 노력을 일회성으로, 즉흥적으로 하고 있다. 이게 얼마나 도움이 될 수 있다고 생각하는가? 예를 들어 지난달부터 조깅을 시작했고, 어제는 몸에 좋다는 블루베리가 홈쇼핑에 나오기에 큰 마음먹고 한 박스 주문했다고 치자. 이런 게 당신에게 얼마나 도움이 될 수 있을까? 이 시도로 남들보다 덜 늙고 병에 안 걸릴 자신감이 대폭 증가했는가?

물론 100퍼센트 병을 예방할 완전한 방법은 이 세상에 없다. 하지만 건강을 위한 방법들이 주먹구구식으로 체계 없이 시작되니 문제다. 단지 방송이나 인터넷에서 좋다면, 지인들이 권하면 무작정 따라하고 본다.

이제부터 먹거리나 운동, 생활도구 등 건강을 위해 즉흥적으로 시작되는 방법들을 하나하나 짚어보자.

먹는 것과 건강

당신의 입으로 들어가는 물질들을 건강 작용에 따라 나누면 크게 식품, 천연 약재, 양약으로 나눌 수 있다. 이것들의 효능을 강력한 정도로 표시하면 다음과 같다.

식품 ⟨⟨⟨ 천연 약재 ≦ 양약

건강식품은 배고픈 코끼리에게 던지는 땅콩 한 알

당신이 인터넷을 클릭했을 때 눈에 확 띄는 건강식품의 홍보문구는 대개 이러하다. "간에 좋다", "피를 맑게 한다", "관절을 보강한다", "운동을 하지 않아도 굶지 않아도 자고나면 살이 쫙 빠진다" 등등 구체적인 효과가 아주 그럴 듯하게 보인다.

그러나 문제는 이러한 홍보문구의 사실 여부이다. '간에 좋다'는 말은 간을 좋게 하는 효능이 0.00000001퍼센트라도 들어있으면 버젓이 홍보에 활용할 수 있다. 진짜 중요한 핵심은 간에 좋다는 '방향'이 아니라 얼마나 도움이 되는가 하는 '거리'다. 서울에서 부산행 열차를 탔는데 10미터만 가고 멈춘다면, 당신은 그걸 타고 부산에 간다고 말할 수 있을까?

하지만 일반인은 간에 (눈곱만큼) 좋다는 사실 하나만 기억한다. 그것만 먹으면 정신을 잃을 정도로 술을 자주 마시는 생활에 어떤 도움이 되리라 여긴다. 그러나 천만에 말씀이다. 1톤짜리 물탱크에 소금 한 톨 넣고서 물탱크의 물이 소금물이 될 거라 기대하는 것만큼이나 어리석은 일이다.

> 건강식품은 아주 미약하고 자연의 약재는 강하다.
> 양약은 그중 특정 성분만 뽑아내었기 때문에 더욱 더 강력하다.

식품과 약품의 분류 기준

정부 보건당국에서 분류를 할 때 식품은 누구나 섭취해도 아무 문제가 없어야 하고 1년 365일 매일 먹더라도 이상이 없어야 한다. 만약 먹을 것의 작용이 강해서 정밀하게 섭취해야 하는 경우는 반드시 약재로 분류되게 되어있다.

이 말은 애초부터 몸에 미치는 '작용이 약하면 식품, 작용이 강하면 약재'를 기준 삼아서 먹을 것을 나눴다는 뜻이다. 즉, 당신은 "저는 위장이 약한데, 저는 간이 약한데, 이것 먹어도 됩니까?"라고 누군가에게 물어보지 않아도 쌀이나 빵을 먹을 수가 있다. 이것이 식품이다. 나이가 어리다고 해서, 노인이라 해서 식품을 먹을 때 따로 의사에게 일일이 물어보지는 않는다. 물론 몸 상태에 따라 권장하는 식품이 있고, 자제시키는 식품이 있긴 하다. 하지만 자제시키는 식품을 먹는다 해서 당장 쓰러지거나 큰 병에 걸리지 않기 때문에 식품군으로 분류된 것이다. 그게 바로 '안전성'이라는 것이다.

안전성은 효능 자체가 강하지 않아서 몸에 미치는 영향이 제한적일 경우에만 인정된다. 그런데 일반인들은 효능이라는 말을 무조건 자기한테 유리한 쪽으로만 해석하는 경향이 있다. 세상 모든 것은 양면성이 존재한다. 뭔가가 한쪽 방향으로 몸을 이끈다고 하면, 결국 몸의 균형이 점차 무너지게 되어있다.

건강은 몸의 균형이 중점에 자리잡아야 오래 유지된다. 식품으로 분류되는 것 자체가 작용이 강력하지 않아 사람이 오래 섭취해도 체내 구성이 크게 변하지 않는 범위에 있어야 가능하다. 바꿔 해석하면, 식품은 오래 섭취해도 긍정적인 면 역시 그리 강력하지 않다는 뜻이기도 하다.

가령 양파를 예를 들어보자. 양파의 효능을 인터넷에서 찾아보면 양파만 먹어도 몸이 매우 건강해질 것 같다. 그럴까? 실상을 살펴보자.

양파는 인슐린 분비를 도와줘 당뇨병 예방과 치료에 도움이 된다고 한다. 이는 그 경향을 약간 가졌다고 이해하는 것이 더 정확하다. 만약 당뇨병 환자가 이런 인터넷 글을 읽고 당뇨병 조절 약을 끊고, 병원 치료도 다니지 않고, 1년 365일 양파즙을 입에 달고 산다 치자. 과연 당뇨병이 나을까? 절대 아니다. 당뇨병이 양파즙만으로 완치될 수는 없다. 그는 완치는 고사하고, 언젠가는 당뇨 합병증을 맞이할 것이다.

양파는 기침을 가라앉히고 가래를 제거해 감기 치료와 예방에 도움이 된다고 한다. 그렇다고 해서 겨울에 양파를 집중적으로 먹으면 절대로 감기에 안 걸릴까?

양파는 지질저하 및 용해활성 작용과 혈액의 점도를 낮춰 피를 맑게 만들어주는 효능이 있다. 그렇다 해서 매일 삼겹살을 무진장 구워먹는 사람이 양파를 많이 먹으면 콜레스테롤 수치가 낮게 나올까?

양파에는 '글루타치온'이라는 성분이 함유되어 있어서 간장의 해독작용을 강화시키는 효과가 있다고 한다. 그렇다고 술을 1주일에 5일 이상 마시는 사람이 안주에 양파를 넣어 먹는다 해서 간에 병이 오는 것을 예방할 수 있을까?

절대 아니라는 것을 굳이 필자가 강조하지 않더라도 당신도 쉽게 공감할 것이다.

반면에 약으로 분류되는 물질들은 강력하다. 그렇다면 당신의 건강을 위해서 식품보다 약을 자주 복용하는 게 훨씬 낫다고 할 수 있을까? 그것도 아니다. 강력한 만큼 목적에 빗나가면 몸의 균형이 훨씬 쉽게 깨어지기 때문이다. 표면적으로는 괜찮더라도 나중에 건강에 크게 불리하게 작용할 수 있다. 목적에 부합하게 썼더라도 부작용이 따라 붙는 경우도 흔하다. 그래서 약이나 한약재는 의약품에 속하고 전문가에 의해 정밀하게 처방되는 것이다.

예전에 드라마 '허준'이 크게 히트를 쳤다. 드라마를 보면 같은 궁중의 의사들보다 허준의 치료율이 더 뛰어나다. 그렇다면 궁중의 다른 어의들은 평범한 약재를 쓰고 허준만 귀한 약재를 써서 허준의 치료율이 유독 높았을까? 그건 아니다. 허준은 환자의 상태에 맞게 적절한 약재를 더 예리하게 구별해서 처방했기 때문이다.

이처럼 약재의 경우는 얼마나 몸에 맞게 정밀하게 처방하느냐에 따라 몸을 좋게 만드는 정도가 확 달라진다. 속된 말로 비싼 인삼을 썼느냐 싼 도라지를 썼느냐에 따라 몸이 좋아지는 정도가 확연히 달라지는 게 아니고, 그 사람에게 더 필요한 것이 도라지였다면 인삼보다 도라지가 훨씬 더 효과를 본다.

여기서 중요한 개념이 하나 더 등장한다. 인체의 건강에서 제일 중요한 것은 '항상성'이다. 항상성을 찾아보면 다음과 같은 설명이 나온다. "생체의 기능이 효율적으로 수행되어 생명을 유지하기 위해서는 체온이나 각 생화학 성분 등 체내의 환경이 항상 어떤 좁은 범위 내에서 유지되는 것이 필요하다." 즉, '좁은 범위 내에서 유지된다'는 게 핵심이다.

몸의 균형이 곧 건강이다

몸은 생리적으로 항상 좁은 범위 내에서 유지되어야 한다. 그것은 마치 줄타기 곡예를 하는 사람의 균형 잡기와 같다. 몸에 어떤 급격한 변화가 일어나서 이 균형이 깨어지면 건강의 균형 역시 깨어진다. 예를 들어 깨끗한 물은 사람에게 세상에서 가장 안전한 식품이다. 그러나 물도 갑자기 많이 마시면 죽는다. 물에도 치사량이 존재하는 것이다. 하물며 물도 이러한데 다른 먹을 것은 오죽하겠는가?

일반인들이 약이나 비타민, 보약 등에 가지는 환상 중에 하나는 몸에 '마이너스' 작용은 없고, 오로지 '플러스' 작용만 있을 거라는 기대 심리다. 마치 게임에서 주인공의 에너지 막대가 늘어나면 주인공은 강해지고 죽지 않는 것처럼 현실에서도 그런 역할을 해줄 어떤 식품이나 보약이 있을 거라고 생각하는 것이다.

당신이 몸에 에너지를 불어넣는 약재나 식품을 구해서 먹었다 치자. 당신은 에너지가 보강된 것을 무엇으로 느낄 것인가? 근력? 활동력? 피로 회복 속도? 아마 그중 하나일 것이다. 그런데 그 목표를 성취하는 순간, 반대로 몸의 어느 부분에서의 균형은 깨어지기가 쉬워진다.

어떤 약재를 먹고 근력이 평소보다 더 증가하고 피로도 금방 풀린다고 하자. 신진대사는 평소보다 더 촉진되고 몸이 가벼워서 일도 훨씬 수월하게 할 수 있게 되었다. 당신은 기뻐할 것이다. 그러나 그 대신 어느 순간부터 깊은 숙면에 문제가 생기기 쉬운 상태로 몸이 변했음을, 문제가 터지기 전까진 아마 모를 것이다. 이유는 그 에너지 약재가 몸의 균형을 흐

트러트리는 수준까지 과잉되었기 때문이다.

건강에서 가장 중요한 것은 몸의 균형을 유지하는 것이다. 그래서 한의학은 몸의 균형을 잡는 것을 목표로 삼는다. 한의학의 치료를 가만히 들여다보면, 침을 놓든 약을 쓰든 부항으로 피를 뽑든 그 어떤 수단을 쓰더라도 몸의 밸런스를 조절하는 것이 첫째 과제다.

그러니 보약도 마찬가지다. 보약으로 약재를 잠깐 쓰는 것은 몰라도 장기적으로 약을 쓰면 단방(單方, 한 가지 약재로만 약을 조제하는 것)으로 약을 처방하지는 않는다. 단방을 오래 쓰면 몸의 균형이 점차 치우쳐 나중에는 오히려 안 좋은 반응이 생기기 때문이다. 그래서 한약 처방을 구성할 때에는 일반적으로 몇 가지 약재가 같이 들어간다. 한 가지 약재가 가진 성질을 보완하거나 적절히 억제해서 몸의 균형을 맞추기 위함이다.

그래서 필자는 환자에게 보약을 처방할 때에는 대개 30종 이상의 약재를 처방한다. 이런 처방을 한의학에서는 '대방(大方)'이라 부른다. 필자가 약재에 대해 몰라서 이것저것 무작정 때려 넣는 게 아니다. 사실 난이도로 따진다면 약재 서너 가지로 된 처방의 균형을 맞추는 것도 쉬운 일은 아니다. 하물며 30여 가지 이상의 약재를, 그것들이 주고받는 효능까지 세밀하게 계산해서 조절하는 것은 꽤 어려운 일이다. 하지만 이게 성공하면 서너 가지로 된 약재보다 환자 몸의 균형을 더 정밀하게 조절하는 것도 가능하다.

그런데 약재로 균형 맞추기가 힘든 이유는 뭘까? 약은 강한 작용을 갖기 때문에 한번에 몸의 상태를 바꿔놓을 수가 있다. 게다가 다른 약재와 조합이 되면 약재끼리 서로 주고받는 작용 때문에 더 어렵다. 가령 일상생활에서는 '1+1=2'가 상식이다. 그러나 약재 처방에서는 반드시 '1+1=2'가 아니다. '1+1=0.5'가 되기도 하고 '1+1=3'이 되기도 한다. 이것은 약재끼리 주고받는 반응으로 인해 원래 효과보다 억제나 상승이 되기도 하는 까닭이다.

무난한 처방, 예민한 처방

모든 약재가 몸 상태를 단번에 바꿔놓을 만큼 강력할까? 그건 아니다. 한국에서 한약재라고 통칭하는 천연 약재들은 수천 가지인데, 성질이나 약효 세기가 제각각 다르다. 어떤 것은 식품에 가까울 정도로 순한 반면, 어떤 것은 용량을 지키지 않거나 잘못 썼을 경우 사망에 이르게 할 정도로 강하고 독한 것도 있다. 가령 '부자'라는 약재는 독성 제거를 하고 몸이 냉한 사람들에게 조금 쓰면 큰 효과를 보는 명약이지만, 이걸 대량으로 쓰면 사람을 죽게 한다. 그래서 옛날에는 '사약(死藥)'으로 사용되었다. 또는 '길경'이라는 약재는 감기나 폐의 질환에 많이 사용되지만, 평소 반찬으로 즐겨먹기도 한다. 이 약재의 일반 명칭은 '도라지'이다.

이렇듯 수천 가지 약재마다 효과의 세기나 순한 징도는 천차만별이다. 그중 보약으로 쓰이는 약들은 대부분 순한 편이다. 한의원에서 처방하는 단위인 한 제(열흘~보름 분량)의 기준으로 보면 치료약들은 예민한 처방이고, 보약들은 대체로 누가 먹더라도 안전하다. 그러나 보약으로 모두 몸이 좋아지는 것은 아니다. 보약으로 살이 찌는 경우도 나온다. 어떤 상태의 사람이 먹는가에 따라, 혹은 같은 사람도 어떤 보약 처방을 먹는가에 따라 효력의 차이는 엄청나다.

보약 중에 대중에게 인지도가 높은 처방으로 '십전대보탕(十全大補湯)'이 있다. 예전에는 다방에서도 차 메뉴로 팔고, 동네 건강원에 가도 십전대보탕을 팔았다. 그만큼 무난한 처방이다. 하지만 몸에 열이 많거나 콩팥이 약하면 그에 맞는 맞춤 처방을 써야 한다. 십전대보탕이 무난하다 해도 몇 달 동안 그 약만 먹는 것은 권장하지 않는다. 특히 몸이 예민한 사람들이 장복하면 인체 균형이 깨어져 부작용이 생길 수도 있다. 그러니 하나의 처방을 오래 먹어 몸 상태가 바뀌면 처방도 바꿔야 한다. 이러려면 몸의 상태를 정확히 파악하고 맞는 처방을 찾을 수 있는 전문지식이 필요하기에 일반인이 수행하기는 불가능하다. 그래서 전문가인 의료인이 필요한 것이다.

무난하다 했지만 한약으로 분류된 보약의 효능은 식품에 비하면 천양지차로 강한 편이다. 무기로 비유하면 식품은 권총 한 자루, 한약재는 항공모함이다. 전쟁에서 최전방에 권총 한 자루 보내는 것과 항공모함 함대를 보내는 것이 얼마나 차이가 클까?

식품 중에 많이 착각하는 대상으로 건강식품이 있다. 건강이라는 말이 앞에 붙는 바람에 일반인에게 착각을 쉽게 불러일으킨다. 식품 중에 그나마 건강에 도움이 된다는 것이지, 효능이 식품을 벗어나지 않는다. 건강식품도 식품이며, 약이 아니다. 약만큼 강력한 효능을 지녔으면 약으로 분류되지 식품으로 분류될 수 없다.

양약은 핵폭탄

양약은 자연 물질 중에서 어떤 증상에 도움이 되는 성분만 쏙 빼내서 만든다. 즉, 인삼이 몸에 좋다면 인삼 전체를 쓰는 것이 아니라 어떤 증세에 인삼의 어떤 성분이 효과가 있는지 연구해서 그 성분만 합성하거나 추출해서 약으로 쓴다.

이는 대단히 효율적이긴 하지만, 반면에 큰 문제점도 지닌다. 왜냐하면 자연은 상호보완적이라서 다른 성분들이 조화를 이뤘을 때와 그 성분만 단독으로 사용했을 때 작용이 달라지기 때문이다. 가령 맛있는 새우 속살은 우리 몸의 콜레스테롤 수치를 올리지만 새우 껍질의 성분들은 그것을 보완해서 콜레스테롤을 낮춰주는 성질이 있다.

중국 철학자인 장자가 '무용의 용(無用之用)'이라는 지혜를 말했다. 무용의 용은 쓸모없는 것도 살펴보면 다른 쓸모가 있다는 뜻이다. 가령 당신이 높이 100미터의 절벽 사이를 잇는 다리를 건너간다고 치자. 폭이 2미터인 이 다리에서 당신은 발자국이 닿는 부위만 필요하다. 즉, 다리의 폭이 50센티미터만 되어도 충분히 지나갈 수 있다는 것이다. 그렇지만 실제로 필요 없는 나머지 150센티미터를 다리에서 제거하면 어떻게 될까? 길옆 까마득한 낭떠러지의 무서움에 몸이 굳어버려 한 발자국도 나아기지 못할 것이다. 하지만 이 정도 좁은 폭의 길이라 해도 학교 운동장 한가운데에 그려놓고 지나가라면 아무렇지도 않게 걸어갈 것이다. 안전하다고 느끼기 때문이다. 그러니 다리의 폭이 2미터나 되는 것은 쓸모없는 부분이 아니다.

이처럼 물질에서 필요한 성분만 뽑아내고 나머지를 제거하면 인체에서 효율적으로 작용하긴 하지만, 원하지 않는 반응도 같이 일어난다. 이는 양약이 과학적으로 발달 수준이 낮아서 그런 게 아니다. 다만 무엇이든 예리할수록 장점과 더불어 단점도 같이 커지는 것이 자연의 이치이기 때문이다.

다시 말해 양약은 날카로운 칼을 손잡이 없이 맨손으로 잡고 사용하는 것과 같다. 칼을 휘두르면 맞는 상대도 다치지만 잡은 자기 손도 다친다. 이처럼 강력한 효능의 약이 들어가서 몸을 휘저을 때 득을 보는 부분이 있으면 손해를 보는 녀석도 생긴다. 이건 양약을 만든 제약회사도, 처방하는 의사도 다 아는 사실이다.

현대의학이 선물하는 양약의 효능은 한약 같은 천연 약재가 못 따라갈 정도다. 필자 역시 항생제가 필요하다 판단되는 환자에게는 병원에서 항생제부터 받으라 한다. 물론 한약에도 항생제의 효능과 유사한 효과를 내는 약재가 있다. 하지만 치료 효율이나 비용 면에서 따져보면 양약이 월등히 낫다.

그런데 양약은 날카로운 칼날과 같다고 말했다. '전가(傳家)의 보도(寶刀)'라는 고사성어를 예로 들겠다. 이는 '가문에 전해 내려오는 보검'이라는 뜻으로, 가문의 보검을 툭하면 휘둘러서 만사를 해결하는 수단으로 사용하는 행태를 비꼬는 말이다. 즉, 어떤 경우든 상관없이 만능해결책으로 마구 쓰이는 상황을 가리킨다. 이 전가의 보도처럼 치료에 자주 쓰이는 대표적 양약 삼형제가 항생제와 진통해열제, 그리고 스테로이드다.

항생제

항생제는 인체에 침입한 세균을 죽이는데 더할 나위 없이 우수한 해결책이다. 정작 문제는 남용하거나, 환자가 스스로 알아서 복용할 경우다. 항생제는 몸에 유익하기만 한 약이 아니기 때문이다.

먼저 내성 문제가 있다. 항생제를 자주 사용하면 체내 세균들에게 내성이 생긴다. 이러면 세균을 죽이기 위해 더 강력한 항생제를 사용해야 하고, 나중에는 가장 강력한 항생제를 사용해도 죽지 않는 슈퍼 세균이 생길 수 있다. 물론 살면서 슈퍼 세균을 만나게 될 확률은 매우 낮긴 하지만, 항생제를 자주 복용할수록 점차 독한 항생제로 바꿔 사용해야 한다는 것은 좋지 않다.

그러나 대부분의 사람들이 항생제를 자주 복용하는 것은 아니기 때문에 내성은 항생제 복용의 가장 큰 문제점이 아니다. 진짜 문제는 당신이 복용한 항생제가 몸에 있는 세균들을 무차별 공격한다는 점이다.

세균은 죽으면 죽을수록 좋은 거라고 생각하는 사람도 있을 것이다. 흔히 세균은 나쁜 것이라고 믿기 때문이다. 하지만 천만의 말씀. 모든 세균이 몸에 나쁜 건 아니다. 몸에는 필요한, 매우 유익한 세균도 존재한다. 진짜일까? 당신은 고개를 갸웃할지도 모른다. 이때 필자는 당신 앞에 요구르트를 내밀 것이다. 장에는 유익한 세균들이 필요하므로 우리는 평소 요구르트나 발효식품을 먹는다. 그런데 애써 불려놓은 유익한 세균들도 항생제를 사용할 때마다 한꺼번에 죽어나간다. 그러니 항생제를 사용하면 당연히 소화에 지장을 받을 수 있다.

물론 항생제 복용이 끝난 뒤에 유산균을 먹어 당신 몸의 유산균 세력을 다시 늘려주면 된다. 굳이 노력하지 않더라도 언젠가는 유산균이 복원되겠지만, 공백 기간 동안 건강에도 안 좋고 몸은 더 빨리 늙는다. 그러니 항생제 복용이 끝나면 즉시 유산균을 복용하자.

그런데 항생제로 소화기에 문제가 생기는 증상이 오직 유산균의 사망으로 인한 것만은 아니다. 항생제를 한의학적으로 분석하면 성질이 찬 약재에 속한다. 즉, 사람의 속을 냉하게 하는 성질을 지니고 있다. 때문에 속이 냉한 사람이 항생제를 자주 먹으면 쉽게 타격을 받는다. 주로 헛구역질, 구토, 설사 등의 증세로 나타난다. 간혹 속이 쓰리거나 위장이 허는 경우도 있다.

밖으로 크게 드러나지 않는 부작용으로는 간에 부담을 주는 작용이나 몸에 과민반응을 일으키는 작용이 있다.

그러나 항생제 자체를 몹쓸 약으로 여길 필요는 없다. 앞서 말한 것처럼 약은 목표에 맞는 특정 성분을 뽑아 고효율로 만든 것이기 때문에 태생적으로 몸에 이익을 주는 부분이 있으면 몸에 손해를 주는 부분이 있게 설계되어 있다. 그러므로 그걸 감수하고서라도 몸의 건강을 지켜야 할 때에는 마땅히 사용되어야 한다. 항생제는 몸에 필요한 만큼만 반드시 전문가의 처방에 의해서만 사용하는 게 좋다.

진통해열제

항생제보다 더 폭넓게 남용되는 것이 진통해열제다. 타이레놀, 아스피린 같은 진통해열제의 이름을 모르는 사람이 없을 정도다. 진통해열제는 대체로 부작용이 별로 두드러지지가 않아서 사람들이 안심하고 상복한 다. 심지어 아스피린은 딱히 아픈 곳은 없지만 심장마비나 중풍 예방 차 원으로 매일 복용하는 사람도 있다. 물론 아스피린에 그런 효과가 없다는 것은 아니다. 문제는 의사가 처방하지 않아도 스스로 알아서 먹는 사람들 이다. 왜냐하면 의학지식이 없이 챙겨먹다보니 함부로 다른 약과 같이 복 용하고 피해야할 음식도 같이 먹기 때문이다.

게다가 주구장창 아스피린 하나만 먹는다고 해서 과연 심장마비나 중 풍의 위험으로부터 벗어날 수 있을까? 절대로 아니다. 다만 안 먹는 것보 다 확률을 떨어트릴 수 있을 뿐이다. 만약 아스피린을 먹는 사람이 그것 만 믿고 방심해서 다른 관리를 소홀하다간 뒤통수 맞는 경우가 생긴다. 심장마비나 중풍을 막고 싶다면 아스피린 복용에 앞서 비만을 줄이고, 음 식 조절과 운동, 스트레스 해소 같은 관리가 반드시 선행되어야 한다.

사실 아스피린도 100퍼센트 안전한 약은 아니다. 간혹 민감한 사람들 에게 약물알레르기를 일으키는데, 가벼운 두드러기부터 얼굴이 붓는다 든지, 어지럼증, 호흡곤란, 심지어 생명이 위독한 쇼크까지 올 수 있다. 이 쇼크는 '아낙필락시스 쇼크(Anaphylaxis shock)'로 불리며, 아스피린에 민 감한 사람들 중에 극소수가 이 증세로 급사한다. 그러나 이러한 약물알레 르기 증세는 일반인이 흔히 겪는 증세는 아니다. 그렇다면 약을 복용하는 대다수가 겪을 수 있는 부작용은 뭘까?

아스피린은 위산으로부터 위장을 보호하는 물질의 분비를 억제하기 때문에 계속 복용하면 위장을 점차 망가트리기 쉽다. 의학적으로 말하면 위염, 위출혈, 위궤양이 발생할 가능성이 훨씬 높아지는 것이다. 아스피린 혼자서도 이런 부작용을 유발하는데 몇몇 음식을 같이 먹으면 부작용이 단숨에 증가한다.

아스피린과 산성이 높은 음식을 자주 같이 먹으면 위를 망칠 수 있다. 감기에 비타민이 좋다고 비타민C와 아스피린을 같이 먹다간 위장의 출혈이 멈추지 않아 위험하니 위궤양이 있는 환자들은 주의해야 한다. 특히 술을 마신 뒤 두통이 온다고 아스피린을 먹으면 술로 인해 타격을 받은 위장이 더 망가진다. 또한 아스피린은 관절염 치료제로 사용되는 비스테로이드성(Non-steroidal) 소염진통제와 같이 복용하면 안 된다. 둘 다 위점막을 손상시켜 부작용이 무려 9배나 상승한다고 한다.

그렇다면 타이레놀은 어떨까? 타이레놀은 간에 부담을 주기 때문에 평소에 스트레스를 자주 받아 간에 부담을 받는 사람이 장복하면 간이 나빠지는 지름길이 된다. 타이레놀 역시 술 먹고 머리 아프다고 먹는 것은 매우 좋지 않다. 타이레놀은 위장보다 간에 더 부담을 주기 때문에 안 그래도 술로 인해 지친 간을 더욱 혹사하게 된다. 이외에도 무턱대고 장복하다간 간과 콩팥이 망가질 수도 있다. 그러니 약은 반드시 전문가와 상담한 뒤 장복해야 한다.

스테로이드
피부가 가렵다든지 발진이 생기면 피부과에서 흔히 처방받는 것이 스테로이드 제재다. 스테로이드는 원래 신체에서 생산되는 호르몬의 일종이다. 정확히 말하면 부신피질호르몬의 일종인 '코르티손(cortisone)'이 주로 쓰이며, 강력한 항염증, 항알레르기 작용을 한다. 염증을 개선하는 작용은 아스피린보다 무려 100배나 강력하며, 알레르기를 가라앉히는 작용도 탁월하다. 또한 다른 질환에도 효과를 얻는 경우가 많아 일명 만병통치약으로까지 불린다.

당신은 원래 몸에서 만들어지는 호르몬이라면 인체에 해가 되지 않을 것이라고 믿을지도 모른다. 인공적인 합성 화학물질의 약도 아니고 천연적으로 신체에서 분비되는 성분이라면 인체에 좋지 않을까? 하지만 당신의 생각이 그러하다면 당신의 뱃살에 저장된 지방은 왜 나쁠까? 당신의 혈관에 흐르는 콜레스테롤은 왜 나쁠까? (익히 알려져 있지만 혈관 속 콜레스테롤의 3분의 2는 몸 자체에서 스스로 생산해낸다. 콜레스테롤의 3분의 1만이 음식에서 흡수된다.) 이처럼 무엇이든 과잉은 좋지 않다. 특히 몸에서 극소량으로 분비되는 부신피질호르몬의 경우는 더욱 그러하다.

우선 스테로이드를 자주 쓰면 신체에서 자연적으로 분비되던 부신피질호르몬의 분비가 줄어든다. 일하지 않아도 외부에서 과잉 공급되니 신체가 만들 필요성을 느끼지 못하여 분비 기능이 감소하는 것이다. 일반적으로 스테로이드를 2주 이상 사용하면 신체의 분비가 줄어드는 것으로 알려져 있다. 또 살이 쉽게 찐다. 얼굴이 둥근 달덩이처럼 부풀어 오를 정도로 찌기도 한다.

이 정도쯤이야 괜찮은 수준이다 싶을 것이다. 살이 찌는 것이야 통증에 비해 괜찮아 보일만 하다. 몸에서 호르몬 분비가 좀 줄어든다고 해서 어떻게 되겠는가. 그러나 부신피질호르몬이 몸에서 쓸데없이 나오는 것이 아니다. 부신피질호르몬은 생명에 필수적인 기능을 하는 까닭에 동물들에게서 부신피질을 제거하면 수일 내로 사망한다. 이래도 줄어들어도 괜찮은가? 과잉도 좋지 않지만 부족한 것도 나쁘다. 그리고 다음의 부작용들이 진짜 위험한 것이다.

일단 당뇨가 잘 생긴다. 점차 콩팥이 나빠져 신부전에 빠질 수 있다. 뼈가 약해져 가벼운 충격에도 쉽게 부러질 수 있다. 위가 나빠져 위염, 위궤양에 잘 걸린다. 면역이 약해져 가벼운 세균에도 병에 걸릴 수 있다. 간이 나빠질 수 있다.

이렇게 부작용을 계속 짚으니 당신은 스테로이드 약을 먹거나 바르는 것이 무섭게 느껴질 지도 모른다. 그러나 안심하라. 잠깐 사용하는 정도로 저 부작용이 나타날 확률은 극히 희박하다. 단지 스테로이드를 장기적으로 쓰다간 이런 부작용이 나타날 수 있음을 경고하는 것이다. 만약 가벼운 피부 가려움이나 발진에 스테로이드 연고를 수시로 바르는 독자가 있다면 그 습관을 고치자. 스테로이드는 참으로 명약이지만 꼭 필요할 때만 아껴서 사용해야 한다.

먹는 것과 습관

대다수 사람들은 방송이나 인터넷에서 무엇이 좋다고 하면 즉흥적으로 따라하는 경향이 있다. 물론 안 먹는 것보다 그나마 낫긴 하다. 그런

것들은 얼마 안 되어 끝나곤 한다. 만약 평생 간다면 그게 오히려 더 민감한 문제가 된다.

식품은 효력이 약하지만 꾸준히 섭취되고, 약은 강력하지만 가끔씩 먹기 때문에 건강에 미치는 영향의 중요성은 엇비슷하다. 가만히 살펴보면 사람들은 습관적으로 먹는 것의 종류가 반복된다. 가령 자기가 좋아하는 음식이 정해져 있어서 그걸 자주 먹기 마련이다. 또는 주변 환경에 따라 음식의 종류가 한정된다. 즉, 어촌이냐, 산촌이냐 같은 지역성 특성에 따라서 특정 해산물, 특정 버섯, 나물류를 자주 먹는다. 또한 요리를 제공해 주는 주체에 따라서 바뀐다. 예를 들어 학생들은 어머님이 습관적으로 하는 요리를 주로 섭취하며 회사원들은 자주 가는 식당에서 제공되는 메뉴 중에서 돌아가며 먹는다. 이러다 보니 1회 식사 자체만 놓고 보면 큰 문제가 없지만, 한 달, 1년, 몇 년이 쌓이다 보면 균형이 치우치게 되고 신체의 밸런스는 무너지게 된다.

그러므로 음식 섭취 및 약 복용 습관에 대한 밸런스를 꼭 점검해야 한다. 가급적 전문가의 도움을 받길 권한다. 식품이면 식품영양을 전공한 사람, 약이라면 의사나 약사, 천연 약재라면 한의사 같은 사람이 당신보다 많이 알 것이다.

운동과 습관

운동을 하지 않는 사람은 많다. 당신이 운동을 하지 않더라도 반드시 남보다 빨리 늙고 죽는 것은 아니다. 왜? 남들도 꾸준히 운동을 안 하니까. 그러나 당신의 일상생활을 한번 지켜보자. 앞에서 말했듯이 당신은 특정한 몇 가지 동작을 반복하고 있을 것이다. 예를 들면 구부정한 자세로 앉아서 컴퓨터 모니터를 들여다본다든지, 목을 아래로 숙여 핸드폰을 들여다본다든지, 또는 다리를 꼬고 앉아서 TV를 본다든지 하는 동작들 말이다. 이러한 동작들이 누적되면 골격이 틀어지며, 노화로 인해 골격이 무너져 내린다. 이러한 현상을 방지하려면 인위적인 노력이 필요하다. 그것이 운동이다.

어떤 운동을 할 것인가 하는 선택을 아무렇게나 결정하는 것은 좋지 않다. 인체의 밸런스는 운동으로 인해서도 바뀌기 때문이다. 예를 들어 걸을 때 보폭이 좌우가 동일하지 않은 사람이 많다. 가령 당신의 보폭이 70센티인데 양쪽이 균일하게 70센티를 나아가지 않고 한쪽 다리가 1센티 적게 나가고 한쪽 다리가 1센티 많이 나간다면? 보폭의 차이는 한두 걸음에서는 영향을 미치지 않지만 평생을 같은 패턴으로 반복하므로 인체에 큰 영향을 미친다. 많이 걸을수록 척추 좌우 골반의 균형이 깨어지고 전체 척추가 틀어지는 현상이 발생한다. 이런 상태에서 무턱대고 운동이 좋다고 매일 조깅을 하고 때로는 마라톤도 한다면? 그 사람의 건강은 차라리 운동을 하지 않는 경우보다 나빠질 수 있다.

골프도 어쩌다가 필드에 나가서 채를 휘두르는 것은 크게 문제가 없다. 그러나 골프 실력을 늘리기 위해 자주 연습장에 가서 연습한다면 생각해볼 문제다. 척추의 좌우가 틀어진 사람, 특히 경추가 틀어진 사람은 이러한 골프스윙 연습에 의해 불균형이 심화될 수가 있다. 골프스윙은 몸을 회전하며 힘을 쓰는 운동이기 때문이다.

그러니 운동에 앞서 자기 몸이 어떤 상태인지 전문가에게 점검받고 하는 것이 유익하다. 운동이나 평소 생활동작이 자기 신체 밸런스와 어떠한 관계가 있는지를 알아야 건강을 유지하기가 유리하다. 운동과 자세도 자신의 새로운 습관으로 정립해야 한다.

생활 도구와 습관

생활 도구 역시 건강과 밀접하다. 그중에서도 잘 때 사용하는 도구인 침대와 베개는 매우 중요하며, 깨어있을 때 이용하는 책상과 의자, 소파도 건강과 밀접한 관계가 있다. 이것들은 특히 척추 건강에 영향을 미치는데, 목과 허리에 문제를 일으키는 주범이 되기도 한다. 그뿐 아니라 어깨나 손목 문제와도 관계가 있다.

몸에 착용하는 것도 건강에 영향을 미친다. 의외라고 여길지 모르지만, 옷도 건강과 상관이 있다. 예를 들어서 배꼽티를 입는 여성들 중 일부는 자궁에 문제가 일어날 확률이 더 높아진다. 거들이나 복대를 착용하는 행위 또한 하복부의 혈액순환을 저해하기 때문에 소화에 문제가 생기거나 자궁이나 골반에 불편함을 느낄 수가 있다.

몸에 착용하는 도구 중에 아주 강력하게 건강에 관여하는 것이 신발이다. 이것은 발 모양의 변형과 전체 몸의 무게 중심의 편차를 가져오기 때문이다. 넥타이나 허리띠, 시계, 귀걸이, 목걸이, 팔찌 등 모든 액세서리들이 건강과 관계가 있다.

건강 습관은 인생의 나이를 결정한다

'슈퍼내추럴'이라는 미국 드라마가 있다. 여기에 나오는 주인공인 샘과 딘은 참으로 끈질긴 목숨을 가져서 죽고 또 죽어도, 결국 죽지 않고 되살아난다. 어쩌면 필자가 이 책에서 추구하는 목표가 당신이 이 둘의 위대한 생명력을 지니는 것이라고 하겠다.

건강한 몸을 위한 습관 만들기에 대해 이야기하려다보니 설명이 길어졌다. 이제 정말 핵심을 말해야겠다. 기존에 있던 생활 습관 중에 건강에 악영향을 끼치는 것을 바꾸는 것도 건강에 좋은 습관을 만드는 방법이기도 하다. 가령 '담배를 끊자, 술을 줄이자, 숙면을 취하자, 편식을 줄이자, 화를 내지 말자' 등 건강에 불리한 습관을 자제하거나 없애도록 목표를 세우는 것이 도움이 된다.

그러나 이러한 일반적인 노력은 체계적이지 못하고, 건강관리의 전체 지도를 제공해주지는 못한다. 그래서 필자는 새로운 건강 습관 프로그램으로 '포스텝 컨트롤 기법'을 제안한다.

포스텝 컨트롤(4 step control) 기법

거창하고 기발한 방법은 아니지만, 건강을 효율적으로 관리하기 위해서 필자가 창안한 방법이다. 4단계 관리법은 1년, 1분기, 1주일, 하루의 습관을 만들어서 건강을 체계적으로 관리하는 방법이다. 하지만 실제로 이런 식으로 건강을 관리하는 사람은 매우 드물다.

1단계 - 1년의 습관

1단계인 1년의 습관 관리는 인생의 건강 지도를 펼치는 단계이다. 당신은 과연 몇 살까지 살 것으로 기대하는가? 2012년에 발표된 바에 따르면 한국인의 평균수명이 여성은 84세, 남성은 77.3세였다. 따라서 당신이 평균 연령을 산다면 대략 80세 정도를 기대할 수 있다. 그러면 지금의 당신의 나이에서 몇 해가 남았는가? 다행히 당신이 아직 젊어서 30세라면 앞으로도 50번의 새해를 더 맞이할 수 있을 것이다. 이 50번이 많은 것 같은가? 아마 60대에게 물어보면 수십 년이 쏜살같이 지나갔다고 할 것이다. 게다가 당신이 건강에 방심이라도 하면 이 50번도 오지 않고 끝난다.

가까운 시외로 여행갈 때도 계획을 세우고 내비게이션을 켜고 간다. 그런데 정말 중요한 당신의 인생 여행에서 계획도 없이, 내비게이션도 없이 가지는 말자. 주먹구구식으로 살지 말자는 뜻이다.

성공하는 사람들의 공통적인 습관은 성공으로 다가가는 노트를 적는다는 것이다. 그 노트에는 지금까지 걸어온 기록을 적기도 하고, 앞으로 펼쳐질 자기의 꿈을 적기도 한다. 또한 이 노트를 적는 사람들 대부분이 신년이 되면 신년 계획을 세워서 1년의 목표를 설정한다. 옳다. 건강의 성공 원리 역시 그러하다.

지금까지 당신에게는 건강이 거저 주어졌다. 이건 분명히 복 받은 일이다. 하지만 앞으로도 계속 그럴 거라는 보장은 없다. 당신이 받은 복을 효율적으로 지켜내기 위해서는 신년 계획을 세우듯이 반드시 건강 계획도 세워야 한다.

올해 건강을 위해서 당신이 해야 할 것이 무엇인지 큰 그림을 그리는 것이 신년 노트에 적을 내용이다. 이 건강 노트는 매일 기록할 필요는 없다. 1년의 첫날과 분기별로 하루 정도면 충분하다. 즉, 1년에 5일만 투자하면 된다.

이 건강 노트에는 매년 당신이 어떤 문제를 겪는지 모든 치료 받은 일들이 기록될 것이다. 분기별로 기록하는 날이 되면, 지난 3개월 동안 어떤 일로 아팠는지, 몸이 불편했거나 앞으로 우려되는 사항들을 떠올려 기록한다. 사소하게 음식을 먹다가 배탈이 난 일부터 시작해서 감기에 걸린 것, 발을 삔 것까지 모든 것을 꼼꼼히 기록하면 좋다. 분기별로 하루 작성할 때 기억을 떠올려 일괄적으로 작성하면 된다. 만약 만성두통이나 만성관절염 같이 아픈 날이 안 아픈 날보다 더 많았다면 정확한 일자가 아니라 대략적인 요점만 기록해도 좋다.

이건 내년에 건강 계획을 세울 때 좋은 자료가 된다. 왜냐하면 몇 년 동안 모아서 살펴보면 자기 신체 변화에 어떤 패턴이 있는 경우가 많기 때문이다. 따로따로 보았을 때는 아무 관련이 없어 보이는, 음식을 먹고 배탈이 나거나 체한 증상도 환절기마다 반복되는 패턴이 보일 수도 있고, 심지어 발목을 삐는 증상도 특정한 시기마다 반복된 일일 수도 있다. 어떤 패턴이 보인다면 그 시기를 미리 올해 달력에다 표시하고 자신의 주의를 환기시킨다.

올해의 건강 검사 계획을 세운다

건강은 반드시 건강할 때 지켜야 한다. 아프지 않다고 이상이 없는 것은 아니기 때문에 검사를 통해 자기 몸을 적당한 시기마다 확인하는 것은 매우 중요하다. 검사는 습관이 되지 않으면 미루거나 잊고 살게 마련이다. 그래서 신년 계획을 세울 때 건강검진 항목이 꼭 들어가야 한다. 당신의 나이가 젊다면 매년이 아니라도 된다. 당신이 30세가 넘었다면 몇 가지 항목이라도 체크를 하는 것이 현명하다.

여기에서 말하는 검사는 일반 건강검진만을 말하는 것이 아니다. 양방검진 외에도 한방검사, 그리고 골격의 밸런스와 운동 기능 체크를 모두 포함한다. 1년에 한 번 정도는 양방검진센터에서 검진도 받고, 한의원에서 진맥도 받으라는 이야기다.

과연 한의원에서 진맥으로 뭘 알 수 있을까 의구심을 갖는 독자도 있을 것이다. 한의사가 진맥을 포함한 모든 검사법으로 살피는 것 중 대표적인 항목은 신체의 균형이다.

첫째로 '음양'이나 '기혈'이라는 개념이 있어서 쉽게 표현하면 몸의 더운 에너지와 차가운 요소의 균형을 살피고, 기(氣)라는 에너지와 피라는 요소의 균형을 체크한다.

음양(陰陽)을 단적으로 말하면 플러스와 마이너스, 2개의 에너지와 상태로, 그중 당신이 쉽게 이해할 수 있는 것은 한열 에너지다. 예를 들어서 당신의 몸이 더운 편인지, 냉한 편인지, 또는 더운 에너지가 특정한 곳에 모여 있는지 등을 확인하는 것이다. 흔히 '울화병'이라고 하는 증상이 있는데, 여성의 경우에는 가슴 중앙에 더운 에너지가 모여서 내려가지 않고 머리 위로 쉽게 치솟는 상태로 나타난다. 일반적으로 인체는 머리는 쉽게 더워지고 몸의 아래는 차가워지는 경향을 지닌다. 그래서 한의학에서는 아랫배에 더운 에너지를 내리고 머리를 시원하게 하여 한열 에너지의 균형을 꾀한다. 그리고 기혈(氣血)의 관점에서는 기(氣)와 피(血)의 균형을 확인하고, 신체에서 기혈 흐름이 정체된 곳이 있는지도 살핀다.

두 번째로 '내장기관의 균형'을 보는데, 간이나 심장, 소화기, 폐, 비뇨기 계통의 균형이 어디가 더 과민하고 어디가 모자라는지를 세세히 점검한다. 예를 들어서 양방의 혈액검사 상으로는 간 기능에 문제가 없다하더라도 한의학적으로 간이 과민하다면 앞으로 간에 병이 오기 쉬운 단계로 접어들었다고 본다. (또는 간으로 인해 다른 곳에 질환이 발생하기 쉽다고 판단하기도 한다.)

이런 검사는 아직 질병이 오기 전의 단계를 살피는데 매우 유용한 방법이다. 그러나 질병이 오기 전의 단계이므로 객관적인 면이 부족한 경향이 있다. (질병이 오기 전이니 뚜렷한 사항이 없는 것이 당연하다.) 만약 그러한 지표들이 정확히 객관적이었다면 양방의학에서 벌써 도입해서 시행하고 있을 것이다. 그렇다고 해서 한의학 검사법이 못 믿을 방법에 불과하다면 한의학이 몇 천 년 간 내려오지도 못 했을 것이다. 그러므로 한의학적인 검사와 양방적인 검사를 서로 참고해서 자신의 몸을 살핀다면 더욱 유용하게 건강을 지킬 수 있다.

올해의 주의할 점을 달력에 표시한다

우선 몇 년간의 몸 상태 기록을 검토한다. 특정 시기에 어떤 질환과 고통을 느꼈는지, 생활의 패턴이 어떻게 변했는가를 참조한다. 시기마다 반복되는 패턴이 있으면 달력의 해당되는 월에 표기하라. 가령 9월 환절기에 여름처럼 춥게 자다가 감기에 걸린다든지, 알레르기가 심해진다든지, 여름에 배탈이 많이 난다든지 하는 패턴이 있을 것이다.

또는 원인이 반복되는 것이 있는지도 체크하라. 음식이 아까워서 유통기한이 지난 것을 먹다가 배탈이 나는 일이 반복되었다면 '음식을 과감히 버리자'는 표어를 가슴에 새겨라. 요즘에는 음식이 모자라서 질병이 생기기는 것보다 과해서 생기는 것이 태반이다.

만약 자주 허리를 삔다면 허리 보강이라는 목표를 달력에 기입하라. 만성적인 문제는 긴장이 만성화되어 기혈 흐름이 정체되고 결국 다른 장기에도 악영향을 미치게 마련이다.

이러한 나 자신의 병력 분석 다음 단계로 '가족력'에서 주의할 점을 찾아라. 가족력은 주로 유전적인 병의 확률을 알 수 있다. 만약 당신의 부모님이나 조부모 또는 삼촌 등의 위쪽 직계가족이나 형제, 자매들이 어떤 질병으로 고생했다면 당신도 그런 위험에 노출이 되었다고 가정하라. 그 질환을 피하기 위해 사전지식을 쌓고 매년 위험도를 낮추기 위해서 대비할 점을 표기하라. 가령 직계가족이 중풍으로 사망했다면 자신도 그 질병이 생길 확률이 타인보다 높다는 얘기다. 그러니 중풍이 걸리지 않기 위해서는 남보다 더욱 노력이 필요하다.

같은 직종의 사람들이 겪는 문제점을 찾아보는 것도 중요하다. 일명 직업병도 있지만, 그외에도 특정 질환의 위험도가 달라진다. 가령 앉아서 오래 일하는 사무직은 운동 부족으로 인해 여러 질환이 생길 확률이 높아지며, 정신적인 노동자는 과도한 스트레스로 인해 특정 질환이 더 잘 생기기도 한다. 당신은 그렇지 않을 것이라 자신하는가? 만약 그렇게 생각한다면 당신이 그들과 다른 어떤 요소를 지녔기에 그런 생각을 하는지 스스로에게 자문해보라. 그런 점 없이, 항상 당신만이 행운의 대상이 될 것이라고 생각하는 것은 자만이다.

올해의 보강 계획을 세운다

당신에게 맞는 종합적인 운동, 영양제와 보약 복용 등의 1년 계획을 신년에 수립하여 달력에 표기하라. 방송에 무엇이 좋다고 나왔다고 해서 그것이 꼭 당신에게도 좋은 것은 아니다. 잠시 먹는 것은 좋지만 장기 복용하면 오히려 몸을 망치기도 한다. 그러니 장기적인 관점에서 체계적으로 관리와 보강을 시행하는 것이 좋다.

평소 몸에 좋다는 음식을 평소에 골고루 많이 먹는데 굳이 보약으로 보강이 필요한지 의구심을 갖는 사람도 있을 것이다. 앞서 음식과 약에 대해서 설명했지만, 단적으로 예를 들면 '엔진오일과 휘발유'의 차이다. 휘발유를 매번 충분히 넣었다고 해서 엔진오일을 손보지 않아도 되는 것은 아니다. 차의 휘발유가 음식이라면 엔진오일은 보약이다. 음식으로 보강되는 부분이 있고, 약으로 보강하는 부분이 있는 것이다. 음식으로는 아무리 먹어도 보강되지 않는 영역을, 강력한 약이 들어가서 보강하는 게 보약이다.

올해 당신의 습관에서 고칠 점을 설정한다

지금까지 특별히 아픈 데도 없는데 굳이 습관에서 뭔가를 없애야 할까 생각하는 사람이 있다면 필자가 몇 가지를 제시해보겠다.

"금연을 하자. 술 주량이나 횟수가 과하다면 올해는 좀 줄여보자. 너무 쉽게 화를 낸다면 그런 경향을 줄여보자. 단 음식을 너무 좋아한다면 줄여보자. 운동을 전혀 하지 않는다면 생활방식을 좀 고쳐보자."

이외에도 고쳐야 할 습관은 많다. 그러나 그중 금연만큼은 꼭 강조하고 싶다. 담배가 몸에 좋지 않다는 것은 누구나 다 안다. 담배의 무서움은 폐암에 걸릴 확률이 높아지는 것만이 아니다. 심장마비나 뇌출혈 같은 위험이 매우 높아지며, 각종 암이 걸릴 확률도 높아진다. 그런데도 담배를 피우는 이유는 눈앞에 당장 그 위험이 안 보이기 때문이다. 담배 피는 사람들은 담배를 오래 피워도 병에 걸리지 않은 사람들을 예로 든다. 누구는 담배를 오래 피워도 병 없이 살았다고 자위한다. 하지만 그건 운 좋은 경우다. 확률은 말 그대로 확률이다. 지금 이 책을 읽는 이유는 건강하고 젊게 살 확률을 높이기 위한 것이 아닌가? 그렇다면 담배를 반드시 끊자. 매년마다 러시안룰렛 게임으로 머리에 총구를 겨누고 살아날 확률을 기대한다면 담배를 피워도 좋다.

몇 년 전에 '인타임'이라는 SF영화가 상영된 적이 있다. 그 영화를 보면 사람들이 어떤 행동을 할 때마다 그 대가로 자신의 생명을 화폐로 지불해야 하며, 그 결과로 남게 된 자기 목숨이 시간 단위로 정확히 표시되어 나온다. 실제론 이런 일이 가능할 리 만무하지만, 만약 사람들이 자기가 어떤 행동을 할 때마다 그 행동에 따른 결과로 변화된 남은 수명을 알 수 있다면 아마 모든 행동을 신중하게 할 것이다. 가령 담배를 한 개비 필 때마다 목숨이 10시간씩 줄어든다든지 미친 듯이 과음을 하고 일어나면 수명이 3일 줄어든다든지 하는 형태로 표시된다면 말이다. 어쩌면 생활이 삭막할 수도 있다. 하지만 자기가 저지르는 행동이 자기 수명에 어떠한 영향을 미친다는 것을 명확히 알게 되면 사람들이 좀 더 현명한 선택을 하지 않을까 한다. 당신이 편리함과 즐거움에 현혹되어 목숨의 일부와 교환하지 않기를 바란다.

2단계 - 1분기의 습관

2단계는 체형 조절을 하는 실질적 단계이다. 3개월마다 달라지는 것은 계절만이 아니다. 당신의 몸 상태도 바뀐다. 그중에서도 체형은 3개월 단위로 체크하는 것이 좋다. 체형은 하루아침에 바뀌지는 않지만, 3개월이면 변화를 감지할 만하다. 1년 단위로 체크하다간 늦는 경우가 많다.

3개월마다 다이어트 하라

체중이 늘 일정한 사람은 건강하다고 한다. 그렇지만 요즘 시대에는 건강한 사람이 잘 먹다간 얼마 안 가서 체중이 쑥쑥 불어난다. 그래서 어느 날 체중을 재다가 훌쩍 늘어난 체중에 놀라서 다이어트를 결심하는 사람이 많다. 한 번에 10킬로그램씩 감량하기는 쉽지 않다. 또한 그동안 습관이 되어버린 식사 패턴이 있어서 다이어트가 끝나고 나면 이내 체중이 되돌아간다. 이런 경향을 막기 위해서라도 3개월에 한 번씩 체중을 체크하고 조금이라도 늘어나는 조짐이 보인다면 다이어트를 1~3주 정도하여 브레이크를 걸어줘라!

예외적인 경우지만, 만약 3개월에 10킬로그램 이상 감량해야 하는 수준으로 급격하게 체중이 늘었다면 당신의 인생에 빨간 신호등이 켜진 것이다. 이때에는 망설임 없이 바로 전문가의 도움을 받아 당신의 인생을 조정해야 한다.

이러한 경우를 제외하면 대부분은 3개월마다 체크해도 체중이 그리 변하지는 않을 것이다. 이때 주의해야 하는 것은 매번 아침 기상 직후에 배변을 하고 재는 것이 좋다는 것이다. 왜냐하면 식사 전후에 따라 몸무게가 바뀌며, 대소변을 보기 전후에 따라 체중이 다르기 때문이다. 같은 조건에서 측정해야 3개월 전과 어떻게 달라졌는지를 정확히 알 수 있다.

만약 당신이 30세가 넘었다면 분기마다 점점 체중이 늘어가는 것이 나잇살일 수도 있다. 이는 단순히 식사 패턴만 조절하는 것보다 당신의 신체활성도를 좀 더 높여야 한다는 의미이다. 나잇살은 노화에 따른 호르몬 분비 감소와 근육 당 소모하는 열량이 줄어드는 현상이므로 그에 맞는 운동이나 신체 보강이 필요하다.

운동의 계획은 3개월마다 세울 것

작심삼일이라는 말이 있다. 보통 결심을 하면 3일을 못 간다는 말인데, 특히 운동을 결심했으면 3일을 넘기는 게 아니라 적어도 3개월은 해야 효과를 본다. 운동을 하지 않던 사람이 운동을 계획하면 의욕이 너무 넘쳐서 무리하는 경향이 있다. 그러다가 스스로 자포자기하고 그만두는데, 그럴 바에야 처음에는 가볍게 워밍업을 하는 기간을 가지고 서서히 그 강도를 올려가는 패턴이 더 오래 할 수 있다. 그래서 계획을 세우면 적어도 3개월 코스를 권한다. 이것이 습관이 되면 다음 분기에 계획을 세울 때 어떻게 변화를 줄지 그때 가서 정하면 된다.

지금까지 운동을 제대로 하지 않았다면 멋진 몸매를 갖기 위해서 강한 웨이트 트레이닝을 하는 것보다 유산소운동을 먼저 하기를 권한다. 그리고 무거운 물건을 드는 단련보다 맨몸으로 할 수 있는 팔굽혀펴기나 스쿼트(Squat), 윗몸일으키기 등의 신체 단련이 좋다. 그렇지만 당신에게 훌륭한 트레이너가 있다면 그의 지시에 따라 운동하는 것도 현명하다. 전문가의 조언 없이 혼자서 의욕에 넘쳐서 과도한 운동을 할 바에는 차라리 작심삼일이 낫다.

3개월마다 운동 계획을 짜면 계절에 맞는 스포츠를 도전해볼 수도 있어서 좋다. 겨울이면 스노보드나 스키, 여름이면 웨이크보드나 수상스키, 봄과 가을이면 산악자전거 등 둘러보면 끌리는 스포츠가 많을 것이다.

계절 스포츠 외에 볼링, 당구, 탁구, 배드민턴 같은 생활 스포츠를 3개월마다 바꿔가며 즐겨보는 것도 좋은 방법이다. 요가를 3개월만 도전해

봐도 좋다. 3개월이라는 전제 조건으로 인해 시작하기에 부담이 없을 것이다. 만약 3개월이 지났는데도 좋으면 계속 해도 된다. 하지만 계속 장기간으로 길어지면 그것이 신체에 미치는 영향을 감안하여 신체 골격과 근육의 밸런스를 체크하는 것이 좋다.

3단계 – 1주일의 습관

3단계는 내장의 건강을 결정하는 단계이다. 앞에서도 말했지만 많은 사람들이 습관적으로 늘 비슷한 음식을 먹는다. 아마 한 달 동안 먹었던 메뉴들을 떠올려보면 그다지 변화가 없을 것이다. 직장인들은 늘 가는 식당의 메뉴에서 고르다보면 자기가 좋아하는 걸 집중적으로 시키게 되고, 집에서는 어머님이 즐겨하는 식단만 먹게 된다. 이러다보니 영양학적으로도 한의학적으로도 에너지의 밸런스가 점차 깨어지기 일쑤다. 그래서 필자는 새로운 식단 선택의 습관을 제시한다. 바로 요일 별로 그 주제에 맞는 음식을 한 번씩 접근해보자는 것이다.

목화토금수 ±5 식사법(플러스마이너스 파이브 식사법)

한의학은 동양철학의 음양오행적인 관점으로 인체를 해석한다. 음양은 플러스(+), 마이너스(-), 그리고 오행은 목화토금수 다섯 가지 성질의 요소를 말한다. 그래서 인체의 내장기관도 그 오행에 맞게 분류가 되어 있으며, 한의학 치료에서는 내장기관 에너지의 균형 잡는 것을 굉장히 중요시 여긴다. 그래서 목화토금수의 요일에 해당하는 음식을 골고루 먹어보길 권한다. 그것이 '목화토금수 ±5 식사법'이다.

물론 그 요일이 되었다고 그런 속성의 에너지가 우리를 찾아온다거나 당신의 신체에 그런 에너지가 필요하다는 종류의 이야기는 아니다. 목요일이라고 해서 주위에 나무의 기운이 넘치지는 않고, 화요일이라고 해서 특별히 당신의 신체에 불의 기운이 왕성해지는 것도 결코 아니다. 단지 요일 별로 상징성을 정해놓고 음식을 조절하다보면 전체적으로 장부의 균형이 맞춰지기 좋다는 뜻이다.

한 달 단위로 장부에 맞게 음식 주제를 정하는 것은 오히려 불균형을 가져오며, 매 끼니마다 주제를 바꾸는 것 역시 번거롭다. 1주일에 하루씩 접근하는 것이 간편하고, 반드시 그 주제를 매일 지켜서 먹지 않고 가끔 실천해도 그렇지 않은 사람보다 틀림없이 장수할 수 있다. (이와 관련된 내용들은 6장에서 자세히 다루고 있다.)

일(日)	월(月)	화(火)	수(水)	목(木)	금(金)	토(土)
양	음	심장	비뇨기	간	폐	소화기
따뜻한 에너지의 음식	피를 보강하는 음식					

첫째, '일(日, 해)'은 동양에서는 양의 대표적인 속성이다. 이 날은 따뜻한 기운을 주는 음식을 선택해서 먹어보는 것도 좋다. 대표적인 것은 주로 매운 음식이다. 불닭이나 카레 등이 어떨까? 각종 보양요리도 좋은데, 이는 다음 장에서 더 상세히 밝히겠다.

둘째, '월(月, 달)'은 동양에서 음의 대표적인 속성이다. 이 날은 피를 보강해주는 음식을 선택해서 먹어보자. 피를 보강해주는 음식은 일반적으로 빈혈에 좋다고 알려진 음식들이다. 대표적인 음식은 굴이다. 이외에도 철분이 풍부한 식품을 먹으면 좋은데, 조개류, 해조류, 동물의 간, 계란 노른자, 살코기, 푸른 잎 채소가 있다. 또한 단백질이 풍부한 식품도 좋아서 달걀, 치즈, 고기, 생선, 콩, 두부, 두유가 도움이 된다. 이외에도 엽산이나 비타민을 보강하는 식품도 좋다. 엽산은 연어, 시금치, 간, 땅콩에 많다. 비타민C는 레몬, 피망, 귤, 딸기, 토마토, 고추, 갓, 연근, 근대, 무청, 감자, 케일 같은 과일과 채소에 많이 들었고, 비타민B_{12}는 간, 굴, 계란 노른자, 정어리에 많다.

셋째, '화(火, 불)'의 속성을 가진 것은 심장이다. 따라서 화요일에는 심장혈관 계통에 좋은 음식을 먹자. 엄밀히 말하면 한의학에서는 심장과 소장이 여기에 속하지만, 어차피 그 속성을 가진 날이 아니라 기억하기 좋게 설정한 것이므로 심장혈관 계통에 좋은 음식을 권한다. 뒤에서 자세히 언급하겠지만 와인 한 잔은 어떨까? 레드와인 한 잔은 심장혈관 계통에 좋은 효능을 지녔다.

넷째, '수(水, 물)'의 속성을 지닌 것은 비뇨생식기다. 콩팥, 방광, 자궁(남자는 전립선)에 좋은 음식을 먹자. 한의학적으로 콩팥(신장)에는 블랙푸드를 권한다. 검은콩이나 미역 같은 음식을 먹어보자. 또는 해삼 같은 것으로 자궁 기능을 높이는 것도 좋다. 또한 콩팥을 위해서 이날만큼이라도 음식을 최대한 싱겁게 먹어보자. 그러면 평소에 자신이 얼마나 짜게 먹어왔는지 깨닫게 되는 계기가 될 수도 있다.

다섯째, '목(木, 나무)'의 속성을 지닌 것은 간이다. 간에 좋은 당근, 다시마, 쑥, 부추, 다슬기, 토마토, 추어탕 등의 음식을 먹어보자.

여섯째, '금(金, 쇠)'의 속성을 지닌 것은 폐다. 호흡기에 좋은 음식으로는 무, 도라지, 마, 마늘, 생강, 당근, 브로콜리, 율무차, 녹차 등이 있다.

일곱째, '토(土, 흙)'의 속성을 지닌 것은 소화기다. 우선 위에 좋은 음식으로는 대표적으로 양배추가 있고, 그외에 매실, 파래, 감자, 토마토, 알로에, 부추 등이 있다. 대장에 좋은 음식으로는 요구르트, 김치 같은 유산균 식품들과 당근, 바나나, 토마토를 꼽을 수 있다. 이외에도 식이섬유가 풍부한 채소류와 김이나 미역 등 해조류의 음식을 권한다.

식사로 건강 투자하기 : 25 식사법
'25 식사법'은 1주일 중에 2일은 즐기고 5일은 건강식을 먹는 방법이다. 요즘 세상에 맛있는 것이 넘쳐난다. 그러다보니 사람들이 음식을 선택하는 기준이 맛이 되어버렸다. 더구나 맛있는 음식들은 대부분 고칼로리이거나 자극적인 음식들이다. 그런 까닭에 맛있는 음식만 찾다보면 체중이 쉽게 증가하며 혈액에 기름 성분이 많아지고 각종 성인병 지수가 높아지게 된다.

그러니 매번 맛있는 것을 먹는 것보다, 1주일에 2일은 자기가 즐기는 식단 위주로 가고, 5일은 건강을 위해서 메뉴를 고르는 것을 추천한다. 건강을 위해서 고르는 식단이 반드시 맛이 없는 것은 아니다. 평소 자기 기호에 맞게만 고르다보면 분명히 음식의 불균형이 생기기 쉽기 때문이다. 그렇다면 1주일이 시작할 때 수첩이나 스마트폰에 표기를 하라. 좋아하는 음식 먹는 날은 따로 식단을 정할 필요가 없다. 원래 좋아하는 음식은 당신에게 정해져 있지 않은가? 그러니 건강식 먹는 날을 표시하고 어떤 메뉴를 고를지 참고하기 바란다.

식사로 건강 투자하기 : 소식(小食)을 하라

적게 먹는 사람이 오래 산다는 것은 이미 여러 연구결과에서 밝혀졌다. 오늘의 소식 한 끼가 당신의 인생에서 세 끼를 더 먹게 만들어줄 것이다. 하루를 더 살면 세 끼를 더 먹을 수 있으니까 말이다. 한 끼의 양보로 세 끼의 이득을 얻을 수 있으면, 3배 남는 건강 투자법이라 할 수 있다.

그런데 사실 소식의 기준이 애매하다. 원래 소식은 더 적게 먹는 것이지만, 필자는 한 발 양보해서 음식을 먹고 '포만감을 느끼지 않는 것'을 말한다. 항상 조금 아쉬울 때 수저를 놓은 습관을 들이기 바란다. 다만 인간은 식탐이 있기 때문에 이마저도 실천하기가 매우 힘들다. '오늘만 많이 먹지' 또는 '음식을 남기긴 아까워' 이러한 생각이 결국 당신의 수명을 조금씩 갉아먹고 있는 셈이다. 만약 지금 당신 앞에 펼쳐진 식단이 너무 맛있어서 소식이 정 힘들다면 오늘은 2배로 많이 움직이길 바란다. 단, 오늘만이다.

4단계 – 하루의 습관

마지막 4단계는 매일의 당신 에너지를 결정하는 단계로, 가장 중요한 단계이다.

하루하루가 괴로운 사람도 있고, 하루하루가 즐거운 사람도 있을 것이다. 당신의 하루는 어떠한가? 날마다 다를 것이다. 어떤 날은 즐겁고, 어떤 날은 피곤하고, 어떤 날은 무미건조하고 등등 계속 달라진다. 이게 정상이다. 그러나 마음 상태가 시시각각 달라진다고 해서 몸의 상태도 시시각각 달라지면 안 된다. 몸은 항상 일정한 구간 내에서 유지되어야 하는데, 이를 '항상성'이라고 했다.

중요한 점은 몸과 마음은 늘 영향을 주고받는다는 것이다. 그리고 몸은 물질적인 에너지만 필요한 것이 아니라 정신 시스템의 통제와 생명의 기운도 필요하다. 마음에서 좋은 영향만 미치더라도 결국 몸은 세월이 흐르면서 쇠퇴하고 병이 들기 마련인데, 마음에서 좋지 않은 영향까지 끼치면 그 흐름은 가속화된다. 그러므로 내 기분이나 주변 상황이 어떠하든 간에 몸에 더 긍정적인 영향을 줄 수 있는 건강 시스템을 만들 필요가 있는 것이다. 이것이 매일 반복해야 하는 가장 소중한 건강 습관으로, 일명 '기운의 강화 습관'이다. 이는 2가지로 구성된다.

202

1. 기의 샤워

2. 생각의 긍정화

  그런데 이 습관이 왜 가장 중요할까? 앞서 건강검진이나 운동, 식생활 등 중요한 습관들에 대해 말했는데, 이들보다 더 중요하다는 말인가?

  그렇다. 사실 건강에 있어서 마음가짐을 교정하여 신체에 좋은 영향을 미치고, 기의 샤워를 해서 몸에 생기를 퍼붓는 것이야말로 진정한 장수의 비결이다. 물론 일반인이 평균적인 일상생활을 하는 경우에 그렇다는 말이다. 만약 운동을 거의 못 하는 몸 상태나 계속 굶어서 영양결핍이 되는 특수한 상황에 있다면 일단 그것부터 해결하는 것이 최우선 과제다. 필자가 말하는 것은 이런 극단적인 처지에 있는 이들이 아니라 일반적인 사회생활을 하는 사람들을 기준으로 말하는 것이다.

  생활이 바빠서 거의 운동을 못 하고 음식도 편식을 하지만 위의 방법을 실천하는 사람 A와 운동을 규칙적으로 하고 음식도 골고루 먹지만 과도한 스트레스와 짜증, 분노에 시달리며 생각이 부정적인 사람 B가 있다면 누가 병에 더 잘 걸릴까? 필자는 단언컨대 B라고 말한다. B가 몸에 문제가 생길 확률이 훨씬 높다. 모든 병의 근원 1위가 마음으로부터 비롯되기 때문이다.

  이러한 요인을 양방의학에서는 심인성, 스트레스성, 원인불명으로 이야기하기도 하지만, 양방의학 역시 스트레스가 만병의 근원이라고 보고 있다. 그러니 이것의 영향으로부터 몸을 멀어지게 할수록 당신이 지구에서 오래 살아남을 확률이 높아진다. 이러한 것들을 어쩌다 책에서 좋은 문장을 읽을 때나 누군가로부터 좋은 이야기를 들었을 때에만 떠올려서는 별로 의미가 없다. 늘 생활화되어야만 한다. 좋은 생각 한 번의 영향은 미미하지만, 하루하루 수없이 누적되는 상황이라면 당신을 좀 더 오래 지켜줄 것이다. 마치 미세한 모래알이 쌓여서 긴 해변의 백사장을 이루는 것과 같은 원리다.

매일 실천하는 것이 굉장히 중요하다. 습관화되지 않으면 소용이 없는 것이다. 실천하는 것과 아는 것은 다르기 때문이다. 실천해야만 당신이 혜택을 누릴 수 있다. 젊고 건강하게 행복하게 살고 싶다면 습관화하길 바란다.

기의 샤워

이 방법은 앞에서 설명했다. 아침에 기상 직후, 그리고 취침 직전에 실시하는 것이 좋다. 시간은 10분 정도는 되어야 의미가 있다. 더 자세한 내용은 8장에서 다루겠다.

생각의 긍정화

이것이 매우 중요한 것은 수많은 책의 저자들이 강조하고 있다. 비슷한 내용을 적은 책이 비일비재하다. 또한 여러 종교에서도 강조한다. 필자가 강조하는 것은 3단어이다. 바로 감사, 사랑, 명상이다. 이 3단어를 가슴에 새기고 늘 입에 달고 살기만 해도 건강뿐만 아니라 인생도 좀 더 좋은 쪽으로 선회한다.

> 1. 모든 것에 '감사'하라.
> 2. 나는 '사랑'으로 이루어진 존재이다.
> 3. '명상'은 이 상황을 새롭게 한다.

혹시라도 종교적으로 해석하지 말기 바란다. 이에 대한 부연 설명은 8장에서 하겠다. 무엇보다 '생각의 시스템이 건강을 결정한다'는 점을 명심하기 바란다.

필자는 인체 건강관리를 할 때, 크게 3가지 축을 살핀다.

> 1. 마음으로 인한 축
> 2. 오장육부(인체의 장기)로 인한 축
> 3. 골격의 축

물론 이외에도 건강에 관여하는 요소는 더 있지만, 일반생활을 하는 사람이라면 이 3가지 축을 중점적으로 살펴야 한다. 여러분이 이 3가지에 관심을 가지고 조절하기 위해서 필자는 '포스텝 컨트롤(4 step control) 기법'을 도입했다.

골격의 축은 평소 자세가 중요하며, 운동 여부도 관여한다. 이 변화는 대체로 긴 시간에 걸쳐 일어나므로 필자는 1분기의 습관에서 계획하고 점검하도록 권했다.

오장육부(인체의 장기)로 인한 축은 주로 먹는 것과 관계가 크다. 그리고 좀 더 짧은 시간에도 변화가 일어난다. 그래서 필자는 당신이 1주일의 습관에서 계획하고 점검하도록 권했다.

마음으로 인한 축은 평소 마음가짐과 가치관이 가장 중요하다. 그 변화는 매우 짧은 시간에도 일어나므로 필자는 1일의 습관에서 늘 교정하도록 권했다.

이제 필자가 제안한 이 기법이 얼마나 도움이 될지는 당신이 이를 얼마나 실천하는가에 달렸다.

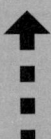

PART 2

잘 먹으며
지구에서 생존하기

2013년 유엔 식량농업기구는 세계의 기아를 해결하기 위해 앞으로 전 세계인이 벌레를 먹도록 권장하는 발표를 했다. 실제로 현실에선 기아로 굶어 죽어가는 사람들이 무수히 있으며, 평소 굶지 않고 살아남기 위해 징그러운 벌레나 전갈 등을 먹는 아프리카 부족들이 여전히 존재한다. 하지만 당신이 지구에서 생존하기 위해 이런 흉측한 음식을 먹을 일은 아마 없을 것이다. 오히려 너무 잘 먹어서 문제다. 매일 빵, 케이크, 과자, 아이스크림, 청량음료, 피자, 스파게티, 햄버거, 라면, 치킨, 돈가스, 소시지, 삼겹살, 쇠고기, 중국요리, 초밥, 과일, 그리고 술까지. 인체에 칼로리가 넘치도록 먹는다. 한마디로 잘 먹고 지낸다.

맛있는 음식을 먹어 당신의 혀가 즐거워서 좋긴 한데, 과연 당신은 진짜로 잘 먹고 사는 걸까?

전문가가 당신의 식단을 한 달만 지켜본다면 아마 대부분은 좋지 않은 판정을 내릴 것이다. 영양학적으로 불균형 판정을 받을 이도 많지만, 한의학적으로 몸의 에너지가 지나치게 한쪽으로 치우치는 식단을 계속 고집하며 지구에서 오래 살아남는데 불리한 몸으로 만들고 있는 이도 상당히 많다.

당신이 '무엇을 먹느냐'에 따라서 인체 장부의 건강이 큰 영향을 받는다. 라면 같은 인스턴트식품을 입에 달고 있는 자취생이 아니더라도 결코 안심할 수 없다. 특정한 음식들을 많이 섭취하게 되면 몸은 점차 한쪽으로 치우치게 되어 불균형을 이루기 때문이다.

이러한 일상 식단의 고민으로부터 당신을 구해줄 건강법을 논한 것이 6장이다.

평소 무엇을 즐겨 먹느냐에 따라 20~30년 후 미래에 당신이 어떤 질병으로 고생할 것인지 운명이 바뀐다. 그 예로 맵고 짠 음식을 주로 먹던 옛날 한국인들은 위암에 많이 걸렸다. 그러나 미국에 이민을 간 한국인들의 경우에는 식생활이 서양식으로 바뀌면서 대장암이 더 많이 발생한다.

그리고 당신이 암에 걸릴 확률은 음주량에 비례한다. 1년 내내 술잔을 달고 살거나 한 번에 왕창 마시는 음주 습관을 지니고 있는 사람은 시한폭탄을 내장에 설치하고 살아가는 운명과도 같다. 이러한 경우 췌장암과 결장암 위험이 2배 이상 높아지고, 전립선암과 대장암 위험은 80퍼센트 이상 높아지기 때문이다.

만약 당신이 여성이라면 알코올에 훨씬 취약하다. 술이 간에서 분해될 때 독성물질을 유발하는 항체가 남성보다 많기 때문이다. 이 말은 같은 양의 술잔을 들이켜도 여자의 경우에 독소가 훨씬 더 생긴다는 뜻이다. 그러니 남자랑 같이 술을 마실 때 여자의 잔에 술을 적게 따르는 것이 서로 공평한 음주라 할 수 있다.

이처럼 같은 음식이라도 남녀에 따라, 체질에 따라, 몸 상태에 따라 끼치는 영향이 다르다. 그래서 당신은 당신이 먹고 싶은 것만 즐겨 먹어서는 결코 지구에서 오래 생존할 수가 없다. 젊게 오래 생존하려면 먹는 음식의 종류를 조절해가면서 즐겨야만 한다.

6장에 실린 '±5(플러스마이너스 파이브) 식사법'은 이에 대한 상세한 방법을 알려주고 있다.

그리고 더욱 중요한 이야기가 있다. 사실 현대 지구인들에게는 '무엇을 먹느냐'보다 '얼마나 먹느냐'가 더 큰 관건이 되어버리고 말았다. 음식을 잘 가려 먹더라도 과하게 먹는 습관 하나만으로 당신은 동료들보다 훨씬 빨리 지구 생활을 마감할 수 있기 때문이다.

6장을 읽어보면 느끼겠지만 각종 병들이 대부분 비만으로 인해 크게 증가한다. 따라서 영양 과잉으로 건강이 무너지는 패턴을 고쳐야 100세 건강을 실현할 수 있다.

심각한 비만인 경우에만 체중 조절을 해야 하는 것은 결코 아니다. 평균 체중의 당신도 적당한 음식 절제를 통해 젊어지는 비법을 실현할 수 있다. 이것이 7장의 양자역학다이어트에서 설명하는 핵심 요지다. 그러니 만약 당신이 비만과는 전혀 무관한, 비실비실 깡마른 몸매라 할지라도 젊게 살고 싶다면 반드시 7장을 읽기 바란다.

6장

±5 (플러스마이너스 파이브) 식사법

영화팬이라면 1990년대의 '제5원소'라는 영화를 기억할지도 모르겠다. 우주인의 침공에 맞서기 위해 5가지 원소가 필요하다는 다소 허무맹랑한 SF영화였지만 제법 볼 만한 영화다. 실제로 지구의 역사를 보면, 그리스시대부터 만물의 근원으로 흙, 공기, 물, 불, 이렇게 4가지 원소를 손꼽았다. 그러다 아리스토텔레스가 4원소에 절대적인 근본물질 하나를 더해서 5가지 원소로 세상이 이뤄져 있다고 봤다. 이 서양의 관점은 화학의 발달로 인해 더 세분화된 물질로 나눠지다가 현재의 원소주기율 표로 수정되었다.

반면 고대 동양에서는 나무, 불, 흙, 쇠, 물의 5가지 요소를 세상의 근원으로 봤는데, 이것이 음양오행이다. 양은 플러스(+), 음은 마이너스(-) 에너지를 상징하며, 오행은 목화토금수 5가지 성질의 에너지를 말한다.

그런데 이렇게 나눠진 요소는 시대에 뒤떨어진 것이 아닐까? 현대의 100가지가 넘는 원소주기율도 있는데, 고작 5가지 요소라니 어떻게 생각하면 우습기까지 하다. 그러나 동양의 과학은 아직까지도 유효하다. 현대과학의 컴퓨터 이론에선 동양의 음양과 주역 팔괘의 디지털적인 수준 높은 이론에 혀를 내두르고 있으며, 양자물리학에서도 동양과학을 인정하고 있다.

사실 오행은 나무, 불, 흙, 쇠, 물, 5가지 물질을 직접 지칭하는 것은 아니다. 발산, 확장, 통합, 수렴, 응축이라는 5가지 운동 상태와 그런 에너지를 상징하는 것이다. 가령 쇠구슬을 하늘로 날리면, 발사하는 시점(발산)과 무섭게 솟아오르는 과정(확장)과 그 중점에 이르러 상승을 멈추는 시점(통합), 그 이후에 다시 땅으로 떨어지는 과정(수렴)과 땅에 떨어져 운동을 멈추는 시점(응축), 이렇게 5가지 운동 상태를 보인다. 이것을 순서대로 목, 화, 토, 금, 수의 다섯 상징체계로 엮은 것이 오행이다.

이것은 전문적인 이론이라 당신에게는 어려울 수도 있다. 그러니 당신은 이것 하나만 기억하면 된다. 한의학에서는 인체의 내장기관들도 5가지 에너지 패턴으로 분류하며, 그것들의 균형을 매우 중요시 여긴다. 음식이나 감정, 운동 등 여러 요인으로 변하는 장기의 에너지를 잘 조절하는 것이 건강의 첫걸음이다.

이번 장에서는 음식으로 장기의 균형을 잡는 방법을 설명할 것이다. 먼저 5장에서 언급했던 '±5 식사법'을 살펴보자.

목화토금수 ±5 식사법

일(日)	월(月)	화(火)	수(水)	목(木)	금(金)	토(土)
양	음	심장	비뇨생식기	간	폐	소화기
따뜻한 에너지의 음식	피를 보강하는 음식	심장혈관에 좋은 음식	비뇨생식기에 좋은 음식	간에 좋은 음식	호흡기에 좋은 음식	소화기에 좋은 음식

앞서 얘기했듯이, 사실 화요일과 심장의 에너지는 아무런 연관이 없다. 원래 요일은 인간의 편의를 위해서 그렇게 지키기로 약속한 것이지, 실제로 그 날에 해당하는 에너지가 지구를 찾아오는 것도 아니다. 게다가 지구 시차에 의해 한국이 화요일일 때 다른 곳은 월요일이다. 지구는 둥글고 정해진 요일은 별로 의미가 없다. 그럼 필자가 왜 이런 식사법을 제안하게 되었을까?

사람들은 자신도 모르게 편식을 한다. 건강식을 먹더라도 어떤 장부에는 좋지만 어떤 장부에 필요한 에너지는 결핍되는 걸 모르고 먹는다. 이게 누적되면 장부 에너지는 균형이 무너질 수밖에 없다. 식품영양학적으로 균형은 몇 가지 음식에 비타민만 잘 먹어도 맞출 수 있지만, 장부 에너지의 균형은 그렇지 않다. 그래서 요일 별로 장기에 맞는 음식을 지정하여 먹으면 전체 균형이 쉽게 맞춰진다.

1주일 단위로 하지 않고 한 달 단위로 장부 주제를 정하면 기간이 너무 멀어져서 한동안 어떤 장부의 에너지가 너무 부족하게 된다. 반대로 매 끼니마다 장부 에너지를 지정하는 것은 복잡하고 번거롭다. 그러니 1주일에 하루씩 요일 별로 각 장부 에너지로 접근하는 것이 가장 적합하다. 이러한 식단을 매일 반드시 지켜야 하는 건 아니다. 가끔씩 실천하더라도 당신은 틀림없이 장수할 수 있다.

일요일, 양(陽)과 기운의 날

양이라는 것은 플러스(+) 에너지와 상태를 상징한다. 자연의 변화 중에 따뜻함, 활동적인 것, 상승, 증가, 확장 등이 모두 여기에 해당한다. 해는 동양에서 양의 대표적인 속성이다. 계절로 치면 여름이고, 시간으로 치면 밤과 낮 중에 낮이며, 지역으로 치면 추운 북극보다 따뜻한 열대지방이 양에 속한다.

우리 인체에서 체온이 올라가고 활동력이 늘어나는 것은 모두 양의 에너지 덕택이다. 예를 들어 몸이 냉하거나 활동력이 떨어져 눕고만 싶은 것은 양의 에너지가 모자라는 것으로 본다. 양은 신체에서 기운과 상호작용을 하므로 기운을 양의 파트너로 본다.

일(日, 해)은 대표적인 양의 에너지로, 일요일은 기운의 날이다. 일요일에는 '따뜻한 기운'을 주는 음식을 선택해서 먹어보자.

양(+)의 인체 증상

평소 당신의 몸 상태에 대해서 잘 모르고 사는 경우도 많다. 특별히 아

216

프지 않으면 건강하다고 착각하기 때문이다. 혹시 양의 에너지나 기운의 균형이 깨어지지는 않았는지, 자신의 상태를 확인해보자. 다음의 증상은 한의학의《동의보감》을 기준으로 정리한 것이다.

- 잠이 많고 잠을 자도 피곤하다. (보통 몸이 냉한 사람들은 잠이 많은 경향이 있다. 살펴보면 양이 부족하다. 이런 사람은 양을 보강해주면 적게 자더라도 거뜬해진다. 특히 아침에 몸이 무겁고 피곤한 사람은 대부분 양기가 부족한 경우다. 반대로 잠이 적은 사람은 음이 부족한 사람이다.)
- 잠잘 때 몸을 자주 뒤척이거나 뒹굴며 잔다.
- 밝고 따뜻한 곳을 좋아한다.
- 술을 마시면 설사를 자주 한다.
- 평소에 식은땀을 잘 흘리고 피곤을 자주 호소한다.
- 손발이 차고, 특히 발끝이 더 심하다.
- 등이 자주 아프다. (등은 양에 속하고, 등이 아픈 것은 양이 냉해서 아픈 것이다. 물론 등이 아플 때에는 다른 원인들이 많다. 하지만 양을 보강해줘도 호전되는 경우가 많다. 몸에 통증 질환이 있을 때 따뜻한 찜질방, 사우나를 가거나 핫팩을 해주는 이유가 통증 부위를 따뜻하게 해주면 통증이 줄기 때문이다. 그중에서도 등 부위는 양을 보강해주면 좋다.)
- 남자가 피부가 희고 살이 쪘는데 팔다리가 짧다.
- 맥박이 느리면서 힘이 없다.
- 생식기가 차면 하부의 양이 부족한 증상이다.

- 말이나 동작에 힘이 없다.
- 여자가 하혈을 오랫동안 한다.
- 생리 때 양이 너무 많거나 오랫동안 한다.
- 눈동자에 힘이 없다.
- 음식을 먹지 않아도 트림이 자주 나온다.
- 음식을 너무 많이 먹거나 지나치게 배가 고프다.

양과 기는 양방의학에는 없는 개념이다. 전체적으로 몸의 활동력이나 신진대사가 떨어지는 경우와 몸이 냉한 경우가 주로 양의 에너지와 기의 부족에 해당한다.

양을 보강하자

몸을 따뜻하게 해주는 행위들이 대부분 몸의 양을 도와준다. 사우나, 찜질방, 온열기기 등이 그러하다. 그러나 이러한 것들은 일시적으로 온기를 보태 몸의 양을 도와줄 뿐이다. 따라서 내부에 양의 에너지를 축적하는 것이 더 근본적인 해결책이다. 운동으로 신체 활동력을 올려서 양의 에너지를 돕는 방법도 있다.

일요일이면 레포츠나 가벼운 운동으로 몸의 활력을 올리자. 그리고 양기를 도와줄 음식을 맛있게 먹어보자. 안타깝지만 필자가 이 책에서 양의 에너지를 높여주는 모든 음식 재료나 요리 이름을 줄줄이 나열할 수는 없다. 여기서 추천하는 대표적인 몇 가지 재료나 요리를 참고하고, 더 자세한 것은 여러 책이나 전문가의 조언을 참조하기 바란다.

따뜻한 기운을 주는 음식으로 대표적인 것은 주로 매운 맛의 음식이다. 가령 불닭에 들어가는 매운 성분들은 몸의 양기를 자극한다. 그러나 너무 매운 음식을 먹으면 위장에 좋지 않으니 주의해야 한다.

• 카레 : 카레에 들어가는 주성분인 강황은 한약재로도 쓰인다. 강황은 몸의 덩어리를 제거하니 혹이나 종양에 좋으며, 피의 독소를 제거하고 여자의 생리를 원활하게 한다. 또한 몸의 냉기를 물리치고 통증을 가라앉힌다. 카레에 들어있는 커큐민이라는 성분은 노화방지, 항암효과, 치매예방, 우울증방지에 매우 좋은 효능을 지녔다. 그러니 일요일에 먹는 카레 식단은 당신에게 매우 좋은 선물이 될 것이다.

• 마늘 : 마늘 역시 항암효과와 노화방지에 뛰어난 음식이다. 세레늄, 유기성 게르마늄 등이 함유되어서 이러한 효능을 지녔다. 그뿐 아니라 남성의 정력 강화에도 도움이 되며, 손과 발이 찬 냉증이 있는 사람이나 저혈압인 사람들에게도 도움이 된다. 이외에도 마늘은 면역력을 높이고, 항균작용을 하며, 당뇨병을 지닌 사람에게도 좋다. 마늘이 많이 들어간 음식, 예를 들어 갈릭치킨이나 갈릭소스드레싱의 샐러드 등을 먹어보자.

이외에도 부추, 고추, 생강 등의 식재료가 들어간 음식을 권한다. 또한 보양요리로는 삼계탕이나 장어, 오리, 전복도 괜찮다.

월요일, 음(陰)과 피의 날

음(-)이라는 것은 에너지와 상태를 상징한다. 자연의 변화 중에 차가움, 비활동적인 것. 하강, 감소, 축소 등이 여기에 해당한다. 계절로 치면 겨울이고, 시간으로 치면 밤과 낮 중에 밤이며, 지역으로 치면 따뜻한 열대지방보다 추운 북극이 음에 속한다. 하늘의 해와 달 중에 달은 그 차가움으로 인해 음의 상징이 되었다.

우리 인체에서는 체온이 내려가고 심신이 안정되는 것은 모두 음의 에너지 덕택이다. 예를 들어 몸에 열이 과하거나 안절부절 편히 있지 못한 것은 음의 에너지가 모자라는 것으로 본다. 음은 신체에서 피와 상호작용을 하므로 피를 음의 파트너로 본다.

월(月, 달)은 대표적인 음의 에너지로, 월요일에는 피를 보강해주는 음식을 선택해서 먹어보자. 피를 보강해주는 음식은 일반적으로 빈혈에 좋다고 알려진 음식들이다.

음(-)의 인체 증상

양이 부족해도 몸의 균형이 무너지지만 음이 부족해도 건강을 잃게 된다. 자신이 음의 에너지가 부족한 상태가 아닌지 다음의 증상들을 통해 확인해보자.

• 잠이 잘 안 온다.

- 잠귀가 밝아서 잘 깨거나 잠꼬대를 많이 하며, 깊이 잠들지 못한다.
- 체형이 마르고 피부가 검은 사람은 음이 쉽게 부족해진다.
- 발바닥이 화끈거리고 아프거나 뜨거울 때가 있다.
- 겨울에도 발을 내놓고 잔다.
- 여자의 경우 골반이 약하고 꼬리뼈 부근이 아프다.
- 변비가 자주 생긴다. 헛배가 부르고 변이 잘 나오지 않는다.
- 어두운 곳을 좋아한다.
- 맥박이 떠있으면서 힘이 없는 것은 혈이 부족한 증상이고, 맥박이 빠르면서 힘이 없는 것은 음이 부족한 증상이다.
- 생리량이 적고 빛깔이 옅은 것은 혈이 부족한 증상이다.
- 입술이 창백한 사람은 혈이 부족한 경우가 많다.
- 혈이 부족하면 입술이 잘 트고 마른다.
- 발바닥이 자주 가렵고, 발뒤꿈치와 발바닥이 잘 갈라진다. 또는 발목 내측이나 발뒤꿈치가 자주 아프다.
- 체형이 마른 사람이 잘 놀라거나 가슴이 쉽게 두근거릴 때 혈을 보강해야 한다.

전반적으로 체형이 마르고 몸에 열이 많은 사람은 음이 부족할 가능성이 높다. 특히 수면을 취할 때 깊이 못 잔다든지 신경이 예민한 사람들은 음을 보강해야 한다.

음을 보강하자

월요병이란 말이 있다. 편하게 주말을 즐기다가 출근해서 일하려면 배로 피곤하고 신경도 곤두서게 되어서 나온 말이다. 그러니 월요일에는 심신을 안정시키고 편안하게 해주는 요가나 명상을 해보자. 그리고 음을 보강하고 피를 보해주는 음식을 식탁에 올려보자.

음을 보강해주는 대표적인 음식으로 우유가 있다. 필자는 그냥 우유보다는 유산균이 가미된 요구르트나 요플레를 권한다. 요구르트는 노화방지, 암예방에 좋아서 동유럽의 대표적인 장수식품으로 손꼽힌다. 장수의 나라로 유명한 불가리아에서 그 장수 비결이 요구르트로 밝혀지기도 했다. 그래서 요구르트는 올리브, 양배추와 더불어 세계 3대 장수식품으로 꼽히기도 한다. 사람이 장수를 하려면 무엇보다 장이 튼튼해야 하는데, 요구르트가 그걸 충분히 만족시킨다.

칼슘이 풍부해서 골다공증 예방에도 좋다. 단백질, 비타민B_1, B_2, 지방질 등이 가득 함유되어 있어서 영양이 풍부하며 몸의 콜레스테롤을 낮춰주는 효과도 있다. 무엇보다 좋은 것은 앞서 말한 것처럼 유산균으로 인해 장이 건강해진다는 것이다. 요구르트의 주성분인 유산균은 식물성 섬유와 비슷한 작용을 하여 변비 및 설사에 효과를 보인다. 이는 대장암 예방에도 매우 유용하다. 만약 쾌변을 보지 못한다면 요구르트를 아침마다 마시기를 권한다.

두 번째로 권장하는 음식은 굴이다. 바다의 우유라고 불리듯 칼슘을 풍부하게 지니고 있어서 골다공증 예방에도 좋고, 눈의 피로, 성장발육에도

222

좋다. 또한 고혈압, 심장병, 동맥경화 같은 성인병 예방에 탁월하다. 고대 로마의 황제들도 굴을 즐겨 먹었고, 나폴레옹은 전쟁터에서도 굴을 먹었다고 한다. 비타민과 무기질의 보고인 굴은 철분, 아연, 칼슘, 인 등이 고루 들어있어 빈혈 치료에도 아주 좋다. 한의학적으로는 몸이 피곤해서 생기는 가짜 열을 없애고, 땀을 멎게 하고, 정력을 보강한다. 또한 불면증에도 좋다. 굴은 10월에서 3월까지가 먹기에 좋으며 추울수록 맛있다. 여름에는 상하거나 세균 번식의 우려가 있으므로 조심해야 한다.

빈혈이 있는 사람은 철분이 풍부한 식품을 먹으면 좋다. 대표적인 음식으로 조개류, 해조류, 동물의 간, 계란 노른자, 살코기, 푸른 잎 채소가 있다. 또한 단백질이 풍부한 식품도 좋아서 달걀, 치즈, 고기, 생선, 콩, 두부, 두유가 도움이 된다. 이외에 엽산이나 비타민을 보강하는 식품도 좋다. 엽산은 연어, 시금치, 간, 땅콩, 소맥배아에 많다. 비타민C는 레몬, 피망, 귤, 딸기, 토마토, 고추, 갓, 연근, 근대, 무청, 감자, 케일 같은 과일과 채소에 많이 들었고, 비타민B$_{12}$는 간, 굴, 계란 노른자, 정어리에 많다.

화요일, 심장혈관 계통의 날

화(火, 불)의 속성을 가진 것은 심장이다. 화요일에는 심장혈관 계통에 좋은 음식을 먹도록 하자. 피를 맑게 하고 심장혈관을 튼튼히 할 수 있는 음식을 권한다.

심장의 인체 증상

한의학에서 심장은 불(火)의 기운에 속한다. 앞서 불은 확장의 에너지를 상징한다고 설명했다. 그것처럼 심장은 '혈액을 퍼트려서 온몸을 덥히는 작용'을 하므로, 불의 에너지와 일맥상통한다. 심장의 기운이 과잉하면 온몸의 불의 기운도 과잉하여 열이 쉽게 위로 치솟고, 심장의 기운이 모자라면 몸이 냉해지기 쉽다고 본다.

또한 심장은 마음과 교감한다고 본다. 그래서 한의학은 심장과 정신을 긴밀하게 보며, 스트레스는 심장 에너지의 균형을 쉽게 무너트린다고 여긴다. 그리고 심장 상태는 인체 중에 혀에서 그 표징이 잘 나타난다고 본다.

실제 임상에서 한방은 심장병에 정신적 스트레스와 열에너지의 측면을 중점으로 살핀다. 심장은 불의 장기라서 열기가 과잉되기 쉽다. 그래서 심장에 이상이 생기면 열이 솟는 증세로 나타나기 쉽다는 관점이다. 다음의 증상들을 살펴보고 자신의 상태를 점검해보자.

- 얼굴이 붉은 편이다.
- 입이 쉽게 마르고, 혓바늘이 잘 돋는다.
- 혀가 잘 갈라진다.
- 가슴이 두근거리고 잘 놀란다.
- 뺨이 붉으면서 손바닥에 열이 난다.
- 입이 말라 냉수를 즐겨 마신다.
- 코피가 잘 난다.

정신적 스트레스도 심장에 만성적으로 영향을 준다. 정서적으로 예민하면 심장도 민감해지기 때문이다. 다음의 증세가 있으면 심장의 기운도 문제가 있을 확률이 있다.

- 조그만 일에도 얼굴이 쉽게 붉어진다.
- 마음이 불안하고 건망증이 있다.
- 잠을 쉽게 이루지 못하고, 예민하여 쉽게 깬다.
- 가슴이 답답하여 자기도 모르게 한숨을 쉰다.

심장이 약한 사람은 몸 전체에 불이 부족하다. 그래서 손발이 차고 혈액순환이 약한 유형으로 증세가 나타난다.

심장병의 증상

당신이 처음부터 심장병을 달고 태어나지 않았다면 이후 살아가며 겪을 수 있는 심장병은 주로 심장 자체 막의 병, 또는 심장으로 가는 동맥의 병, 이렇게 2가지에 불과하다. 그중 당신이 살다가 심장병이 생긴다면, 심장 자체의 문제보다 심장으로 가는 동맥(혈관의 모양이 마치 왕관처럼 생겼다 해서 '관상동맥'이라고 한다.)의 병일 확률이 월등히 높다. 현대인들의 심장병은 거의가 관상동맥의 문제로 생기기 때문이다. 그러니 당신도 이 병을 가장 주의해야 한다.

이 병은 쉽게 말해 혈액 속에 기름찌꺼기가 너무 많아져서 점차 찌꺼기가 혈관 벽에 쌓여서 생기는 병이다. 불순물로 인해 점차 혈관이 좁아지거나 막혀서 심장 근육에 산소와 영양분이 제대로 공급되지 않게 되고 결국 근육이 점차 죽어간다. 그 때문에 심장이 움직이지 못할 정도가 되면 사망한다.

이 병은 단계에 따라 '협심증'과 '심근경색'으로 나뉜다. 협심증은 관상동맥 혈관이 좁아지는 단계에서 생기고, 심근경색은 혈관이 아예 막혀버리는 단계에서 주로 생긴다. 그러니 협심증에서 한 단계 악화된 것이 심근경색이다.

협심증 증세는 갑작스런 운동에서 가슴을 조이는 통증이 온다고 해서 '가슴이 좁아짐(狹:좁을 협, 心:가슴 심)'의 뜻으로 붙여진 이름이다. 반면 심근경색에서 경색은 '막혔다'는 뜻이므로 심근경색은 '심장의 근육이 막혔다'는 뜻이다. 심근경색은 더 심한 통증이 생기는데, 예를 들어 협심증은 1~5분 정도 안정을 취하면 가라앉지만 심근경색은 안정을 취해도 쉽게 가라앉지 않는 매우 심한 단계다.

심장병의 경우 초기에는 무증상인 경우도 의외로 많다. 그래서 심장이 좋지 않아도 모르고 살다가 병이 중해져서야 뒤늦게 발견하기도 한다. 그렇지 않고 초기부터 증상이 생긴다면 약간만 움직여도 숨이 차는 증세, 손끝이나 발끝, 코끝, 광대뼈 등의 말단부위가 파랗게 질리는 증세 등을 볼 수 있다. 영화나 드라마의 비운의 주인공을 떠올려보라. 그 주인공이 심장병 환자로 나왔다면, 아마 조금만 움직여도 숨을 몰아쉬거나 손끝이 파랗게 질린 장면을 볼 수 있을 것이다.

226

이외에 가슴에 통증을 느끼기도 하고, 가슴이 두근거리거나 잘 붓는다. 현실에서는 이 증세들이 많이 나타나는데, 심장병이 아닌 경우가 더 많다. 그래도 가슴이 두근거리는 증세가 잦다면 주의하자. 그리고 몸이 붓는 증세 중에 아침에 부으면 콩팥의 이상인 경우가 더 많고, 저녁에 부으면 심장의 이상인 경우가 더 많다.

심장 문제로 전신무력이 생길 수 있는데, 만성피로로 인한 무력감과는 구별된다. 평소 심장이 좋지 않은 사람이 갑자기 몸에 힘이 쫙 빠지며 움직이기 힘들면 심장마비가 올 수 있으니 극히 주의해야 한다.

심장을 위한 식사법

심장을 위한 식사법에는 양방의학적 관점과 한의학적 관점, 2가지 관점이 있다. 양방의학적 관점은 피를 맑게 하여 심장과 혈관을 좋게 하는 패턴이고, 한의학적 관점은 심장의 열을 조절해주는 패턴이다.

심혈관을 맑게 하자

물론 심혈관을 맑게 하는 첫째 원칙은 살을 빼고 술을 줄이는 것이다. 이외에 심장에 좋은 몇 가지 식품을 살펴보자.

• 포도주 : 레드와인 한 잔은 심장혈관 계통에 좋은 효능을 지녔다. 이는 레드와인에 함유된 폴리페놀 성분이 몸 안의 활성산소를 줄여주기 때문이다.

- 불포화지방이 든 음식 : 땅콩, 호두, 잣, 아몬드 등 견과류, 참치, 고등어, 꽁치 등의 등푸른 생선 같은 불포화지방이 많은 음식이 몸의 콜레스테롤로 인한 부작용을 최소화해줄 것이다. (반대로 삼겹살 같이 지방이 많은 부위의 돼지고기, 소고기 등 포화지방이 많은 음식은 피하도록 하자.)

- 미역 : 미역은 끈적거리는 것이 특징이라고 할 수 있는데, 이 끈적함은 알긴산이라는 점액물 때문이다. 이 알긴산이 피를 맑게 하는데 좋은 효능을 지녔다.

- 청국장 : 청국장에 들어있는 나토키나제라는 성분이 혈전을 녹이는 효능을 가지고 있어 피를 맑게 하는데 도움이 된다.

- 브로콜리 : 브로콜리에 많이 들어있는 베타카로틴이라는 성분이 피를 맑게 해주는 효과가 있다.

- 마늘 : 알리신과 스콜지닌이라는 성분이 들어있어 피를 맑게 해준다.

이 밖에 녹차, 양파, 딸기, 감귤 등도 효과적이다. 마지막으로 홍국을 추천한다. 홍국은 쌀을 누룩곰팡이로 발효시켜서 만든 붉은색·쌀이다. 피를 맑게 해주는 대표적인 한약재로도 쓰인다. 피를 맑게 해주는 목적의 한약 처방에서는 거의 빠지지 않는 약재이기도 하다. 그러니 그 효능은 두말할 필요가 없다.

심장의 열을 낮추자
심장의 불기운이 과잉한 증세를 지닌 사람들에게 한약재로도 쓰이는 음식을 몇 가지 권한다. 만약 증세가 심하다면 아래 음식뿐만 아니라, 한 의사의 처방을 받기 바란다.

- 연근 : 심장의 열을 낮추는데 효과적이다.
- 치자 : 차로 마시면 심장의 열을 낮추는 효과가 있다. 또한 치자를 밀 가루에 으깨어 치자떡을 만들어서 상처 부위에 붙이면 어혈을 풀어주는 효과로 인해 멍이 빨리 빠진다.
- 구기자 : 구기자를 차로 마셔보자. 심장의 열을 식혀주는 효능과 함께 장수의 효능을 지녔다.

심장의 화기를 촉진하자

심장의 불기운이 약해서 혈액순환이 약한 경우에 계피나 생강이 도움이 된다. 하지만 혈액순환이 너무 약하다면 식품에만 의존하지 말고 한약을 처방받길 권한다.

- 계피 : 열이 나게 하는 성질을 갖고 있으며 속을 따뜻하게 데워준다. 그래서 혈액순환에 노움을 주며 냉증을 완화시킨다. 여성의 자궁을 데워줘서 생리통에도 좋다.
- 생강 : 생강의 매운 맛을 내는 성분인 진저롤이 콜레스테롤을 억제시켜주고 혈액을 맑게 만들어서 혈액순환을 촉진한다. 그래서 고혈압과 동맥경화 등의 심혈관 계통의 질환을 예방하는데 도움이 된다.

수요일, 비뇨생식기의 날

수(水, 물)의 속성을 지닌 것은 비뇨생식기이다. 수요일에는 신장, 방광, 자궁(남자는 전립선)에 좋은 음식을 먹자.

신장의 인체 증상

사람들이 모르고 지내다가 뒤통수를 맞는 대표적인 장기가 신장이다. 망가지는 신호를 본인 스스로 잘 감지할 수 없어서 그러하다. 왜 모를까? 만성적인 신장병은 신장 기능이 정상일 때보다 무려 30~50퍼센트 이하 감소해야 비로소 증상이 나타나기 때문이다. 그런 까닭에 초기에는 전혀 모르다가 심각한 중증으로 진행되어서야 발견하는 경우가 흔하다. 실제 조사해보면 어른 10명 중 1명은 신장에 이상이 있다고 한다. 하지만 신장에 이상이 있는 사람들도 그 상태를 십중팔구 모르고 산다는 것이 무서운 점이다.

다른 장기와 달리 신장이 망가지면 거의 모든 장기에 같이 문제가 생긴다. 간혹 드라마나 영화에 신장병 환자가 장기를 이식해줄 사람을 애타게 구하는 장면이 나오는데, 이렇듯 신장병이 심해지면 회복이 힘들고 장기를 이식해야만 산다. 한마디로 생명에 치명적인 병이다. 당신이 평소에 짜게 먹거나, 신장병 가족력이 있거나 당뇨, 고혈압, 고도 비만이 있다면 반드시 신장을 자주 점검해야 한다.

신장병의 증상 중 가장 흔한 증상이 '자주 붓는 증세'이다. 그러나 몸이 붓는 증세를 가진 사람들 중에 의외로 신장에 진짜 이상이 있는 경우는 매우 드물다. 하지만 신장병의 가장 흔한 증상인 만큼 자주 몸이 붓는다면 확인해보는 게 좋다.

신장이 안 좋으면 혈압이 자꾸 높아져 고혈압이 생기기 쉽다. 몸은 만성적으로 피곤하다. 소화가 자주 안 되고 속이 메스꺼운 증세도 자주 나타난다. 신장의 이상임에도 불구하고 마치 심장에 이상이 있는 것처럼 언덕이나 계단을 오를 때 호흡이 가쁘거나 어지럽기도 하다.

성호르몬의 이상으로 여자는 월경이 없어지거나, 남자는 발기부전이 생기기도 한다. 특히 소변을 자주 보게 되면 주의하라. 만약 밤에 자다가 일어나서 소변을 보는 일이 잦다면 꼭 검사를 받아보는 것이 좋다. 소변이 피처럼 붉게 나오는 경우에도 검사를 받아야 한다.

한의학에서 신장은 물(水)의 기운을 가진다. 몸의 수분대사를 조절하는 비뇨기의 작용을 상징하는 것이다. 그리고 물의 기운은 검정색을 띤다.

한의학에서 말하는 신장은 단순히 콩팥만 지칭하는 것이 아니라, 포괄적인 의미를 지닌다. 나무로 치면 뿌리에 해당하는 근본 기운을 신장이 지닌다고 보기 때문에 인체의 성장이나 노화는 신장의 기운에 영향을 받는다. 즉, 신장의 기운이 약하면 빨리 늙고 빨리 죽는다고 보는 견해다.

신장의 기운은 뼈의 성장과 약화에 영향을 미친다. 신장이 약하면 허리가 쉽게 약해진다. 또한 신장이 약해지면 호르몬대사의 균형이 깨어지기 쉽다. 신장 기운의 표징은 귀로 드러난다고 본다. 다음의 증세들을 살펴보고 자신의 신장 상태를 체크해보자.

- 신장의 기운이 약해지면 얼굴이 평소보다 검어진다.

- 귀가 얇고 튼튼하지 못하면 신장도 약하게 타고 난다.

- 몸이 부으면서 무겁고, 자주 눕고 싶다.

- 허리가 약하다. 허리와 무릎이 차면서 시리다.

- 귀에서 이명 증세가 잘 생긴다. 자주 어지럽다.

- 두려움을 자주 느낀다.

- 눈이 침침해진다. (노화가 빨라지는 현상이다.)

방광의 인체 증상

방광에서 가장 흔한 질환은 방광염이다. 아마 당신에게 방광의 이상이 생긴다면 십중팔구 방광염일 것이며, 그 원인은 감염일 것이다. 주로 생식기를 통해 감염이 되니 그것만 신경 쓰면 다른 상황에 대해선 크게 주의하지 않아도 된다. 음식은 신장에 좋은 음식에 준해서 먹길 권한다.

전립선의 인체 증상

당신이 남자라면 나이가 들수록 전립선을 주의해야 한다. 전립선비대증, 전립선암, 만성전립선염은 당신에게 일어날 수 있는 가장 흔한 질환이기 때문이다. 그중에 가장 무서운 것은 역시 전립선암이다.

만성전립선염

만성전립선염은 그 원인을 아직 명확히 모른다. 그러나 한번 발병하면 완치가 쉽지 않으므로 처음 치료할 때 집중 치료하는 것이 좋다. '소변이 자주 마렵다, 참기가 힘들다, 소변을 보고 싶은 느낌은 드는데 시원하게 안 나온다, 소변 볼 때 통증이 있다, 사정할 때 통증이 있다' 등의 비뇨기 증세가 오며, 이외에도 전신이 피로하고 요통이나 사타구니의 불쾌감이 있을 수 있다.

이 병은 악화되더라도 목숨과는 직결되지 않지만, 성생활이 힘들어지고 생활에 많은 불편이 생겨 우울증에 걸리기 쉬우니 주의해야 한다.

전립선비대증

전립선이 붓는 병으로, 위치상 요도를 압박하는 증세가 잘 생긴다. 전립선비대증이 있으면 우선 화장실 출입이 잦아진다. 소변이 자주 마렵거나, 봐도 개운치 않아 금세 소변을 봐야 할 것 같은 느낌이 든다. 소변이 마려우면 참지 못하거나 자다가 몇 번이나 일어나 소변을 보기도 한다.

또한 소변 줄기가 가늘어지거나 아랫배에 힘을 주어야 나오기도 하는 등 소변이 약해진다. 소변을 보는 중간에 끊기기도 하며, 다 보고 난 후 소변이 방울방울 떨어지기도 한다.

전립선비대증 역시 전립선염처럼 원인이 명확하지 않다. 증세도 비슷하며, 악화된 이후에 일어나는 증세도 비슷하다.

전립선암

나이가 50대가 넘어가면 특히 전립선암을 주의해야 한다. 우리나라 남성 암환자 중 위암 · 대장암 · 폐암 · 간암 다음으로 흔해 전체 암의 7.6퍼센트를 차지하고 있다. 미국과 유럽 등 서구에서는 남성에게 가장 흔한 암이어서 남성암 중 발병률 1위로 손꼽힌다. 우리나라도 매년 증가하는 추세이다.

이 암은 조기에 발견하면 100퍼센트 완치가 가능하지만 대부분은 매우 늦은 말기에 발견된다. 왜 그럴까? 초기에는 거의 증상이 없기 때문이다. 일단 암이 진행되면, 다른 암과 달리 척추나 골반 등 신체의 중추적 부위로 전이되기 때문에 생명에 치명적이다. 초기에 발견하느냐, 늦게 발견하느냐에 따라서 결과가 극과 극인데다 초기에 증상을 스스로 발견할 수 없기 때문에 조기발견이 더욱 생존의 갈림길이 된다.

암 초기에는 아무리 민감한 사람이라도 증상을 못 느낄 것이다. 암이 조금 심해지면 전립선비대증처럼 소변을 시원하게 보지 못하는 가벼운 증세가 간혹 생기는데, 이마저도 본인은 전립선비대증 정도로 착각하고 넘기기 쉽다.

증상이 더 뚜렷해져서 소변이 막히거나 피 섞인 소변, 골반의 통증이 나타나 조금 이상하다고 여기면 이미 말기인 경우가 흔하다. 그렇기 때문에 본인이 전립선비대증 정도로 대수롭지 않게 생각되는 단계에서 꼭 병원을 가서 검진을 받아야 한다.

그렇다면 발병 원인이 무엇일까? 아마 당신이 내놓는 추측은 틀릴 것이다. 주요 발병 원인이 놀랍게도 '나이'이기 때문이다. 즉, 늙으면 생길 수 있는 것이니 당하는 입장에선 그야말로 불가항력이다. 하지만 그것으로만 발병하는 것은 아니다. 비만이 증가할수록 발생하기가 더 쉬워진다. 그리고 인종, 가족력도 중요하다.

다행히 당신은 위험도가 높은 인종이 아닐 것이다. 세계적으로 미국 흑인에게 발병률이 가장 높으며 전이도 잘 되어 사망하기 쉽다. 가족력의 경우는 보다 심각하다. 아버지나 형제가 전립선암에 걸렸다면 당신도 걸릴 확률이 2배로 높아진다. 이외에도 생활환경이나 식습관도 발병에 영향을 미친다.

간혹 전립선비대증이 악화되어 전립선암으로 변한다고 생각하는 사람이 있다. 그러나 전립선비대증은 양성종양으로 전립선암과는 출신 성분이 아예 다르다. 그래서 비대증이 암으로 악화되는 경우는 거의 없다.

어쨌든 무엇보다 나이가 가장 큰 발병 요인이므로 나이가 50세가 넘으면 정기적으로 매년 전립선특이항원검사(PSA)를 받아보는 것이 좋다. 물론 40대에 한두 번 받아보는 것도 권장한다.

자궁의 인체 증상

만약 당신이 여자라면 나이가 들수록 신체 장기 중에 자궁을 가장 주의 깊게 살펴야 한다. 자궁내막염, 자궁근종, 자궁암 등은 당신에게 나타날 확률이 높은 3대 자궁 질병이다.

자궁내막염

글자 그대로 자궁의 막에 염증이 온 것이다. 성병을 비롯한 각종 세균에 의한 감염으로 인해 주로 일어나지만, 간혹 자궁의 막에 닿는 다른 이물질(임신 노폐물, 피임기구)에 의해서도 일어난다. 다행히 대개는 큰 문제로 발전하지 않는다. 하지만 불임이나 만성골반통을 일으킬 수 있으니 조기에 치료하는 것이 좋다.

자궁근종

자궁근종은 30대 중반 여성 20퍼센트가 근종이 하나둘은 있을 만큼 매우 흔한 질병이다. 그래서 중년 여성 중에 자궁을 들어낸 사람들 대부분은 자궁근종 때문이다.

대다수가 초기에는 증상이 없다가 근종의 크기가 커져서야 증상이 나타난다. 가장 흔한 증상으로 생리의 양이 너무 많아지는 증세다. 그외에 생리가 불규칙하거나, 비정상적인 자궁 출혈, 골반통과 복통, 요통, 성교통 등의 통증이 있을 수 있다. 자주 소변을 보는 증세가 오기도 한다.

자궁근종은 원래 양성이며, 악성으로 변하는 일이 극히 드물다는 점은 그나마 희소식이다. 하지만 방치하면 크기가 점점 커져 자궁을 제거해야 할 경우도 있기 때문에 유의해야 한다. 이 병은 여성호르몬에 의해 많은 영향을 받기 때문에 초경을 일찍 시작한 여성이나 비만한 여성에게 잘 생긴다. 또한 가족력이 있으면 더 생기기 쉽다.

한의학에서는 어혈(각종 노폐물 찌꺼기)로 인해서 생긴다고 본다. 그래서 어혈이 잘 배출되도록 하복부를 따뜻하게 해주고 혈액순환을 원활하게 하는 것이 증상 악화를 막는데 도움이 된다.

자궁경부암

자궁경부암은 자궁 입구에 생기는 암이다. 자궁암의 95퍼센트가 자궁경부암이다. 과거에는 여성이 걸리는 암의 1위로 손꼽힐 만큼 흔히 생기는 암이기도 하다. 다행히 최근에는 빈도가 많이 감소하였지만, 여전히 세계적으로 여성이 걸리는 암의 선두권에 있는 암이다.

거의 모든 자궁경부암이 성관계할 때 전염되는 인유두종바이러스 (HPV)로 인해 발생하기 때문에 백신으로 예방할 수 있다. 자궁경부암 백신은 첫 성관계를 하기 전의 어린 나이에 접종하는 것이 가장 좋다. 그래서 세계보건기구는 9~13세 여아일 때 백신을 접종하는 것이 좋다고 권한다. 물론 성인이 되어서 접종해도 효과는 있다.

이 병의 가장 흔한 증상은 성관계를 할 때 질에 약간의 출혈이 보이는 것이다. 암의 초기에는 피가 묻어나오는 정도라서 대수롭지 않게 여기고 시기를 놓치는 경우가 많다. 암이 진행되면 피와 질 분비물의 양이 증가한다. 2차 감염이 발생한 경우에는 심한 악취가 난다.

이 병을 초기에 발견하면 100퍼센트 완치가 가능하지만, 말기에 발견하면 5년 생존율이 15퍼센트도 되지 않아서 무서운 결과를 낳는다. 그러니 검진이 필요하다. 산부인과에서 '팹스미어(Pap Smear)'라는 검사로 대다수의 자궁경부암은 조기 발견할 수 있다.

비뇨생식기를 위한 식사법

신장과 자궁(여성), 그리고 전립선(남성)에 좋은 음식을 살펴보자.

신장에 좋은 음식

블랙푸드가 신장에 좋다는 얘기를 들은 적이 있는가? 한의학적으로 신장은 검은 색깔의 기운을 지닌다. 그래서 검정색을 띤 블랙푸드가 신장의 기운을 도와준다고 본다. 수요일에는 검은콩이나 미역 같은 블랙푸드를 먹어보자.

- 검은콩 : 혈액순환을 활발하게 하고 독소를 풀어준다. 불필요한 지방을 제거해주는데 도움이 되며, 신장의 기능을 더욱 강화시켜주는 식품이다. 밥에 넣어 먹거나 콩자반 등의 반찬으로 먹어도 좋다. 또한 검은콩을 삶아서 그 물을 마시면 혈액순환과 피부미용에도 좋다.

- 미역 :《동의보감》에 찾아보면, 미역은 열이 나고 답답한 것을 해결하고 소변을 잘 보게 돕는다고 한다. 미역은 노폐물을 잘 배출시켜서 신장을 도와준다. 미역에 든 헤파린 성분이 콜레스테롤을 낮춰주며, 알긴산은 중금속 해독에 도움을 준다. 이외에도 항암작용을 하며 혈압을 낮추고 장에도 좋다. 미역뿐만 아니라 다시마도 신장에 좋다.

- 강황 : 강황은 카레에 들어가는 향신료로, 카레 특유의 황색이 바로 강황 때문이다. 자고로 카레를 신이 내린 선물이라고 하는데, 특히 강황에 든 커큐민이 만성신부전증 치료에 좋은 도움이 된다고 한다. 옛날부터

한약재로도 널리 쓰였고, 염증을 가라앉히는 작용도 있다.

- 팥 : 팥은 콩팥에 좋다. 특히 이뇨작용이 뛰어나 몸이 붓는 신장병에 도움이 된다.

- 늙은 호박 : 손상된 신장 기능을 도와주는 효능이 있다. 호박즙은 붓기를 가라앉히는데 매우 좋다. 펙틴 성분이 들어있어 콜레스테롤을 감소시킨다.

위의 음식 말고도 국화차, 산수유, 밤, 오이 등도 신장에 도움이 된다.

사실 따져보면 신장에는 어떤 음식을 먹는가 하는 점보다 '얼마나 싱겁게 먹는가' 하는 점이 더 중요하다. 매일 음식을 짜게 먹으면서 신장에 좋은 음식 몇 가지 먹어봐야 깨진 독에 물붓기다. 그러니 수요일만큼은 음식을 최대한 싱겁게 먹어보자. 그동안 당신이 얼마나 짜게 먹어왔던가를 깨닫는 계기가 될 것이다.

자궁에 좋은 음식

에스트로겐(estrogen)은 여성호르몬 중에 가장 중요한 호르몬이다. 이 에스트로겐이 부족하면 자궁 기능에도 좋지 않으므로, 에스트로겐의 대사를 촉진시키는 음식이 도움이 된다. 특히 폐경기에는 이런 음식을 즐겨 먹으면 제법 도움이 된다.

에스트로겐의 생성을 돕는 대표적인 식품은 콩이다. 콩은 식물성 에스트로겐과 단백질이 매우 풍부해 자궁 건강은 물론 다이어트에도 좋다. 칡과 석류도 상당히 에스트로겐이 많이 함유된 식품이다. 채소 중에는 브로콜리, 양배추 등도 체내 에스트로겐 대사를 증진시키는 대표적인 식품으로 알려져 있다.

• 쑥 : 여성에게 쑥은 하늘이 내려준 보약으로 불릴 만큼 좋다. 몸을 따뜻하게 데워주고 여성 질병을 예방해준다. 생리를 조절하며 생리통, 생리불순, 냉증 등에 효과가 좋다. 간에도 좋아서 목요일 식단에도 나오니 참고하자.

• 파인애플 : 브로멜라인 성분을 다량 함유하고 있어서 자궁내의 염증을 완화시켜준다.

• 등푸른 생선 : 오메가3가 풍부해 자궁근종에 좋고 자궁을 튼튼하게 한다. 염증 완화 능력이 뛰어나서 자궁염 예방과 치료에 도움이 된다.

전립선에 좋은 음식

토마토는 일주일에 10번 이상 먹으면 전립선암 발병률을 절반 이하로 낮춘다는 조사 결과가 있을 정도로 전립선암 예방에 좋다. 이는 토마토에 든 리코펜이라는 성분 때문으로, 수박, 감, 석류, 구아바 등에도 리코펜이 풍부하다.

• 토마토 : 토마토의 붉은 빛을 내는 리코펜이라는 성분은 강력한 항산화 작용을 하여 노화방지와 항암효과에 특효가 있다고 알려졌다. 그중에

서도 육종암과 전립선암에 더욱 효과가 있다. 이외에도 혈관 속에서 피가 굳어져 생기는 혈전을 방지하여 고혈압과 심근경색, 뇌졸중 등을 예방하는데 도움이 된다.

- 호박씨 : 전립선에 좋은 대표적 식품으로 이뇨작용을 강화하며 전립선비대증에 좋다. 그리고 남성호르몬 분비 촉진에도 도움이 되어 남성에게 좋은 식품이다.

- 굴 : 비타민과 미네랄이 풍부하고, 특히 전립선비대증에 좋은 아연 성분이 많다.

- 마늘 : 마늘에 포함된 알리신 성분은 각종 세균을 억제하므로 전립선염 환자에게 좋다. 한의학에서는 마늘을 기력회복을 도우며 노화를 예방하는 식품으로 본다.

- 수박 : 소변을 촉진시키고, 신장이 나빠 몸이 자주 붓는 증상을 없애주는데 좋다. 게다가 토마토처럼 리코펜 성분이 많아 전립선암 예방에 도움이 된다.

만약 당신의 전립선이 좋지 않다면, 위의 음식을 먹는 것도 도움이 되지만 전립선에 좋지 않은 음식을 피하는 게 훨씬 더 도움이 된다. 피해야 할 대표적인 음식은 커피, 콜라 등 카페인 음료, 그리고 육류다. 육류에 많이 포함된 포화지방은 성기능을 떨어지게 하며 염증을 더욱 악화시킨다. 육류와 함께 버터나 유제품, 인스턴트음식 등에 많이 든 트랜스지방도 염증을 악화시키니 적게 먹는 것이 좋다. 그리고 전립선암을 예방하는 걸로 알려진 맥주는 전립선암 발병은 줄일 수 있지만, 전립선비대증에는 최고의 독약이니 특히 주의해야 한다.

정력에 좋은 음식

채소 중에서 부추와 마늘은 정력에 좋은 대표적인 음식으로 꼽힌다. 그리고 바다에서 나는 해삼과 굴, 장어 역시 정력에 매우 좋다. 한약재로 잘 쓰이는 산수유, 복분자, 동충하초, 녹용 등이나 자라도 남성에게 좋다. 이외에 페루에서 잘 알려진 마카, 브라질에서 유명한 무이라푸아마 약초로 만든 주스, 과라나 등도 좋다.

목요일, 간과 쓸개의 날

목(木, 나무)의 속성을 지닌 것은 간이다. 목요일에는 간에 좋은 음식을 먹어보자.

간의 인체 증상

간은 병이 심해질 때까지 증상이 잘 드러나지 않는 대표적인 침묵의 장기다. 간 질환은 우리나라 40대 사망원인 3위에 해당하며, 암 중에서 간암 사망률도 상당히 높은 편이다. 특히 여성의 간은 남성에 비해서 20퍼센트 정도 작고 지방조직은 훨씬 많기 때문에 남성에 비해 더 쉽게 손상

될 수 있다. 여성이 남성보다 다크서클이나 여드름, 기미 등이 많이 생기는 이유도 간이 상당히 차지한다.

한의학에서 간과 쓸개는 나무(木)의 기운을 지닌다고 본다. 간은 온몸의 활동성을 상징하며, 근육을 주관한다. 또한 분노, 화를 내는 감정과 밀접한 관계가 있다.

간의 기운은 그 표징이 신체 부위 중 눈과 손톱, 발톱 등에서 드러난다. 따라서 눈의 피로와 충혈은 간의 피로와 상관이 있고, 간의 상태가 좋지 않으면 손발톱의 상태가 좋지 않다고 본다. 간의 기능이 떨어질 때의 증상은 다음과 같다.

- 간의 기운이 정체되면 화를 잘 내고 식욕이 줄어든다.
- 간이 허약하면 몸이 무거워 계속 눕고 싶다.
- 시력이 떨어진다.
- 어깨와 뒷목이 쉽게 뻣뻣해지고 두통이 잘 생긴다.
- 얼굴이 지저분하고 기미가 잘 생긴다.

당신이 일생에서 만날 수 있는 간 질환은 지방간, 간염, 간경화, 간암 등 크게 4가지다. 각각의 질환에 대해 살펴보자.

지방간
지방간은 말 그대로 간에 지방(기름)이 끼는 것이다. 이것은 매우 흔한 간

질환으로 음주, 영양과잉이나 비만으로 쉽게 걸릴 수 있다. 대부분 겉으로 보기에 건강하고 실제로도 간에 크게 이상 없이 살 수 있다. 그러나 일부는 간염이나 간경화로 악화되기도 하니 주의해야 한다.

간염

간에 염증이 생기는 것이다. 당신이 간염에 걸린다면 아마 바이러스에 감염되거나 술을 많이 마셔서 올 것이다.

바이러스성 간염은 A~E형까지 있으나 최근에는 F, G형까지 발견되었다. 그러나 한국에서 발병되는 간염은 거의가 B형이며, 서구에서는 C형이 더 많다. 간혹 A형 간염 환자도 있지만, 그 이외의 유형은 매우 드물기 때문에 당신이 걸릴 확률은 없다고 봐도 좋다. 결론적으로 당신은 A, B, C형만 주의하면 된다.

동남아를 여행하는 사람은 A형 간염을 주의해야 한다. A형은 급성간염으로, 대부분 만성으로 변하지 않고 낫는 편이다. A형 간염은 주로 오염된 어패류 등 음식물이나 식수를 먹어서 감염된다. 항체가 없는 경우 백신을 맞으면 거의 예방이 된다. 증상은 한 달 정도 잠복기가 지나고 피로, 구토, 식욕부진, 발열, 우측 상복부의 통증 등이 생긴다. 그 후 일주일 이내에 황달이 온다.

B형 간염 바이러스는 전 세계 4억 명 이상이 보유하고 있는 것으로 추정된다. 우리나라는 인구 3~6퍼센트(150만~300만 명)가 B형 간염 바이러스 보유자로 알려졌다. 다른 나라에 비해 감염률이 높은 편인데다 우리

나라는 간암 발생률이 높은데, 그 원인 중 상당수가 B형 간염 때문으로 일어나니 더욱 주의해야 한다. 또한 간경화의 60~75퍼센트가 B형 간염 바이러스와 관련이 있다.

감염된 혈액이나 체액이 몸에 직접 들어와 감염된다. 태어날 때부터 B형 간염을 물려받을 수 있으며, 성 접촉이나 수혈, 오염된 주사기 등에 의해서도 감염된다. 쉽게 피곤하며 입맛이 없고 구토가 생길 수 있다. 몸살 감기처럼 근육통과 미열이 있을 수도 있다. 이 역시 예방접종으로 거의 예방할 수 있다.

C형 간염은 B형 간염과 원인과 증상이 비슷하다. 다만 감염된 면도기나 칫솔, 손톱깎기 등으로도 감염될 수 있는데다 예방백신이 없다는 것이 특징이다. 타인과의 접촉에서 조심해야 하는 간염이다.

간경화

간염이 오래되면 상처 난 부위의 세포가 딱지로 굳게 된다. 이걸 학술용어로 '섬유화가 되었다'고 한다. 이렇게 되면 간세포가 굳어버려서 기능을 못하게 된다. 이 단계로 악화되면 당신은 죽음의 문턱에 가까이 간 것이다. 간경화는 간의 염증이 오래 되어서 생기는 것이니 간염일 때 미리 조심하자.

간암

2012년 통계로 보면 암 사망률 1위가 폐암, 2위가 간암이다. 그러니 당신도 걸릴 위험이 상당하며, 주위에서 많은 사람들이 이 병으로 목숨을 잃는다. 간암의 가장 흔한 원인은 만성 B형 간염이나 C형 간염, 습관적인 음주, 간경화 등이다.

간암의 증세로는 오른쪽 윗배에 덩어리가 만져진다든지 통증이 생길 수 있다. 황달이나 식욕부진, 체중감소가 생기기도 한다. 그러나 대부분은 별다른 증상 없이 병이 계속 악화되기 때문에 발견했을 때는 상당히 늦게 된다. 그러므로 간의 위험이 있는 사람은 정기적으로 간암 표지자 검사 및 초음파 검사를 하는 것이 좋다.

쓸개의 인체 증상

만약 당신의 쓸개(담낭)에 문제가 생긴다면 주로 셋 중에 하나다. 첫째는 담낭에 염증이 생기는 담낭염, 둘째는 돌이 생기는 담석증, 마지막 셋째는 혹이 생기는 담낭용종이다.

담낭염

담낭염의 90퍼센트 이상이 담석 때문에 생긴다. 일반적으로 오른쪽 위쪽 복부에 통증이 생기며, 몸에 열이 난다. 만약 이때 병원에 가서 백혈구가 증가된 검사 결과가 나오면 십중팔구 담낭염이다. 하지만 만성담낭염은 다르다. 만약 당신이 만성담낭염을 앓고 있다 하더라도 증상이 없어서 모르고 사는 경우가 비일비재하다.

담석증

담석증은 담즙이 굳어져서 돌같이 딱딱해진 병이다. 현대에는 세계적으로 흔한 질환이 되어버렸는데, 요즘처럼 고기류의 콜레스테롤 함량이 높은 음식을 많이 먹는 생활환경 때문이다.

당신이 담석증이 있는 것을 저절로 알아채게 된다면 그 과정은 끔찍할 것이다. 어마어마하게 아프기 때문이다. 이 통증을 '담도산통'이라 부른다. 담도산통은 명치나 오른쪽 위쪽 배에 지속적이고 심한 통증으로 발생하며, 우측 날개뼈 아래나 어깨 쪽으로 퍼져나가곤 한다. 그러나 대부분 사람들은 이러한 증세를 겪지 않는다. 거의 무증상인 상태로 살기 때문이다. 그래서 특별히 검사를 받지 않으면 발견하기 힘든데, 아래 증상이 나타나면 주의하자.

- 지방질이 많은 음식을 과식하면 복통이 생긴다.
- 자주 체한다.
- 위 내시경 검사를 받아도 문제가 없는데 배가 자주 아프다.
- 오한과 미열이 자주 생긴다.
- 특별한 원인이 없는데 간기능 수치가 높다.

담낭용종 또는 담낭암

담낭에 생기는 혹(용종)은 매우 흔한 질환으로 콜레스테롤이 굳어져서 생기는 것이 대부분이다. 다행히 이것은 따로 치료하지 않아도 크게 말썽을 일으키지는 않는다. 그러나 매우 드물게 악성으로 바뀌기도 하는데, 이것이 담낭암이다.

담낭암의 평균 생존은 6개월에 불과할 정도로 암 중에서도 몹시 무서운 암이다. 이러한 담낭암이 당신에게 생길 확률이 얼마나 될까? 담낭암은 전체 암 중에서 1퍼센트 정도로 암 환자 100명에 한 명 꼴로 발생한다. 당신이 이 병에 걸릴 확률은 드문 셈이다. 그렇지만 담낭암은 황달 증세가 뚜렷하게 올 때까지 무증상인 경우가 많으니 주의해야 한다.

담낭암의 원인은 뭘까? 아직까지 확실한 원인은 모르지만, 담석과 만성담낭염이 많은 영향을 미친다고 보고 있다. 실제로 담석 크기가 3센티미터 이상이면 담낭암 발생 빈도가 10배 이상으로 높아진다는 연구결과도 있다.

간과 쓸개를 위한 식사법

간에는 당근과 부추 등 녹황색 채소가 좋다. 그외에 여러 가지 간에 좋은 음식을 섭취해보자.

• 당근 : 베타카로틴이라는 성분이 있어서 기능이 떨어진 간세포를 회복시키는데 도움이 된다. 또한 한의학에서는 간과 눈을 크게 연관지어 생각하는데, 당근은 비타민A가 풍부해서 눈 건강에도 좋다. 이밖에도 암 예방 효과와 혈액순환에도 좋으며, 소화에 좋고 변비 예방에 도움이 된다.
• 산낙지 : 쓸개즙의 주 구성성분이 되는 타우린이 많이 함유되어 있어

서 간에 좋다. 몸의 콜레스테롤을 제거하며, 무기질, 아미노산이 많이 함유되어서 체력 회복에도 효과가 있다.

• 부추 : 부추는 간의 채소라고 불릴 정도로 간에 좋은 음식이다.《동의보감》에도 간과 신장의 기능이 허약하여 생긴 각종 질환에 효과가 있다고 나와 있다. 따뜻한 성질을 가지고 있어 허리나 무릎 관절에도 좋으며, 정력 보강에도 매우 좋다. 비타민A, 비타민C, 칼슘, 철 등과 체내에서 비타민A로 변하는 카로틴도 풍부하며, 인도 많이 함유되어 있다.

• 다슬기 : 민물의 웅담으로 불릴 정도로 다슬기는 간의 콜레스테롤 농축을 줄여준다. 또한 암세포 분화를 억제하는 파틴산을 다량 함유해 간과 위를 보호하고 숙취, 해독에 좋다.

• 쑥 : 쑥은 몸속의 어혈(노폐물이 많은 피)을 분해해 몸 밖으로 배출하는 작용을 한다. 특히 간에 쌓인 어혈과 지방덩어리를 분해하여 간 기능을 회복시켜주기 때문에 지방간에 좋다. 또한 여성에게 쑥은 하늘이 내려준 보약으로 불릴 만큼 좋다. 몸을 따뜻하게 데워주고 여성 질병을 예방해준다. 생리를 조절하며 생리통, 생리불순, 냉증 등에 효과가 좋다.

• 헛개나무 : 알코올 분해를 도와주는 작용이 탁월하여 숙취 해소에 좋고 간에 도움이 된다. 그러나 장기간의 복용은 인제 균형을 무너트릴 수 있으니 좋지 않다. 술을 많이 마셨을 때만 먹길 권한다.

이외에도 다시마, 토마토, 추어탕, 바지락, 모시조개, 버섯, 청국장, 배추 등의 음식을 먹으면 간에 도움이 되니 한 번씩 먹어보자.

금요일, 폐의 날

금(金, 쇠)의 속성을 지닌 것은 폐이다. 금요일에는 호흡기에 좋은 음식을 먹어보자.

폐의 인체 증상

한의학에서 폐는 쇠(金)의 기운을 지닌다. 또한 폐는 몸의 기운을 주관한다. 그래서 폐가 약한 사람은 기가 모자라고 평소에 기운이 없는 증세가 잘 생긴다. 피부도 호흡을 하기 때문에 한의학에서는 피부도 폐의 연장선으로 본다.

폐의 기운은 그 표징이 코로 드러난다. 콧구멍이 큰 사람은 폐가 약한 경우가 많다고 한다. 폐는 흰색의 기운을 띤다. 실제로 얼굴이 흰 사람은 폐를 약하게 타고 난 경우가 많다. 이외에 울기를 잘하고 우울증이 걸린 사람은 폐가 약한 경우가 많다.

- 폐가 냉하거나 허약한 사람은 전반적으로 기운이 없고 추위를 많이 타며 가래가 자주 나온다.
- 얼굴이 마르고 창백한 사람은 폐가 약한 경우가 많다.
- 폐에 열이 있으면 콧등이 붉거나 뾰루지가 잘 나고, 가래가 목에 붙어 쉽게 안 떨어지기 쉽다.
- 폐가 건조하면 피부 전체가 쉽게 건조해지고 비듬이 생기기 쉽다.

- 폐의 기가 부족하면 피부의 탄력성이 떨어지기 쉽다.
- 폐의 허약하면 피부가 민감하여 추위와 더위에 민감해지고, 햇볕을 쉽게 따가워해서 오래 받지 못한다.
- 폐가 허약하면 목이 잘 쉰다.

당신이 살아가면서 겪는 가장 흔한 병이 감기일 것이다. 그러나 당신은 이 호흡기 질병으로 죽을 염려는 거의 하지 않는다. 아마 지독히도 운이 없는 경우를 제외하고는 실제로도 그러하다.

감기를 제외하고 당신이 인생에서 직면할 호흡기 질환은 크게 폐렴, 결핵, 만성폐쇄성 폐질환, 폐암, 이렇게 4가지다. 그중에서 가장 주의해야 할 질환은 만성폐쇄성 폐질환과 폐암이다.

만성폐쇄성 폐질환

만성기관지염과 폐기종은 천식과 달리 일상생활 속에서도 항상 숨이 차고, 기침, 가래가 나오는 것이 특징이다. 이를 만성폐쇄성 폐질환이라고 부른다. 즉, 만성폐쇄성 폐질환은 오랜 기간 동안 호흡장애를 일으키는 폐질환을 총칭한 것이다. 국내 10대 사망 원인에 해당할 정도로 무척 위협적인 질병이기도 하다. 폐질환을 말할 때 빼놓을 수 없는 것이 흡연인데, 만성폐쇄성 폐질환 역시 거의 흡연으로 인해 발생한다. 그러니 금연만 해도 이 병에 걸릴 위험으로부터 대부분 벗어날 수 있다.

폐암

폐암은 한국인 암 사망률 1위에 해당하는 무서운 질환이다. 이 말은 당신이 만약 암으로 죽게 된다면 폐암이 될 확률이 가장 높다는 말이기도 하다. 그러니 특히 경계해야 할 질환이다.

폐암이 무서운 점은 전이가 잘 된다는 것이다. 예를 들어 뇌암의 70퍼센트 이상이 폐암이 전이되어서 생길 정도니 그 위험도는 따로 말하지 않아도 알 것이다. 그런데 이 무서운 폐암은 초기에는 전혀 증상이 없는 경우가 많으며, 기침이나 가래 등 가벼운 증상을 수반해서 평소 생활에선 발견하기도 어렵다는 게 더 무서운 점이다.

그러나 그토록 두려워할 필요는 없다. 폐암의 가장 중요한 원인이 '흡연'이기 때문이다. 때로는 석면 등 공해물질도 폐암의 원인으로 꼽히지만, 당신이 석면가루가 날리는 특수한 환경에 살거나 일하고 있지 않다면 크게 관계가 없다. 그러니 당신이 담배연기만 피한다면 폐암의 위험으로부터 거의 벗어날 수 있다. 다시 말해 현재까지 가장 확실한 폐암 예방법은 바로 금연이다.

폐렴과 결핵

폐렴과 결핵은 감염으로 일어난다. 그러니 생활환경과 면역력이 중요하다. 여기에도 흡연은 악영향을 미친다.

폐렴에 비해 결핵은 보다 주의해야 한다. 결핵은 주로 후진국에서 많이 생기지만, 우리나라도 해마다 3만 명 정도가 결핵에 걸리고 사망자도 약

2천 명으로 하루 평균 6명꼴로 사망하는 게 현실이다. 발생률과 유병률, 사망률이 모두 OECD 국가 가운데 가장 높다고 하니 당신도 이 병에 걸릴 확률이 꽤 된다. 주위에 결핵환자가 돌아다니다가 당신과 접촉할 확률이 아직 높다는 말이기 때문이다.

결핵의 가장 흔한 초기 증상은 잦은 기침, 발열, 가래(특히 피가 섞인 가래는 더욱 조심해야 한다) 등이다. 그런데 기침과 가래가 나오고 열이 나는 증세는 감기와 같아서 그냥 넘어가기 쉽다. 가끔 식욕부진과 소화불량이 동반되기도 하고, 호흡곤란이 있을 수 있다. 예방접종도 도움이 되며, 평소 결핵균에 감염되지 않도록 주의하고, 금연을 하는 게 좋다.

특히 감기가 아닌데도 평소에 기침과 가래가 잦다면 주의하라. 더욱이 당신이 담배를 핀다면 심각하게 생각해봐야 한다. 또는 당신 곁에 담배를 피우는 사람이 있어서 간접흡연의 환경에 놓여있어도 조심하자. 앞에 봤듯이 담배연기가 폐질환의 주요 원인이기 때문이다. 게다가 보통 담배를 피우는 사람들은 흡연으로 인해 기침과 가래가 나오는 것이 당연한 생리현상이라 생각하며 방심하기 쉬운데 이것은 큰 착각이다.

폐를 위한 식사법

폐에 좋은 음식에는 도라지, 무, 녹차, 은행 등이 있다. 하지만 폐에 좋은 음식을 챙겨먹기 전에 먼저 금연부터 시작하자.

- 도라지 : 도라지는 폐질환에 널리 쓰는 대표적인 한약재로, 가래를

줄어들게 하고 기관지가 약한 사람에게 도움이 된다. 폐 기능을 좋게 하고, 면역력을 높이고, 콜레스테롤을 낮춰 피를 맑게 해준다.

• 무 : 무는 면역력을 높여줘서 감기 치료에 도움이 되며, 가래를 줄어들게 하여 폐를 맑게 해준다. 특히 소화가 잘 되게 하며, 숙취 해소에도 도움이 된다.

• 배 : 루테올린이라는 성분이 있어 기침과 가래를 줄여 감기나 천식, 기관지염 개선에 좋다. 목감기에도 도움을 주며, 변비 개선, 숙취 해소에도 효과가 있다.

• 녹차 : 녹차는 니코틴을 해독시킬 뿐 아니라 각종 중금속 해독에도 효능이 있어서 흡연자나 담배연기를 맡는 사람에게 도움이 된다. 데아닌과 카테킨이라는 성분이 있어서 독감 예방과 치료에도 효능이 있다. 특히 카테킨은 강력한 항산화작용을 하여 노화방지에도 좋고, 혈관을 맑게 해주는 작용이 있어서 심혈관 질병 예방에도 유효하다. 그리고 녹차의 폴리페놀 성분이 폐암 발생 확률을 낮춰준다. 이외에도 비만 예방과 암 예방, 위와 간을 돕고 살균 효과까지 거둘 수 있는 매우 유익한 식품이다.

• 은행 : 기침과 가래를 없애주고 폐를 맑게 한다. 생것으로 먹으면 독이 있으니 반드시 익혀 먹어야 한다.

• 복숭아 : 니코틴을 배출하는 효과가 있어서 폐암 예방에 도움이 된다. 변비를 줄이며 대장암 예방에도 기여한다. 생리불순 등의 여성 자궁에도 좋고, 혈액순환을 촉진하며 피부를 좋게 만든다.

• 사과 : 미국국립암연구소에 발표한 자료에 의하면 사과를 자주 먹는

사람은 폐암 발병률이 절반 이하로 떨어진다고 한다. 항산화작용이 좋아 노화방지에도 도움이 되며, 나쁜 콜레스테롤을 줄여 피를 맑게 하고, 다이어트와 암 예방에도 유효하다.

이외에도 마, 생강, 당근, 율무차 등 폐에 좋은 음식들을 찾아 먹어보자.

토요일, 소화기의 날

토(土, 흙)의 속성을 지닌 것은 소화기다. 토요일에는 소화기에 좋은 음식을 먹어보자.

위장의 인체 증상

한의학에서 위장은 흙(土)의 기운을 지니며, 노란색의 기운을 드러낸다. 또한 위장의 기운은 그 표징이 입과 입술로 드러난다.

• 위장이 좋지 않거나 열이 있으면, 잇몸 출혈 등 잇몸에 병이 생기기 쉽다.
• 위가 냉하면 음식 생각이 별로 없다. 어린아이가 편식을 하거나 음식을 잘 안 먹으려고 하는 경우 위장이 냉해서 그럴 수 있다.
• 위장의 기운이 부족하면 음식 냄새도 맡기 싫을 수 있다.

- 위장에 열이 많으면 음식이 빨리 소화가 되어서 금방 배가 고프다.
- 위장에 열이 과하면 입이 마르고 입술이 헐거나 종기가 난다.
- 위장이 안 좋으면 입냄새가 심해진다.

소화기는 뭘 먹는가도 중요하지만 어떻게 먹는가도 정말 중요하다. 만성적으로 소화가 잘 안 되는 사람이나 소화력이 약한 사람은 다음 사항을 반드시 실천하기를 권한다.

- 숟가락을 적게 뜨라. (포크나 젓가락으로 적게 집어라.)
- 급하게 먹지 말고 최대한 시간을 끌며 천천히 먹어라.
- 아쉬울 때 식사를 중단하라. 반드시 더 먹을 여력이 있어야 한다.

이 3대 원칙을 지키면 당신은 소화력이 약하다는 것을 평소에 느끼지 못하고 살 것이다. 그외에 추가적으로 식사 도중에는 수분 섭취를 최대한 자제하는 게 좋다. 식사 중에 물을 마시는 것뿐만 아니라 국, 찌개, 스프 등이 다 여기에 해당한다. 오징어나 질긴 고기 같이 너무 질기고 딱딱한 음식도 자제한다. 특히 소화력이 안 좋은 사람은 밀가루 음식을 줄여야 한다. 너무 맵고 짠 음식도 금물이다.

만약 당신의 위에 병이 생긴다면 주로 위염, 위궤양, 위암, 위하수, 이렇게 4가지 중에 하나다.

위염과 위궤양

위염의 증세는 소화불량, 명치 아래 복통, 트림, 구토, 배가 더부룩한 느낌들이 주를 이룬다. 속 쓰림으로 대변되는 위염은 그 자체보다 위암으로 진행되는 뿌리가 될 수 있다는 점에서 주의해야 된다. 그러니 만성위염이 있다면 꼭 치료를 하고 정기적인 검진을 받도록 하자.

위염이 위벽에 염증이 생기는 질환인 반면 위궤양은 위벽이 헐어서 파이는 질병이다. 위에 구멍이 생기거나 위암으로 발전하지 않게 주의해야 한다. 위궤양 역시 복통이 나타나며, 메스꺼움과 체중감소 등의 증세를 보이기도 한다.

위암

2012년 기준으로 암 사망률 3위가 위암이다. 그만큼 한국인에게는 잘 생기는 암이다. 이는 국이나 찌개, 김치 등의 맵고 짜게 먹는 식습관과도 관계가 있다. 그래서 전 세계에서 우리나라가 위암 발병률이 제일 높다.

위암을 초기에 발견하기는 어렵다. 증상이 없는 경우가 대부분이기 때문이다. 혹시 있다 해도 경미해서 약간의 소화불량이나 상복부에서 불편한 느낌을 느끼는 정도다. 그래서 정기적인 내시경 검신을 하지 않으면 초기를 놓치기 쉽다.

위암이 진행되면 입맛이 없고 상복부의 동통이나 불편함, 배가 더부룩함을 잘 느낀다. 또한 많은 경우 체중이 감소한다. 이외에 구역질은 위암에서 많이 나타나는 증상으로 소화제를 먹어도 계속 재발하는 경우가 많다. 이런 증상이 있으면 빠른 시간 내에 위 내시경 검사를 받길 권한다.

위하수

위하수란 위가 정상보다 아래로 쳐져있는 상태를 말한다. 위하수를 어떤 사람은 많이 먹어서 위장이 커진 것으로 오해하는데, 그건 절대 아니다. 위장을 받쳐주는 복벽이나 복직근 등이 힘이 없어서 말 그대로 축 처진 것이다. 그래서 젊고 마른 여성들에게 많이 발생한다. 특히 불규칙적인 식사와 폭식을 자주하는 20대 마른 여성에게서 잘 생긴다.

위가 축 늘어져서 힘을 못 쓰는 까닭에 위 기능 저하로 인한 소화장애가 잘 생긴다. 그리고 위 무력증이 잘 동반되는데, 항상 위가 팽창된 느낌과 함께 조금만 먹어도 포만감을 느낀다. 위하수가 있으면, 담즙의 역류가 잘 생긴다. 이로 인해 위염이나 위궤양, 역류성 식도염, 식도암이 생길 수 있다.

식도의 인체 증상

입에서 삼킨 음식물이 위까지 내려가는 길이 식도이다. 식도에 자주 일어나는 질병은 역류성 식도염과 식도암이다.

역류성 식도염

역류성 식도염은 쉽게 말해 위장의 뚜껑이 제대로 닫히지 않아서 위산이 역류해서 식도를 헐게 만든 병이다. 만약 당신이 가슴이 쓰리거나 답답한 증세, 또는 가슴에 통증을 느낄 경우 예상 외로 역류성 식도염일 가능성이 상당히 높다. (이외에도 신트림, 목에 이물질이 걸린 느낌, 목소리 변화 등도 발생한다.)

역류성 식도염은 특히 요즘 같이 기름진 음식을 많이 먹는 환경에서 더 늘어나고 있는데, 그래서 비만일 경우 더 잘 생긴다. 그래서 역류성 식도염을 서구형 병이라고 부른다.

위산이 역류하는 것은 장기적으로 식도암의 주요원인이 되기 때문에 이 병은 초기에 크게 고통스럽지 않더라도 노력해서 고치는 것이 좋다. 기름진 음식, 카페인, 탄산음료를 줄이고, 과식 및 취침 직전에 먹는 것을 자제하는 것이 상당히 도움이 된다.

식도암

식도암의 발병률은 그리 높지 않지만, 한번 발병했다 하면 아주 난치인 암에 속한다. 수술 부위가 가슴을 다 열고, 심장과 대동맥도 손을 봐야 하기 때문에 굉장히 큰 수술이 되며, 그러고도 전이가 잘 되어서 잘못되는 경우가 많다.

이 암 역시 초기에는 전혀 증세가 없어서 거의 발견되지 않는다. 특징적으로 음식을 삼키기 곤란한 증세가 있는데, 이런 증세를 느꼈을 때에는 이미 늦은 경우이기 때문에 큰 문제다. 어쨌거나 물은 삼키는데 다른 음식물이 자꾸 걸린다면 식도암일 확률이 매우 높다.

식도암의 80~90퍼센트는 과도한 음주나 흡연에 기인한다. 특히 술 마실 때 담배를 피면 병에 걸릴 확률이 무려 44배나 증가한다. 우리나라 음주문화에 술 마시며 담배 피는 사람들이 많은 것을 볼 때 충격적인 사실이다. 만약 당신이 술과 담배를 즐긴다면 두 가지를 동시에 하지는 마라.

술과 담배를 피지 않는 사람이라도 안심할 순 없다. 뜨거운 음식을 자주 먹는 사람도 이 병에 걸릴 위험이 많기 때문이다. 커피나 녹차를 먹을 때 목구멍으로 따끈따끈한 액체가 넘어가는 느낌이 든다면 위험하다. 적당히 식혀서 먹길 권한다.

소장과 대장의 인체 증상

대장은 사실 한의학에서 쇠(金)의 기운을 지닌다. 그래서 금요일로 같이 묶여야 하지만, 현대적인 의미로 소화기로 묶어서 관리하는 것이 좋아서 토요일로 같이 편성했다.

대장이 좋지 않으면 잇몸에 문제가 잘 생긴다. (위장이 안 좋아도 문제가 잘 생긴다.) 특히 아래 잇몸이나 치아에 문제가 발생하기 쉽다. 대장이 허약할 때의 증상을 살펴보자.

- 대장이 허약하면 머리나 목 뒤에 종기나 부스럼이 생기기 쉽다.
- 귀 밑에 딱딱한 멍울이 잘 생긴다.
- 귀 밑 부위만 붉은 사람은 대장에 문제가 있을 수 있다.

소장에 생기는 질환은 다양하지만 발생할 확률은 매우 낮다. 대신 대장

260

질환은 매우 흔하기 때문에 당신은 주로 대장 질환을 조심해야 한다. 대장 질환은 변에 문제가 생기든지, 대장에 염증이 생기든지, 대장에 혹이 생기든지 셋 중에 하나다. 각각 변비, 대장염, 대장용종 및 대장암이다. 그중에 당신이 특히 주의해야 할 것이 만성변비와 대장의 혹이다.

만성변비

주위에서 변비를 달고 사는 사람은 흔하다. 간혹 젊은 여성들 중에는 놀랍게도 5일에서 7일에 1회 변을 보는데도 크게 괴롭지 않기 때문에 원래 본인의 체질이 그렇다며 대수롭지 않게 여기는 경우도 있다. 그러나 변비는 똥이 당신의 장에서 머무는 증세다. 똥은 결코 보물이 아니라 나쁜 쓰레기다. 장에 오래 머물면 머물수록 독소가 더 많아지게 된다.

문제는 그 독소가 그냥 장 안에 보관되는 것이 아니라, 장의 막을 통해서 당신의 몸으로 흡수되기도 한다는 사실이다. 그러니 당장 병이 눈에 보이지 않는다 해서 변비를 방치하는 것은 정말로 더럽고 나쁜 습관이다. 아마 그 똥을 장 안에 두지 않고 손바닥에 들고 있으라면 더러워서 아마 1시간도 견디지 못할 것이다. 그런데 당신의 장 속에는 어떻게 1주일 이상 묵히고 있는가? 만성변비로 올 수 있는 악영향은 나음과 같다.

• 대장암 : 변비가 직접적인 대장암의 원인은 아니다. 하지만 변이 장에 오래 머물면 변에 포함된 발암물질이 장과 접촉할 시간이 더 많아지기 때문에 대장암이 걸릴 확률이 조금이라도 더 높아진다.

- 담낭염

- 신장염과 방광염

- 간 기능 저하, 또는 그로 인한 만성피로

- 소화장애

- 피부 트러블(기미, 뾰루지, 잡티, 여드름 등)

- 두통, 어지러움, 귀에서 소리가 나는 증세

대장암

대장암은 암 발생률 3위로, 우리나라 3대 암으로 손꼽힌다. 특히 한국 남성의 대장암 발병률은 세계 4위, 아시아에선 1위로 거의 독보적이다. 만약 당신이 남성이라면 중년 이후에 가장 경계해야 될 대상이 바로 대장암이다.

대장암이 생기는 원인은 다양하지만, 쉽게 말해서 잘 먹어서 생기는 병이다. 옛날보다 식생활이 서구형으로 바뀌면서 육류와 고열량의 맛있는 음식을 많이 먹고 채소를 적게 먹는 식사 습관이 주요 원인이다. 비만 역시 강력한 원인이다. 만약 당신이 소, 돼지, 닭 등 고기 구워 먹는 것을 좋아하고 채소를 즐겨하지 않는다면, 게다가 뱃살까지 나왔다면 중년 이후에는 꼭 주기적으로 대장 내시경을 해야 한다.

운동 역시 관계가 있는데, 운동을 하면 장의 연동운동이 활발해져 대변이 장을 빠른 시간 내에 통과함으로써 대변 내 발암물질과 장 점막이 닿는 시간이 줄어든다. 그래서 대장암 발생률이 줄어든다.

대장암은 대부분 암이 되기 전에 대장의 혹 형태에서 발전한다. 용종은 매우 흔해서 50대 이상 성인의 30퍼센트는 지니고 있다. 이러한 용종 중에 운이 나쁘면 암으로까지 발전하는 경우가 있으니 대장 내시경으로 용종을 초기에 제거하는 것도 중요한 예방책이다.

대장암의 증세 역시 초기에는 별로 자각 증상이 없다. 어느 정도 암이 진행되면 배변 습관이 바뀌어서 설사나 변비가 생기고 변에 피가 보이거나 복통, 빈혈 등이 생길 수 있다.

소화기를 위한 식사법

위에 좋은 음식으로는 대표적으로 양배추가 있다. 이외에도 매실, 파래, 감자, 토마토, 알로에, 부추 등이 있다. 대장에 좋은 음식으로는 유산균 음료, 김치 같은 유산균 식품 종류들과 당근, 바나나, 토마토가 좋다. 이외에도 식이섬유가 풍부한 채소류나 김이나 미역 등 해조류의 음식을 권한다. 너무 많아서 뒤에서 자세히 말하겠다. 토요일에는 당신이 선택할 식단이 무척 많으니, 부디 과식하지 않기 바란다.

위장에 좋은 음식

위장에 좋은 대표적인 음식은 양배추와 귤껍질, 매실, 알로에 등이다. 대체로 식이섬유가 풍부한 채소들이 위장에 좋다. 이외에도 파래, 감자, 토마토, 부추, 흰 살 생선 등도 위장에 도움이 되는 음식들이니 한번씩 챙겨먹어 보자.

● 양배추 : 양배추는 위장에 좋은 음식 중 가장 뛰어난 효능을 지녔다. 위장이 위산에 의해 손상되면 위염, 위궤양이 생기는데, 양배추에는 위벽 보호에 탁월한 비타민U가 있다. 비타민U는 실제로는 비타민이 아니다. 1950년 무렵 프랑스의 체니가 양배추에서 궤양 발생을 억제하는 물질을 추출해 궤양을 뜻하는 'Ulcer'의 앞글자를 따서 비타민U라고 이름을 붙인 까닭에 아직까지 그렇게 불리곤 한다.

양배추에는 이러한 비타민U와 출혈을 막아주는 비타민K까지 같이 풍부하게 들어있어서 상처 난 위벽 회복과 궤양 억제에 거의 약물에 필적할 만큼 효과가 있다. 식이섬유까지 다량 함유되어 있어서 변비에도 좋으며, 대장암 예방에도 기여한다. 특히 강력한 항암성분이 있어서 다른 암 예방에도 좋고 항산화성분으로 노화예방에도 좋다. 다만 양배추는 익혀 먹으면 그 유효 성분이 잘 파괴되니 생으로 샐러드를 해서 먹거나 쌈을 싸서 먹길 권한다.

● 귤껍질 : 한의학에서 '진피'라는 한약명으로 불리는 약재다. 귤껍질은 소화를 용이하게 만들며, 위의 궤양도 줄여주는 작용이 있다. 헛배가 부르고, 트림이나 구토, 메스꺼움, 소화불량을 치료하는데 즐겨 쓰인다. 기침과 가래를 줄여주며 소변을 잘 나오게 한다. 귤껍질을 달여서 차로 마시길 권한다.

● 알로에 : 알로에는 세균과 곰팡이에 대한 강한 살균력을 지니고 독소를 중화하는 효능이 있다. 궤양에 효과가 있는 성분을 지녀 위장병 환자에게도 널리 쓰이는데, 한의학적으로는 차가운 성질의 약에 속한다. 따라

서 속이 냉한 환자가 알로에를 장기간 먹으면 오히려 속이 더 망가진다. 그러니 몸이 찬 사람의 위장병에는 쓰지 않는 것이 좋다. 대신 몸에 열이 많은 환자의 위장병과 과음한 뒤에 위를 보호해주는 용도로는 적합하다. 또한 알로에는 항암효과가 있으며 혈액순환도 도와준다. 하지만 생리 중인 여성에게는 출혈과다를 일으킬 수 있으니 주의해야 한다.

• 매실 : 매실은 천연소화제로 불릴 만큼 소화에 좋다. 매실의 신맛 성분이 소화액 분비를 촉진하고 위장 운동을 도와 소화불량 개선에 기여한다. 특히 매실에는 강력한 살균 성분이 있어서 소화기의 해로운 균을 없애므로 여름철 식중독으로 배탈이나 설사가 있을 때 도움이 된다. 또한 간을 보호하고 간 기능을 개선하며, 노화방지에 좋은 성분들이 풍부하다.

알로에와 대비되는 것이 매실이다. 매실은 한의학적으로 약간 따뜻한 성질을 지니고 있는 식품으로 특히 속이 냉한 환자에게 좋다. 그러므로 속에 열이 많은 사람은 알로에를, 속이 찬 사람은 매실을 먹길 권한다. 한 가지 팁을 말하면, 평소에 소화가 잘 안 되는 증세는 속이 냉한 사람에게 훨씬 잘 생긴다.

• 연근 : 연근은 직접 소화를 돕는다기보다는 신경이 예민하여 위장병이 생긴 사람에게 적합하다. 지혈 작용과 함께 위장에 생긴 상처를 잘 낫게 한다. 또한 마음을 안정시키고 숙면을 취하게 돕는 작용이 있다.

식도에 좋은 음식

당신이 만약 역류성 식도염을 지니고 있다면 여전히 추천하고 싶은 음식은 양배추다. 양배추는 위염, 위궤양뿐만 아니라 식도에 생긴 상처까지도 빨리 아물게 해주기 때문이다. 이외에도 마, 마늘, 단호박 등이 질병 완화에 도움이 된다.

하지만 역류성 식도염에 최고의 식단은 소식(음식을 적게 먹는 것)이다. 반대로 말하면 과식과 비만이 역류성 식도염에 최악의 조건을 만든다. 또한 육류를 많이 먹는 습관과 카페인이 든 음료를 자주 마시면 역류성 식도염이 낫기 힘들다.

• 감자 : 역류성 식도염은 위산이 식도로 넘어와서 생긴다. 감자는 대표적인 알카리성 식품이므로 위산을 중화시킨다. 게다가 감자는 염증을 가라앉히는 효능이 있어서 상처 난 식도의 염증을 빨리 호전시킨다. 그러나 감자는 날 것으로 계속 먹으면 위 기능을 떨어트릴 수 있으니 익혀 먹는 게 좋다.

• 브로콜리 : 식도의 염증을 호전시키는데 도움이 되는 마그네슘이 많이 들어있다. 그러나 브로콜리는 식도염보단 암 예방에 훨씬 위력을 발휘하는 음식이다. 위암, 식도암, 대장암 등 소화기의 암뿐만 아니라 폐암, 유방암, 자궁암, 전립선암 등에 걸릴 위험을 낮춰준다. 또한 항산화작용이 뛰어나 노화방지에도 좋다. 그리고 칼슘이 풍부할 뿐만 아니라 칼슘 흡수를 보조해주는 비타민C가 많아서 브로콜리를 자주 먹으면 골다공증 예방에도 큰 도움이 된다.

• 피해야 할 음식 : 역류성 식도염에는 좋은 음식보다 피해야 할 음식

을 아는 게 더 중요하다. 지방이 많은 육류와 소시지, 튀김류, 버터나 마가린, 술과 담배, 맵고 짠 음식, 질긴 음식 등은 피하도록 하고, 오렌지주스 및 카페인 음료, 초콜릿, 인스턴트식품, 귤과 토마토의 과다 섭취 등을 줄이는 것이 좋다. 특히 자기 직전에는 음식 섭취를 자제하고, 또한 뜨거운 음식을 식히지 않고 먹거나 마시는 것도 식도를 손상시키니 반드시 피해야 한다.

대장에 좋은 음식

대장에 좋은 음식들은 종류가 아주 많다. 그중에 몇 가지만 추천하면 아래와 같다.

- 식이섬유가 풍부한 음식들 : 곤약, 무말랭이, 토마토, 사과, 양배추, 고구마, 옥수수, 현미, 연근, 바나나, 김, 미역, 파래, 다시마, 톳, 매생이 등 식이섬유가 풍부한 음식은 대장암 예방에 크게 기여할 뿐만 아니라 체중감량, 비만 예방에도 매우 좋다. 또한 콜레스테롤의 흡수를 줄여 심혈관 계통의 질환 예방 및 각종 성인병을 줄여준다.
- 발효식품 : 유산균 섭취는 대장에 좋을 뿐만 아니라 장수의 근본이라고 했다. 요구르트나 김치 종류, 된장, 청국장과 젓갈류, 장아찌 등이 대표적인 발효식품이다.
- 베리 : 아사이베리, 라즈베리, 블루베리, 크랜베리, 블랙베리 등 베리 종류에 풍부하게 함유된 안토시아닌, 폴리페놀릭 같은 성분들이 종양 성

장을 억제한다. 대장암 예방뿐만 아니라 다른 암의 예방에도 도움이 되며, 항산화 작용도 좋아서 노화예방에도 좋다.

• 카레 : 인도는 세계적으로 대장암 발병률이 가장 낮은 나라다. 인도인이 즐겨먹는 카레에는 커큐민이란 성분이 다량 들어있어서 대장암 발병률을 낮출 뿐만 아니라, 전립선암, 치매 및 비만 예방에도 기여한다.

지금까지 살펴본 ±5(플러스마이너스 5) 식사법 외에 5장 말미에서 설명했던 '25 식사법(1주일에 2일은 먹고 싶은 것을 먹고 5일은 건강식을 먹는다)'과 '소식'을 병행한다면 지구에서 오래 사는데 큰 도움이 될 것이다.

7장

양자역학다이어트

과거 지구인이 '1'자에 가까운 체형이 다수였다면 현대 지구인은 체형이 좌우로 부풀어 '0'에 가까운 사람이 다수다. 과거에는 보릿고개라는 것이 있었다. 겨울이 지나고 초여름 보리를 수확할 때까지 먹을 것이 아주 부족하여 풀뿌리와 나무껍질 등으로 연명해야 하는 4~5월 봄의 시기를 말한다. 이 시기에 기아로 굶어죽는 사람마저 부지기수였다. 이런 몹쓸 고개가 없어진 것이 1960년대 말 정도였으니 그리 오래되지 않은 과거의 얘기다.

이런 과거에는 먹을 것을 어떻게든 확보하고 잘 먹는 것이 지구에서 오래 살아남는 조건이었다. 그러나 풍족한 시대로 접어들며 당신이 지구에서 살아남는 조건은 바뀌었다. 그게 어떤 조건일까?

우선 당신이 살고 있는 행성, 지구에 대해 살펴보겠다. 당신이 매일 호흡하는 지구의 공기는 질소와 산소가 8:2 정도의 구성비로 구성되어 있다. 정확히 말하면 산소 21퍼센트, 질소 78퍼센트이며, 나머지 1퍼센트는 기타 원소들이다. 이 구성비는 지구에서 당신이 생존하는데 크게 기여한다. 가령 금성은 온실기체인 이산화탄소 구성비가 매우 높기 때문에 온실효과로 표면 온도가 섭씨 470~480도까지 올라간다.

반대로 만약 지구 대기에 산소가 지금보다 풍부하다면 오히려 당신 생명에 치명적인 산소중독이 일어날 수 있고, 활성산소로 너무 빨리 늙으며, 작은 마찰 자극으로도 여기저기 불이 붙어 타죽는다. 반대로 산소가 적다면 당신은 질식해 죽는다.

그러니 지금의 공기 구성비가 인간의 생존에 얼마나 유리한지 알 것이다. 이만큼 당신 몸에도 지구에서 오래 생존하는데 중요한 구성비가 있다. 그것은 지방의 비율이다. 오래 살아남으려면 당신은 몸의 구성비에서 지방을 반드시 줄여야 한다. 체형이 둥근 풍선에 가까워질수록 당신은 하늘나라로 쉽게 올라갈 것이기 때문이다.

또한 앞에서 말했듯이 오늘날에는 무엇을 먹느냐보다 얼마나 먹느냐가 건강과 장수에 중요한 조건이 되어 버렸다. 풍선 몸매가 아닌 날씬한 몸매라 해도 과식을 계속 한다면 몸의 노화 현상이 가속된다. 그러니 섭취하는 음식의 양을 적당하게 줄이는 것은 마른 사람에게도 적용되는 젊고 아름답게 사는 비결이다.

다이어트의 황금률

황금률이란 단어가 있다. 성서에 나오는 말로 "내가 상대방에게 대접받기를 원하면 먼저 그들에게 그렇게 하라"는 법칙이다. 어떤 이는 이것이 성공으로 향하는 최고의 원칙이라 말한다. 대접 받는 결과만 얻으려 하지 말고 대접 받을 원인을 만들라는 발상의 전환이다. 다이어트 역시 그러하다. 다이어트 도전자는 결과인 날씬한 몸매만 손쉽게 얻기를 원한다. 그러나 날씬한 몸매로 바뀔 수밖에 없는 이유를 만드는 게 선결 과제다.

의학적으로 인간이 왜 살찌는지 원인은 밝혀졌다. 어찌하면 살이 빠지는지 역시 의사는 물론, 환자도 안다. 그런데도 당신은 매번 다이어트에 실패한다. 왜일까? 그 해답은 분명하다.

당신의 마음이 바뀌지 않았기 때문이다.

이렇게 말하면 당신이 '음식을 절제하며 꾸준한 운동을 하는 굳은 의지력'을 지니지 않은 점을 지적한다고 여길지 모른다. 그러나 그런 의지력을 지닌 이는 드물다. 현대인이라면 그 누구라도 맛있는 음식을 즐기고 힘든 운동보단 거실 소파에 드러누워 TV 보는 걸 더 좋아할 것이다. 이게 정상이다. 당신이 바꿔야 하는 건 의지력이 아니라, 다이어트를 바라보는 '사고방식'이다.

다이어트 도전자들은 대개 도 아니면 모 방식으로 산다. 즉, '다이어트'가 아니면 '입에 당기는 대로 다 먹기', 이 둘 중 하나를 선택한다. 예를 들어, 다이어트를 마음먹는 순간부터 전투모드로 진입한다. 이것은 열량이 높으니 피하고, 저것은 식욕을 북돋으니 피하고. 이런 식으로 분류하다 보면 평소에 즐기던 음식을 모두 피해야 한다는 어처구니없는 사실을 발견할 것이다. 그러면 마음속으로 다짐한다. "참자. 살만 빠지고 나면 그때 실컷 먹자." 이러니 식욕을 꺾고 살을 성공적으로 빼든, 실패해서 양념치킨, 프라이드치킨을 양손에 들고 울음을 터트리든, 결국 시간이 지나면 당신 식단은 다이어트하기 전의 원점으로 되돌아가고 만다. 그래서 다이어트는 언제나 실패한다.

그러나 다이어트가 끝난 뒤 서있어야 할 당신의 위치는 '극단적인 절식'도 아니고 '마음대로 퍼먹는 식사'도 아니다. 그 중간 지점이 정답이다. 그림에서 보듯이 다이어트 중인 A와 폭식 중인 C의 중간 경사선 B가 우리가 선택해야 하는 지점인 것이다.

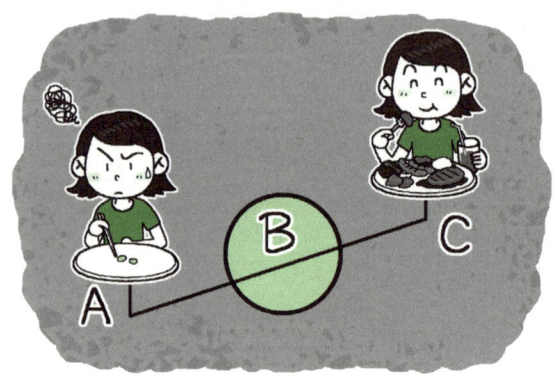

다이어트의 비법

지금까지 알려진 다이어트 방법들을 모두 모아 책으로 엮는다면 아마 당신은 생전에 그 책의 마지막 장을 보지 못할 것이다. 아니, 그전에 필자들이 책을 다 못 쓰고 늙어 죽을 것이므로 책 자체가 나오지 못할 것이다. 그만큼 다이어트 방법이 많다.

필자가 수많은 연예인들에게 다이어트를 시켜주며 느낀 바는 그들이 다이어트에 대해 너무 잘 안다는 점이다. 심지어 필자가 모르는 신기한 방법까지 알았다. 그런데도 그들은 고민을 가진 채 방문을 했었다. "선생님, 좋은 다이어트 없습니까?" 방법이 많다는 건 바꿔 말해 특출한 방법이 없다는 뜻이다.

한번 살펴보자. 예로부터 전해져 내려오는 단식부터, 음식 한 가지만 먹는다는 각양각색의 원푸드다이어트들이 있다. 또한 레몬디톡스, 해독다이어트, 황제다이어트, 간헐적단식 등 많은 다이어트가 있지만, 결국 의학적으로 최고의 방법은 한 가지로 귀결된다.

적게 먹고 많이 움직이기

이것이 다이어트 비법이다. 이렇게 말하면 실망한 독자들이 책을 집어던질지도 모른다. "아니, 그걸 몰라서 다이어트를 못하냐구요!"

그렇다. 당신이 몰라서 못하는 게 아닐 것이다. 그러나 필자가 보면 당신은 몰라서 못하는 것이다. 음식조절과 운동이 다이어트 비법임을 모르는 것이 아니라, 음식조절과 운동을 어떤 식으로 해결해야 하는지 몰라서 못한다. 그 예로 당신이 솔깃할 만한 비결 중 하나를 말하겠다.

> **다이어트의 핵심은 뭔가 덜 먹는 것이 아니라 뭔가 더 먹는 것이다.**

비만의 인체 원리

혹시 당신은 지금 무엇이 먹고 싶은가? 머릿속에 당장 어떤 음식이 떠오르는가? 만약 아직 음식 생각이 없다면 TV를 틀어보라. 때마침 김이 피어오르는 라면 광고가 나오거나 드라마 주인공이 맛있는 피자를 먹는다면? 당신은 침을 꿀꺽 삼킬지도 모른다. 인터넷에 올라온 푸짐한 음식 사진을 보는 것만으로 식욕이 순식간에 증가할 수도 있다.

그렇다면 사람이 음식을 먹고 싶은 욕구는 어디에서 비롯될까? 대부분 "머릿속 생각에서 비롯된다"고 대답할 것이다. 하지만 그 대답은 겨우 50점에 불과하다. 생각에서도 비롯되지만 그걸 충동질하는 몸의 자극이 또 있다. 당신이 나무 인형이 아닌 이상 몸의 자극을 무시할 수 없으며, 그 자극은 자연스레 '뭔가 먹고 싶다'는 생각이 들게끔 뇌가 프로그램 되어있기 때문이다.

자, 식욕을 충동질하는 자극은 몸 어디에서 생길까? 우선 뇌를 보자.

시상하부라는 곳에서 분비되는 포만감호르몬(CART)이 식욕을 억제하고, 식욕호르몬(NPY)이 식욕을 촉진한다. 뱃속으로 내려가도 위와 장에서 식욕을 조절하는 시스템이 있다. 지방과 장에서는 렙틴(leptin)이 분비되어 식욕을 억제하고, 위에선 그렐린(ghrelin)이 분비되어 식욕을 촉진한다. 또한 혈관의 혈당의 농도에 따라서도 조절시스템이 있다. 혈당이 떨어지면 췌장에서 글루카곤(glucagon)이 나와 혈당을 높이고, 혈당이 높아지면 췌장에서 인슐린(insulin)이 나와 혈당을 낮춘다.

어려운 이야기다. 당신이 의사도 아닌데, 이걸 다 알 필요가 있을까? 그런데 시중의 다이어트 책을 보면 이런 식으로 인체 원리를 길게 나열하고 있다. 초등학생이 구구단을 외우면 산수를 잘 하듯이 당신이 이걸 외워 다이어트를 잘 할 수 있다면 필자도 당신이 이걸 외우도록 만들겠다. 그러나 아무 소용이 없다. 당신은 딱 다이어트에 필요한 상식 정도만 알면 된다. 그래서 필자가 식욕의 원리에 대해 간단히 정리했다. 다음의 4가지 원리를 살펴보자.

1. 뱃속이 비면 식욕이 증가한다.

2. 몸에 기운이 빠지면 식욕이 증가한다.

3. 몸이 녹슬고 망가지면 식욕이 증가한다.

4. 스트레스를 받으면 식욕이 증가한다.

어떤가? 정리해놓으니 너무 당연하게 보이지 않는가? 이 당연한 걸 어렵게 설명한 것이 앞의 의학 지식이다. 더 구체적으로 살펴보자.

뱃속이 비면 식욕이 증가한다

쉽게 말해 '배고프면 식욕이 증가한다'는 원리다. 당신이 몇 끼를 굶었다. 그런데도 배가 고프지 않으면 뭔가 인체가 잘못된 것이다. 이 당연한 현상을 의학적으로 들여다보자. 위장이 비면 위에서 그렐린이란 물질이 나와 식욕을 촉진한다. 이건 보통 30분에 한 번 분비된다. 그러나 당신이 음식량을 줄이면 더 자주 나오게 되어 20분에 한 번 분비되기도 한다.

장에 음식이 차면 렙틴이라는 물질이 분비된다. 이건 포만감을 줘 식욕을 떨어트린다. 렙틴은 장 말고도 뱃살의 지방에서도 분비된다. 배가 불룩 나오게 만드는 내장지방도 당신에게 이런 신호를 보내는 셈이다.

"주인아, 지금도 비좁은데 지방을 또 저장하면 내가 찌그러져 죽겠어. 그러니 제발 그만 먹어!"

하지만 뱃살이 찔 정도로 먹는 사람은 그런 신호는 가볍게 무시하는 경향이 있다.

몸에 기운이 빠지면 식욕이 증가한다

혈관에 당분 에너지가 떨어지면 몸에 기운이 빠진다. 이때 몸에서는 혈당을 공급하기 위해 장기들이 바빠진다. 췌장에서는 글루카곤이, 뇌의 시상하부에선 식욕호르몬이 분비되어 식욕을 촉진한다. 반대의 경우 시상

276

하부에서 포만감호르몬이 분비되어 식욕을 억제한다. 몸의 (당분) 에너지가 떨어지면 기운이 빠지며, 그걸 보충하라고 식욕이 당기는 건 너무 당연하지 않는가?

몸이 녹슬고 망가지면 식욕이 증가한다

활성산소는 인체 노화의 주범이다. 흔히 철이 산화되는 것을 녹이 쓴다고 표현한다. 이처럼 우리 몸도 활성산소에 의해 녹슬듯이 망가지는 현상이 벌어진다. 이때 미세한 염증반응 표식이 혈관을 타고 돌며 식욕을 증가시키는 결과를 가져온다. (혈관의 염증반응으로 인해 뇌로 가는 당이 많이 차단되면 뇌는 에너지를 얻기 위해 더 먹도록 명령을 내리게 된다.)

쉽게 표현해 몸이 망가지면 보수하기 위해 에너지가 더 필요하며, 그래서 당연히 식욕이 늘게 되어있다. 이런 경우에는 활성산소를 줄여주는 항산화 음식을 먹어야 한다.

스트레스를 받으면 식욕이 증가한다

스트레스를 받으면 큰 양푼에 밥을 하나 가득 담아 비벼먹는 주부들이 있다. 어떤 이는 스트레스 탓을 하며 술과 기름진 음식을 달고 산다. 흔히 스트레스를 먹는 걸로 푼다는 유형이다. 과연 이 모든 게 과식의 핑계거나 그 사람의 심리 탓에 불과할까?

아니다. 몸에도 분명히 원인이 있다. 과도한 스트레스는 몸에 염증반응을 일으켜서 뇌로 가는 혈당을 줄이게 된다. 그래서 뇌는 무조건 더 먹도록 명령한다. 더구나 단맛을 먹으면 긴장이 완화되고, 뇌는 쾌감까지 느끼게 된다. 그러니 나쁜 기분에서 벗어나려고 자기도 모르게 초콜릿, 아이스크림, 과일 등에 손이 끌리게 된다. (또 다른 원인으로, 스트레스를 받으면 코르티솔이란 호르몬이 분비되는데, 이 호르몬은 내장지방을 쌓이게 만든다.)

지금까지 식욕과 관련된 4가지 인체 원리를 살펴봤다. 그런데 이 말고도 또 다른 원리가 있다.

무조건 식욕이 증가한다

이건 정말 답이 없는 유형이다. 신체 상태와 상관없이 무조건 식욕이 넘치는 사람이기 때문이다. 배에서 포만감을 느끼든 말든 꾸역꾸역 먹는다. 원인은 맛을 즐기고 싶은 욕구에서 비롯된다. 고기도 먹어본 사람이 먹는다는 말이 있다. 어떤 음식 맛에 즐거움을 느끼면 다시 먹고 싶은 욕구가 머릿속을 감돈다. 이 욕구가 생기는 족족 그대로 따르다간 당신 허리 사이즈는 1년 새 2배가 되어 공처럼 굴러다닐 것이다. 그러니 이성으로 자제해야 하는데, 그러지 못하면 이 경우가 된다.

(이외에도 유전적인 결함 때문에 식욕 증가가 발생하는 경우도 있지만, 이는 매우 드물다.)

지금까지 식욕에 대한 5가지 의학 원리를 설명했다. 이걸 안다 해도 딱히 다이어트에 도움이 될 것 같지는 않다. 어차피 뱃속이 비어서 먹는 건

278

데, 뱃속이 비면 식욕이 증가한다는 원리를 안다고 해서 뭐가 도움이 될까? 그러나 도움이 된다. 그건 뒤에 상세히 설명하겠다.

양자역학다이어트의 원리와 방법

양자역학다이어트는 크게 2가지 원리가 있다.

> 1. 마음은 인체에 영향을 미친다.
> 2. 관찰자는 인체에 영향을 미친다.

뒤의 9장에서 이야기할텐데, 그 작은 양자조차도 관찰자에 반응을 한다. 당신 마음 역시 물질에 영향을 미친다. 다이어트에도 그런 물리법칙이 그대로 적용된다.

> 마음은 인체의 미래를 결정한다.

당신이 다이어트를 하고 싶다면 이 법칙을 철저히 믿어야 한다. 물론 이 법칙을 믿기만 해도 그날부터 당신의 살이 저절로 빠지거나 할 리는 없다. 당연히 실제 다이어트 과정을 실천해야 살이 빠진다. 하지만 알고 시작하는 것은 그만큼 다른 결과를 일으킨다.

1단계 – 원하는 모델 그리기

당신이 다이어트에 도전하는데, 되고 싶은 모델이 없다면 지금 당장 머릿속에 원하는 이상향을 그려라. 모든 것은 마음에 달렸다. 당신 몸은 분명히 반응한다. 몸이 어떤 형태로 변하기를 원한다면 먼저 당신 마음에 추구하는 모델이 확연히 존재해야 한다. 이걸 '목표 설정'이라 한다.

"다이어트 할 때 목표 안 세우는 사람이 어디 있어요?"라고 물을지도 모른다. 안타깝게도 있다. "뱃살이나 좀 빼자. 배가 너무 나왔어", "내 친구 몸매에 안 뒤져야겠어. 어제 옷맵시가 다르더란 말이야" 이렇게 어중간하고 즉흥적인 마음가짐으로 다이어트를 시작하는 이도 대단히 많다.

게다가 구체적으로 수립되었던 목표도 쉽사리 변한다. 처음엔 "10킬로그램을 빼야지" 하며 단단히 마음먹고 시작하지만, 며칠 해보니 음식이 먹고 싶어진다. 그래서 "우선 4킬로그램만 빼고 다음에 또 빼자"라며 마음을 바꾼다. 며칠 뒤에는 "아이고 힘들다. 한 번에 많이 빼면 몸 상할지도 몰라. 1킬로씩 몇 달간 나눠서 빼야겠어" 이런 식으로 계획을 수정한다. 그러다 최종적으로 "그래. 아직 나는 준비가 안 됐어. 식사 약속도 많이 잡혔고 바쁘기도 하니깐. 다음에 도전하자"라며 기약 없이 다이어트를 미룬다. 이게 대다수 도전자가 거치는 용두사미 다이어트다.

그러니 명확하게 목표를 세우자. 숫자로 목표를 세우는 건 위력이 약하다. 마음 에너지는 추상적인 기호나 숫자보단 실질적 이미지에 더 강력하게 반응한다. 그러므로 머릿속으로 이미지를 정해놓고 반복해서 떠올리는 것이 효과적이다. 그렇다면 이미지 모델은 어떤 걸로 정해야 할까?

280

필자가 말하는 모델은 당신의 '미래 모습'을 말한다. 가령 잡지에 등장하는 늘씬한 모델은 자기와 거리감이 있는 존재여서 오히려 다이어트에 미치는 위력이 떨어진다. 날씬한 자기 모습을 명확하게 상상하라. 이것이 첫째 과정이다.

둘째 과정은 시작할 때 당신 모습을 찍는 것이다. 반드시 사진을 찍어 다이어트 'BEFORE'와 'AFTER'를 비교하라. 명확한 비교가 없으면 다이어트는 항상 흐지부지되기 쉽다.

연예인들은 늘 자기의 베스트샷을 지갑이나 잡지 지면에서 보며 자극을 받는다. 그렇기 때문에 몸매 관리에 항상 최선을 다할 수밖에 없다. 그러나 당신은 어떠한가? 거울에 비친 어제와 오늘의 당신은 늘 비슷하게 보이니 자극을 받지 못한다. 과거에 날씬했던 사진은 "이때는 좋았지"라며 돌아가기 힘든 추억으로 치부한다. 왜? 몇 번의 다이어트 시도로 살빼기가 무진장 힘들다는 걸 알기 때문이다.

이게 어제까지 당신의 현실이다. 그러나 오늘부터는 달라져야 한다. 당장 다이어트의 BEFORE가 될 사진을 마련하라. 상반신을 벗은 사진이 필요하다. 배를 드러내놓고 찍어야 전후 비교가 명확히 된다. 이건 예쁘게 보이기 위해 찍는 사진이 아니다. 정확한 현실 모습 그대로를 남기는 것이 핵심이다.

2단계 - 자신에게 명령하기

인간의 3대 욕구가 식욕, 성욕, 수면욕이라고 한다. 그만큼 식욕은 인간이 지닌 욕망 중에서도 가장 기본적이며 강력한 욕구다. 그러니 멋진 몸매를 갖고 싶다는 충동 정도로는 식욕에 대항하기는 어림도 없다. 절실한 이유가 없다면 식욕에게 늘 승자의 왕관을 넘겨주고 당신은 처진 뱃살처럼 좌절로 축 늘어질 것이다. 여태 당신은 의지력이 부족해서 실패한 게 아니었다. 창조주가 당신을 그렇게 열심히 먹도록 설계해 놓았기 때문이다. 그러니 멋진 몸매에 대한 충동보다 더 절실한 다이어트 동기를 찾아야 한다. 당신이 다이어트를 해야 할 절실한 이유는 과연 뭐가 있을까?

당신이 책을 샀으니 서비스로 필자가 정답을 무료로 알려주겠다. 다이어트는 당신 수명을 10년 이상 늘려줄 것이다. 이것이 다이어트가 절실한 이유다. 게다가 더 젊게 살도록 해줄 것이다. 늘어나는 10년으로 당신이 얻을 수 있는 가치는 뭐가 있을까 생각해보라.

오늘 하루만 덜 먹으면 10년간 군침 도는 음식을 얼마나 더 먹을 수 있을까? 좋아하는 드라마나 영화는 얼마나 더 쏟아져나올 것인가! 월드컵, 스포츠중계 등 재미난 일들이 얼마나 더 많이 벌어질까! 당신이 더 살아야 하는 이유는 이것 말고도 넘칠 것이다. 그러니 먹는 걸 조금만 줄이자.

2013년 공식 자료에 의하면 비만한 사람의 평균 수명이 일반인보다 6~7년은 짧다고 한다. 게다가 당신이 늙을 무렵이면 전체 수명은 훨씬 늘어날 것이기 때문에 그 수명의 차이가 10년은 족히 넘을 것이다. 이만하면 다이어트를 해야 할 이유로 충분하지 않는가? 동기가 생겼으니 그걸 마음에 새겨야 한다. 그 방법은 다음의 3가지로 실천한다.

• 명상 : 아침저녁의 명상시간에 당신이 되고픈 이미지를 떠올린다. 그 이미지 속의 당신은 무뚝뚝하게 있지 마라. 당신의 미래 상황이 그리 될 수도 있다. 이왕이면 행복하게 환히 웃자. 가장 중요한 핵심은 이번 다이어트를 포함한 식습관이 당신 수명을 10년 이상 연장한다는 신념을 마음속으로 우주에 선포하는 것이다. "내 식사 습관은 성공적인 다이어트와 질병을 예방하고 10년 이상 젊게 살 위력을 지녔음을 온 우주에 선포한다" 같이 한 문장으로 미래의 이미지를 명상하자.

• 이미지 메이킹 : 음식을 대할 때마다 당신이 되고 싶은 이미지를 머릿속으로 떠올린다.

• 기록 : 포스텝 컨트롤 기법에서 1년과 분기별 기록에 다이어트 내용을 체크한다.

다이어트를 하는데 무슨 명상을 하고, 또 이상한 말을 중얼중얼 외우냐고 질문할 독자도 있을 것이다. 물론 어색할 수 있다. 하지만 생각은 인체에 영향을 미친다. 때문에 생각을 거듭 마음에 새기는 작업을 하는 것이다. 그리고 언어는 강력한 힘을 지니고 있다. 자신에게 반복해서 명령을 내리면 무의식에 컴퓨터의 프로그램처럼 세팅이 되어 큰 힘을 발휘한다. 그러니 의심하지 말고 3가지 방법을 따라해보자.

당신의 마음을 바꾸지 않으면 평생 음식 습관을 바꿀 수가 없다. 그리고 음식 습관이 바뀌지 않으면 다이어트는 항상 실패로 끝나게 된다.

3단계 – 학습하기

"아는 것이 힘이다." 베이컨이 한 말이다. 아는 것이 힘이란 말은 다이어트에도 고스란히 적용된다. 어떤 이는 다이어트 하는데 무슨 공부가 필요한지 의아해할 것이다. 그러나 몰라서 많이 먹고, 몰라서 오늘의 식단을 합리화하며, 몰라서 다이어트를 포기한다. 그러니 다이어트를 제대로 하려면 알아야 한다. 간단한 내용 몇 가지만 알면 다이어트의 성공이 보장되기 때문이다.

뱃속이 비면 식욕이 증가한다

이 평범한 원리를 많은 이들이 놓치고 있다. 뱃속이 텅 비었는데 억지로 참는 건 좋지 않다. 굶으면 굶을수록 의지력은 약해지고, 반대로 위장에서 분비되는 그렐린의 식욕촉진 효과는 강해진다. 음식과 투쟁하는 자는 반드시 패한다. 아무리 의지력이 강한 사람도 결국 식욕에게 패할 수밖에 없다.

해결책은 간단하다. 뱃속을 비지 않게 만들면 식욕이 낮아지니 뱃속을 채우는 것이 다이어트의 비결이다. 다이어트를 하는 사람이라면 깜짝 놀랄 말이다. 그래도 뱃속을 채워야 한다. 앞에서 필자가 말했듯이 다이어트의 비결은 '덜 먹지 말고 더 먹어라'이다. 그런데 단서가 하나 달린다.

반드시 칼로리가 낮은 걸로 더 먹어라.

이게 핵심이다. 칼로리가 낮은 걸로 식단 조절을 해야 다이어트에 성공한다. 필자의 한의원에선 다이어트 환자에게 방울토마토를 권한다. 이런 음식은 칼로리가 낮고 식이섬유도 풍부하다.

방울토마토 말고도 찾아보면 다이어트에 좋은 음식이 널렸지만, 당신은 이런 걸 평소에 잘 먹지 않을 것이다. 당신의 입에 그다지 매력적이지 않기 때문이다. 필자는 이런 음식을 'B급 음식'이라 칭한다. 그리고 B급 음식을 늘 가까이 하는 사람이라면 이미 날씬할 것이다.

필자의 중학교 시절에는 학생들이 점심 도시락을 싸왔다. 그 당시 필자는 집이 가난해서 반찬이 늘 비슷했다. 밥과 김치, 김, 간단한 나물 반찬. 한마디로 'B급 음식'이다. 반면 한 친구는 집이 잘 살아서 싸오는 반찬이 늘 화려했다. 비엔나소시지, 계란프라이, 쇠고기 장조림까지. 모두 'A급 음식'이다. 입가에 침을 흘리며 매번 부러워했던 기억이 난다.

성장기에는 이런 A급 음식도 괜찮지만, 성인이 되어서도 늘 그러면 살이 찔 수밖에 없다. 돈만 있으면 A급 음식이 끊이지 않는 세상이다. 하지만 당신은 A급 음식을 줄여야 한다. 배고픈 상태에서 A급 음식을 줄이는 건 힘드니까 뱃속에다 B급 음식을 먼저 넣어 허기를 달래야만 A급 음식을 줄일 수가 있다. 일명 '자리 바꾸기 작전'이다.

비행기 기름을 덜 소모하려면 무게가 낮은 사람만 예약을 받는 방법이 있다. 비행기 좌석 수는 같은데 앉는 사람들의 무게가 줄어들면 당연히 기름이 적게 든다. 이처럼 음식을 칼로리 낮은 걸로 바꾸는 작전이다. 하지만 누가 몰라서 이 작전을 못 하겠는가. 문제는 B급 음식이 맛이 없다는 것이다. 맛이 없으니 먹고 싶지가 않고, 많이 먹을 수도 없다. 어라? 많이 먹어 고민하던 당신이 못 먹어서 고민하다니 아이러니하지 않은가? 결국 모든 문제는 당신의 식탐으로부터 비롯된다.

칼로리가 낮은 걸 더 자주 먹어라

다이어트로 음식을 제한하면 칼로리가 낮은 B급 음식조차 꿀맛이다. 냉장고에서 김치만 꺼내도 군침이 돌 정도고, 심지어 라면 봉투조차 맛있어 보일 것이다. 문제는 다이어트 도중이나 끝나고 먹는 것이 고칼로리의 A급 음식이라는 점이다. 라면, 피자, 바싹 튀긴 치킨과 맥주. 이외에도 당신의 영혼을 흔들 음식은 지구상에 넘친다. 그동안 음식을 줄인 만큼 팽창한 식욕은 기름진 A급 음식으로 당신을 흔든다. 이 유혹에 걸리면 B급 음식은 매력이 없다. 오늘 한번만 A급 음식을 먹자는 유혹이 당신을 사로잡는다. 일단 빗장을 풀면 다음 끼니도 그 다음도 A급 음식이다.

생각해보라. 기껏 살을 빼려고 칼로리를 줄이다가 결국 선택한 것이 평범한 음식도 아니고 칼로리가 매우 높은 음식이라니, 당신의 뇌가 잘못된 게 아닐까? 다이어트에 가장 나쁜 생각은 "어서 살 빼고 실컷 먹어야지"라는 것이다.

물론 인생에 있어 음식이 주는 쾌락도 무시할 수 없다. 가끔 A급 음식을 먹는 게 행복의 비결이기도 하다. 하지만 더 행복해지고 싶다면 칼로리가 낮은 B급 음식을 더 자주 먹어야 한다. 이것이 당신이 날씬해지는 최고의 정공법임을 잊지 말자.

식이섬유가 많은 음식을 선택하라

장에서 음식이 오래 머물수록 식욕이 지연된다. 그러니 장에서 오래 머무는 식이섬유가 많은 음식을 선택하라. 식이섬유는 채소류에 많다. 그동안 당신은 기름지고 자극적인 음식으로 수저가 향했을 것이다. 오늘부터 식이섬유를 더 먹자.

포만감을 주지 않는 음식은 줄여라

당신은 먹는 만큼 배가 부를 것이라 착각한다. 그러나 먹어도 포만감을 주지 않는 음식들이 있다. 기껏 먹어도 포만감을 주지 않는 음식은 다이어트에 전혀 도움이 되지 않는다. 가장 대표적인 것이 당분이다.

당분은 칼로리에 비해 부피가 매우 작아서 아무리 먹어도 포만감을 느끼지 못한다. 특히 정제된 설탕은 높은 칼로리에도 불구하고 마치 음식을 안 먹은 것처럼 위장을 속인다. 차라리 고기는 먹는 만큼 배라도 빵빵해지지만, 설탕은 칼로리를 의식하지 못하게 한다. 특히 숨은 설탕을 조심해야 한다.

퇴근길 출출할 때 바람을 타고 날아오는 빵 굽는 향을 맡아본 적이 있는가? 그 구수한 향은 당신의 식욕을 자극하기 충분힐 것이다. 빵은 무려 신석기시대부터 만들어진 정말 오래된 음식이다. 문명의 발전과 더불어 빵은 더 맛있고 더 다양하게 진화해왔다. 그런데 현대에 와서 문제가 생겼다. 빵을 더 맛있게 만들다보니 숨은 설탕의 대표적인 음식으로 변해버린 것이다. 아마 주위를 둘러보면 뚱뚱보 다수가 빵을 많이 먹을 것이다.

빵의 제조과정을 들여다보자. 밀가루를 주원료로 해서 만드는 빵이 밀가루보다 맛있으려면 그만큼 첨가재료가 많아야 한다. 그중에 설탕은 유별나게 많다. 예전에 방송에서 3개월 동안 빵을 먹은 여자가 30킬로그램이 쪘다는 사연이 나온 적이 있다. 매달 10킬로그램씩 꾸준하게 쪘다니 참으로 놀랍지 않은가. 그러니 빵을 먹을 때는 설탕이 많이 들어가지 않은 걸로 선택하길 바란다.

또한 과자도 주의해야 한다. 대부분의 과자에는 숨은 설탕과 기름이 과도하게 들었다. 이는 분량에 비해 매우 높은 칼로리를 제공하니, 과자 봉투의 칼로리 표시를 확인해보라.

이렇게 빵과 과자만 피하면 될까? 아니다. 아이스크림, 케이크, 도넛, 초콜릿, 청량음료 등에도 설탕은 차고 넘친다. 하지만 이런 사실은 웬만한 현대인들도 안다. 당신이 경계해야 할 건 의외의 복병이다. 당신이 즐기는 요구르트나 토마토케첩에 설탕이 듬뿍 들어있는 것을 아는가?

이처럼 도처에 설탕을 숨기고 있는 음식이 늘렸다. 심지어 건강을 위해 먹는 매실액, 유자액 등 과일이나 채소를 설탕에 절여서 파는 음식들 역시 엄청난 설탕물이라는 걸 알아야 한다. 예를 들어 대부분의 매실액은 매실과 설탕이 무려 1:1의 비율로 만들어진다. 건강에 도움이 되려면 설탕을 대폭 줄여야 한다. 그러나 그렇게 하면 식품이 상하기 때문에 설탕을 많이 넣어 방부제로 작용하게 한다. 그러니 발효라는 이름을 도용해서 팔 뿐, 진짜 정체는 과도한 설탕물이다.

물론 과일이나 천연주스에도 당은 많다. 하지만 천연당이라 정제당인 설탕보다는 훨씬 낫다.

액체 음식물의 거짓말에 속지 말라

당분만큼이나 날씬해지려는 당신이 줄여야하는 음식 목록 1호는 국물, 찌개, 술, 청량음료 같은 액체 음식물이다. 순수한 물은 마음껏 마셔도 살이 찌지 않는다. 칼로리가 없기 때문이다. 이렇듯 물이 주는 경험 때문에 많은 이들이 물 종류에 대해선 그다지 칼로리를 경계하지 않는다. 가령 건더기를 남기고 국물만 적당히 마시면 칼로리가 별로 없을 것 같은 착각에 빠지기 쉽다. 하지만 고기를 끓인 국, 찌개나 당분이 함유된 물은 칼로리가 월등히 높다. 그중에 당분이 많이 든 주스나 청량음료는 배가 부르지 않고도 살이 찌도록 만드는 최고의 주범이다.

술을 보자. 안주는 살이 찌고, 술은 괜찮은 걸로 착각하는 사람들이 많다. 그러나 술의 알코올 자체가 칼로리다. 알코올 도수가 높은 술은 바로 불이 붙을 만큼 칼로리가 높다. 맥주 같은 경우는 알코올 말고도 탄수화물이 제법 들어있어 칼로리가 더 높다. 그러니 술은 칼로리가 없다는 착각은 버리자.

액체에 많이 든 소금도 문제다. 한국인들은 짠 찌개나 국을 자주 먹는다. 이 음식들의 소금은 당신 몸을 붓게 만들어 체중을 늘리며, 신장에도 좋지 않다. 또한 소금 섭취로 식욕호르몬인 그렐린의 분비가 활발해지고, 식욕억제호르몬인 렙틴의 분비가 감소한다. 한마디로 짜게 먹을수록 입맛이 당기게 된다.

어쩌면 당신은 스스로 그리 짜게 먹지 않는다고 생각할지도 모른다. 그러나 생각해보라. 물 1리터를 짜게 만들려면 얼마나 소금을 많이 넣어야 하는지. 만약 수분을 완전 말리고 국에 들어간 소금만 남겨서 먹으라고 하면 당신은 절대 다 먹지 못할 것이다. 그러나 물에 희석하면 그것보다 많은 소금도 가볍게 먹는다.

소금의 위협으로부터 탈출하기

소금은 요즘처럼 대량 생산이 안 되었던 고대에는 금만큼 귀한 음식물이었다. 예를 들어 고대 그리스에선 노예를 소금을 주고 사기도 했다고 한다. 이처럼 소금이 귀하게 대접받은 건 생명 유지에 반드시 필요하기 때문이다.

소금의 하루 섭취 권장량은 5g이다. 그러나 한국인은 평균적으로 2배 이상을 섭취해서 문제가 된다. 한국인이 소금을 많이 먹게 되는 이유는 주요 음식인 김치, 국, 찌개, 면(특히 라면)에 소금이 많이 들어가기 때문이다.

소금을 과다 섭취하면 인체에 심각한 이상이 생긴다.

• 혈압 상승 - 짠 맛을 즐기면 당신의 머리가 터질 수도 있다.

가장 잘 생기는 것이 고혈압이다. 혈압이 높아져서 심혈관계의 질환이 생기는 것은 부가적인 질병이다. 중풍(뇌출혈, 뇌경색)과 심근경색이 따라다닌다.

• 콩팥 파괴자 - 짠 맛을 즐기면 당신의 콩팥이 걸레처럼 너덜너덜해질 수 있다.

염분을 계속 걸러내야 하므로 콩팥이 무리하는 데다, 혈압 상승이 콩팥에 치명적으로 작용한다. 그래서 콩팥이 잘 망가진다.

• 뼈 파괴자 - 짠 맛을 즐기면 당신의 뼈가 가루가 될 수 있다.

소금의 나트륨을 배설할 때 칼슘이 같이 나가는데, 인체에서 칼슘 농도가 낮아지면 뼈에서 빼와 충당한다. 그러니 뼈가 물러져서 쉽게 부러질 수 있다.

• 위 파괴자 - 짠 맛을 즐기면 당신은 위암에 걸려 위를 잘라낼 수도 있다.

소금의 강력한 자극이 위벽을 손상시키고 위 점막을 위축시키므로, 위암이 잘 생긴다. 생각해보라. 짠 소금을 미꾸라지에게 뿌리면 미꾸라지들이 고통으로 발광을 한다. 이처럼 소금이 인체에 들어오면 위벽을 강력하게 자극하고 손상시킨다. 한국인에게 위암 발병이 많은 원인은 짜게 먹는 습관과 밀접하다.

이 4가지 부작용 외에도 소금을 과다 섭취하면 치매에도 쉽게 걸릴 수 있다. 그리고 짜게 먹으면 식욕이 늘어나서 쉽게 뚱뚱해진다.

혹시 당신은 짜게 먹지 않는다고 안심할지 모른다. 그러나 여기에는 함정이 숨어 있다.

예를 들어, 국이 한 그릇 있다. 당신이 맛을 보니 짰다. 그래서 물을 20% 정도 타니 짜지 않고 적당해서 국을 한 그릇 다 비웠다. 결국 짜게 먹으나 짜지 않게 먹으나, 당신은 국 한 그릇에 있던 소금을 모두 섭취한 셈이다. 만약 물을 40%정도 타서 싱겁게 만들었다 하더라도 결과는 동일하다. 처음에 들었던 소금양이 10g이라면 물을 더 타서 싱겁게 만들었지만 당신은 10g의 소금 전부를 섭취한 것이다.

이러한 원리로, 국이나 찌개가 싱겁다 하여 안심하고 많이 먹으면 결과적으로 당신은 소금을 다량 섭취하는 셈이다. 많은 사람들이 이 점을 간과하고 싱겁게 먹으면 괜찮다고 여겨 국과 찌개를 자주 먹는다. 이는 반드시 경계해야 하는 식생활의 함정이다. 국과 찌개의 섭취를 줄여야 한다.

몸에 기운이 빠지면 식욕이 증가한다

혈관의 당이 떨어져 기운이 빠지면 식욕이 증가한다고 했다. 그러니 몸의 혈당이 너무 떨어지지 않도록 적당한 시점에 B급 음식을 먹는 게 좋다. 이 현상에 최악의 음식물은 정제당인 설탕이다. 설탕이 다량 함유된 음식을 먹으면 혈당이 급속히 증가하고, 인슐린이 과다 분비된다. 과다한 인슐린은 혈당을 급격히 낮추므로 허기를 다시 느끼게 된다. 그래서 음식을 금세 또 먹는 악순환이 벌어진다. 더구나 당분은 맛있어서 두뇌의 기분을 좋게 해주는 작용 때문에 단점을 알고도 손이 간다. 만약 당신이 단 맛에 길들여졌다면 이것부터 고쳐야 건강하게 오래 살 수 있다.

설탕이 왜 안 좋을까?

과거에 설탕은 잘사는 집에서만 먹는 부(富)의 상징이었다. 설탕의 역사를 보면 기원전 2천년까지 거슬러 올라갈 만큼 오래된 식품이기도 하다. 주로 사탕수수나 사탕무를 원료로 하여 만들어지는데 최근에는 공업시설로 정제하여 만든다. 최근에 문제가 되는 것은 현대인들이 이것을 너무 자주, 너무 많이 섭취하기 때문이다.

설탕의 제일 큰 문제점은 현대인이 살찌는 원인 1위를 차지할 만큼 비만에 쉽게 걸린다는 점이다. 그러나 이외에도 나쁜 점은 많다.

• 호르몬 시스템 파괴자 - 단맛을 즐기면 당신은 호르몬 불구자가 된다. 천연당은 몸에 느리게 흡수되지만, 설탕 같은 정제당은 몸에 너무 빨리 흡수되기 때문에 문제가 생긴다.

'항상성'이란 개념을 떠올려 보자. 우리 몸에 설탕이 들어오면 순식간에 혈관에 당분이 넘친다. 인체는 혈당을 정상 수준으로 조절하기 위해 인슐린을 급히 분비한다. 너무 높아진 인슐린 수치로 인해, 혈당은 소모되다가 저혈당으로 바뀐다. 그 결과 인체는 오히려 혈당을 추가로 보충해야 하는 상태가 된다. 그래서 다시 허겁지겁 뭔가를 먹게 된다.

즉, 인체 에너지가 모자라는 게 아니라 과잉 분비된 인슐린 때문에 일시적으로 혈당이 낮아진 것뿐인데, 여기에 다시 설탕이 든 음식을 섭취하면 당분 과잉이 된다. 그러면 인체는 금세 또 인슐린을 분비해야 한다. 이런 악순환으로, 인슐린 시스템은 대혼란에 빠지며 결국은 당뇨병이 된다.

• 뼈 파괴자 - 단맛을 즐기면 당신은 노년에 살짝 넘어져도 쉽게 뼈가 부러진다.

설탕 대사과정에서 인체의 칼슘이 왕창 소모된다. 설탕을 다량 섭취하면, 설탕 처리에 들어갈 모자라는 칼슘을 뼈에서 빼와 공급한다. 이런 원리로 설탕을 많이 먹으면, 뼈가 약해져서 골다공증이 유발된다.

설탕은 다른 영양소가 없다. 오직 텅 빈 칼로리만 있다. 이런 빈껍데기 설탕이 들어와서 오히려 기존에 있는 몸의 다른 영양소까지 파괴하니 그야말로 백해무익이다.

• 면역체계 파괴자 - 단맛을 즐기면 당신은 병을 달고 사는 약골이 된다.

설탕을 먹으면 먹을수록 인체의 백혈구가 힘을 못 쓴다. 다량으로 섭취하면 면역력이 떨어질 수밖에 없다.

• 세포복구 체계 파괴자(DNA파괴) - 단맛을 즐기면 당신은 빨리 늙고 빨리 죽는다.

이것이 가장 나쁜 작용이다. 설탕은 혈관 내에서 염증 유발 물질을 분비하게 만든다. 이로 인해 활성산소가 증가해 세포 복구체계인 DNA시스템이 무너져 세포 복구가 점점 힘들어지게 된다. 결국 노화는 가속도가 붙고 질병이 자라게 된다.

다이어트에 돌입하면 의욕이 넘쳐 저칼로리의 채소 식단으로 견디는 사람이 있다. 그러다 얼마 못 가 식욕에 백기를 드는 경우가 흔하다. 중도에 포기할 바에야 차라리 중간에 고기를 약간 먹어 단백질과 지방을 섭취하는 게 낫다. 이는 인체에 기운을 공급해줘서 식욕을 견디는데 도움이 된다. 아무튼 당분은 끝까지 피해야 한다.

몸이 녹슬고 망가지면 식욕이 증가한다

몸이 활성산소로 인해서 망가지면 식욕이 증가한다고 했다. 그러니 항산화음식의 비율을 높일수록 식욕의 증가를 막을 수 있다. 더불어 노화까지 방지하니 일석이조라 할 수 있다. 대표적인 황산화식품으로는 현미, 호두, 토마토 등이 있다.

스트레스를 받으면 식욕이 증가한다

현대사회에서 스트레스를 안 받고 사는 사람은 식물인간과 바보 밖에 없다고 한다. 물론 당신은 둘 다 아니니, 당연히 스트레스를 받고 살 것이다. 대다수 사람들은 시간이 지나가면 스트레스도 사라지는 것으로 착각한다. 하지만 모든 스트레스는 반드시 인체에 흔적을 남긴다.

스트레스를 받으면 인체에는 안 좋은 반응들이 일어난다. 대표적으로 뇌에서 코르티솔(cortisol)이란 호르몬이 다량 분비된다. 이 코르티솔은 내장지방을 증가하게 해 뱃살을 형성한다. 또한 코르티솔로 신진대사가 망가져 포도당이 세포에 흡수되지 못하고 혈관을 돌아다닌다. 이는 호르몬 시스템에 혼란을 일으켜 염증 촉진 물질이 늘어나며, 곧 인체 노화로 연결된다. (더 자세한 것은 8장을 참조하라.)

스트레스를 덜 받는 게 좋지만, 일단 받으면 항산화음식을 열심히 먹어야 한다. 스트레스를 이완하는데 단맛이 좋으니, 과일 같은 자연당을 적당히 먹는 것은 좋다. 하지만 설탕을 과다섭취하면 스트레스 이상의 흉기를 몸에 들이대는 것과 같다.

4단계 – 관찰자를 만들어라

지금까지 살펴본 양자역학다이어트를 정리하면 아래와 같다.

> 1단계 : 원하는 모델 그리기
>
> 2단계 : 자신에게 명령하기
>
> 3단계 : 학습하기

여기에다 양자역학의 관찰자효과가 더해진다. 이것이 4단계이다.

첫 번째 관찰자는 바로 당신 자신이다. 하지만 주변에 도움을 줄 관찰자가 추가로 필요하다. 만약 당신과 자주 어울리는 지인이 관찰자가 되어준다면 더할 나위 없이 좋다. 다이어트에 실패한 사람들 100명에게 그 이유를 물어보면 제각각이다. 하지만 공통적인 것이 있는데, 주위사람에 의해 다이어트 도전이 무너졌다는 사실이다. 그렇게 작용한 주위사람의 유형을 살펴보자.

남의 속도 모르고 걱정해주는 '눈치 제로'형

"왜 안 먹어? 어디 아파?"

다이어트 한다고 당신이 말을 못하는 경우, 어디 아픈지 걱정하며 당신 숟가락만 쳐다보는 눈치 제로의 상대방은 방해꾼 1위다. 다이어트 시도를 말하기 쑥스럽거나 상대가 말릴까봐 당신은 눈치만 보며 깨작깨작 먹는다. 그러다가 결국 상대방의 권유를 못 이기곤 한다. 몰래 다이어트를 하려면 이 유형과는 따로 먹어라. 피치 못한다면 차라리 체했다고 거짓말을 하라. 설마 당신이 체했다고 하는데도 상대가 음식을 권한다면 그는 당신의 좋은 지인이 아니다.

음식은 다 같이 먹어야 한다는 '비만 동지'형

"그것 먹고 힘이 나겠어? 일단 오늘은 좀 먹고 내일부터 다이어트 해."

다이어트 한다고 말했는데도 음식을 권하는 상대는 흔하다. 음식을 권하는 게 한국에서는 애정의 표현으로 생각한다. 상대가 안 먹는데 나 혼자 잘 먹는 것은 실례로 생각하기도 한다. 그러니 상대는 본의 아니게 당신에게 음식을 권한다. 이런 상대에게는 일깨워줘야 한다. 좋은 다이어트는 건강에 필요한 프로그램임을 알려주고, 같이 10년 더 살자고 권하라. 어쩌면 상대는 당신의 좋은 다이어트 관찰자이자 다이어트 동지가 될지도 모른다.

당신의 심정이야 어떻든 잘 먹고 보자는 '간접 광고'형

"아휴, 맛있다. 오늘따라 왜 이렇게 맛있지?"

당신이 다이어트를 한다는 것을 알고서도 혼자 맛있는 음식을 시켜 신나게 먹는 상대는 음식광고 모델 저리가라 할만큼 위력을 발휘한다. 상대의 음식 씹는 소리가 그렇게 맛있게 들릴 수가 없다. 하지만 할 수 없다. 그런 상대와 밥을 먹는 당신이 잘못이다. 이때는 상대의 음식을 보지 말고 옆으로 돌아앉아 먹어라.

음식 조절로 다이어트 하는데 부정적인 '결사 반대'형

"음식은 잘 먹어야 건강해지는 거야. 살은 운동으로 빼야 하고."

다이어트에는 찬성하지만 음식을 줄이는 다이어트는 몸을 상하게 한다고 믿는 사람들이 가끔 있다. 음식은 잘 먹어야 건강하고 다이어트는 오직 운동으로 해야 한다는 부류다. 그들은 당신의 절식을 적극 반대할 것이다. 하지만 그 방식을 믿는 사람은 그렇게 하라고 내버려두고 당신은 당신의 길을 가라.

현대인은 과거보다 운동량이 급격하게 줄어서 비만한 게 아니라 먹는 칼로리가 급격하게 늘어서 살이 찐다. 만약 운동으로 감량하고서 그 뒤에 운동량을 줄이면 운동과 함께 늘어난 식욕이 폭탄이 되어 돌아온다. 당신은 운동 감량 이전보다 훨씬 더 먹기 때문이다. 그래서 당신의 체중은 널뛰기처럼 튀어오르고 만다. 그러니 운동을 하더라도 음식 조절은 반드시 병행해야 한다.

지금까지 4가지 유형의 지인에 따른 대처방법을 살폈다. 여기서 잠깐 다른 질문을 하겠다. 다이어트에 가장 좋은 식사법은 뭘까? 혼자 먹는 식사다. 적어도 다이어트를 하지 않는 사람과 함께 먹는 식사보다 무조건 좋다. 직장인들이 밥 먹으러 갈 때 생각하는 선택 기준은 '뭐를 먹어야 맛있을까?' 하는 것이다. 그들과 먹을 바에야 도망가서 혼자 먹는 게 다이어트에 성공하는 길이다. 하지만 매번 도망치기는 힘들 것이니 아예 다이어트를 선언하라. 그런데 혼자 먹는 식사보다 훨씬 더 좋은 식사가 있다. 다이어트 동지와 먹는 식사다.

일반인과 같이 먹는 식사 〈 혼자 먹는 식사 〈 다이어트 동지와 먹는 식사

관찰자가 당신의 다이어트를 지켜본다면 당신은 나태해질 수 없다. 당신이 포기하고 싶을 때 지켜보는 관찰자 때문에라도 다시 열심히 하게 된다. 그러니 다이어트에 긍정적인 관찰자를 만들어라. 더 좋은 것은 다이어트 그룹을 만드는 것이다. 다이어트 그룹은 공동의 목표의식이 생기며 과정을 공유하게 된다. 또한 같이 식사를 하면 1인분으로 둘이 나눠서 먹어도 되니 돈도 절약된다.

다이어트 그룹이 있어도 그룹 내에 전문가가 없으면 배가 산으로 가기 쉽다. 대중에게는 의외로 잘못된 상식이 만연해 있다. 예전에 어떤 환자의 경우, 누군가 약을 권해 먹다보니 살은 빠지는데 점차 몸이 이상해졌다. 알고보니 그 약의 정체가 중국에서 밀수된, 마약 성분이 다량 함유된 약이었다고 한다. 다른 환자의 경우는 이뇨 성분으로 수분만 빠져나가는 약인 것을 모르고 장기복용하는 바람에 나중에 심한 요요현상을 겪기도 했다. 이처럼 검증되지 않는 방법이나 비효율적인 방법으로 하는 다이어트는 피해야 한다. 그러니 의료전문가의 도움을 꼭 받길 권한다.

5단계 – 꾸준히 실천하라

지금까지 필요한 준비를 했다면 이제 정말 실천할 단계다. 당신이 도전할 다이어트는 일반적으로 2가지 코스로 나뉜다. 정상체형이나 마른 사람은 지구에서 오래 젊게 살기 위해서 A코스를 택하고, 뚱뚱한 사람이나 감량이 필요한 사람은 B코스를 택하면 된다.

생활 습관을 교정하는 A코스

A코스는 일상생활에서 고칠 점을 하나둘 교정하여 서서히 감량하는 코스이다. 다이어트 프로그램은 없고 생활습관만 교정하는 방법이다. 지금의 습관에서 여러 단점을 고쳐서 바람직한 생활스타일로 바꾸면 된다. 가령 빵을 먹는 횟수를 줄인다든지, 음주를 줄인다든지, 채소를 더 먹는다든지, 당신의 고칠 점을 하나씩 실행한다.

이 코스는 노력과 비용이 적게 든다는 장점이 있다. 하지만 큰 난관이 있다. 빵을 적게 먹고 술을 줄여도 체중은 바로 감량되지 않는다. 지금까지 증가하던 체중은 멈추는데 감량은 되지 않곤 한다. 왜? 음식의 섭취량이 줄어들면 몸은 음식의 흡수율을 올려 몸을 유지하기 때문에 체중은 여간해서 줄지 않는다.

이 방법의 최대 단점은 감량 속도가 너무 더디다는 점이다. 심지어 전혀 살이 빠지지 않을 수도 있다. 이런 식으로 한두 달 느리게 감량하다 보면 흐지부지되기 마련이다. 결론적으로 실패율이 높다. 평범한 사람이 오랫동안 자신을 철저히 통제하며 살기는 힘들다.

체중감량 프로그램 B코스

B코스는 강력한 다이어트 프로그램으로 일시에 많은 체중을 감량하는 방법으로, A코스보다 훨씬 성공률이 높다. 혹독한 다이어트를 거치고 나면 상대적으로 다이어트 뒤의 개선된 소식 위주의 식단마저도 풍요로운 식탁으로 인식되어 견딜 만하다.

하지만 개선된 식단의 '목표점'에 머물지 않고 살빼기 전의 식단으로 돌아가면 리바운드 현상이 생긴다. 이 경우는 다이어트를 하지 않았던 것보다 오히려 못하다. 다이어트 과정에서 지방을 주로 빼야 하지만, 그러지 못하고 수분, 근육만 감량하는 경우도 역시 문제다. 다이어트 직후 수분, 근육은 순식간에 복원되며 체중이 증가한다.

필자가 권하는 다이어트 코스도 역시 B코스다. 이 다이어트의 핵심은 2가지다.

- 지방 위주로 감량하며 신체 균형을 유지하라
- '목표점'에 도달할 때가 진정한 다이어트의 시작이다

출발점	다이어트 과정	목표점
• 개선점 확실히 체크 • 주위에 다이어트 선포 　: 관찰자 만들기	• 지방 위주로 감량 • 신체 균형 유지 • 적절한 감량 속도	• 맛있는 음식은 나중에, 일단 건강식부터 • 서서히 맛있는 식사 횟수를 조정해 증가 　시킨다.

지방 위주로 감량하며 신체 균형을 유지하라

먼저 첫 번째 핵심인 지방 위주로 감량하며 신체 균형을 유지하는 방법에 대해 살펴보자. 다이어트에서 지방 위주의 감량은 제일 중요하면서도 실천하기는 어려운 과제다. 필자의 한의원에서는 식이요법을 한약으로 도와주며 시행한다. 하지만 개인이 혼자 하기에는 난관이 따른다. 음식량을 줄이면 대체로 수분과 근육이 먼저 빠지고 지방은 잘 빠지지 않기 때문이다. 또 신체 밸런스도 쉽게 무너진다. 원푸드다이어트, 단식, 황제다이어트, 레몬디톡스 등 무엇을 하더라도 이렇게 될 확률이 높다. 그렇다면 어떻게 해야 할까?

우선 음식 칼로리를 줄이더라도 비타민, 미네랄 등은 골고루 공급되도록 식단을 짜야 한다. 줄이는 것은 오직 칼로리뿐이다. 다른 영양소는 줄지 않도록 신경 써야 한다. 일단 음식을 줄이면 배변에 문제가 생긴다. 먹은 게 없으니 나올 것도 없다. 그래서 변비가 잘 생기는데, 변비는 다이어트의 큰 장애물이다. 그러니 음식 칼로리만 줄이고 식이섬유가 풍부한 채소를 많이 먹는 게 성공 비결이다.

채소도 종류에 따라 칼로리가 다르고, 조리법, 드레싱에 따라서 칼로리가 대폭 상승한다. 필자는 방울토마토, 브로콜리, 쌈 채소 등을 권한다. 이런 채소를 생으로 먹으면 가장 좋고, 또는 된장 약간만 찍어서 밥과 함께 먹길 권한다. 드레싱을 하려면 기름과 설탕이 최소로 들어가도록 한다.

적게 먹을 때는 유산소운동이나 생활의 활동량을 높여서 체온을 덥게 만들어야 한다. 그래야 지방 감량이 촉진된다. 의료전문가의 약 처방을 받으면 이 과정이 더 수월해진다.

그렇다면 섭취하는 칼로리는 어느 정도로 맞춰야 할까? 필자의 경우 환자들에게 '초저열량 식이요법'을 시행한다. 초저열량 식이요법이란 보통 하루에 400~800kcal 가량을 섭취하는 식사를 말하는데, 필자의 한의원에서는 한 끼에 200~250kcal를 먹도록 시행하고 있다. 이 식이요법은 아주 빠른 체중 감량이 일어나는 대신, 관리를 잘못하면 부작용도 심하게 발생할 수 있으니 전문가의 도움이 꼭 필요하다. 양방에서는 병원에 입원시켜 시행할 정도로 난이도가 높은 식이요법이다.

또한 절대로 한 가지 음식, 즉, 원푸드다이어트로 초저열량 식이요법을 시행하면 안 된다. 칼로리만 낮추고 식단 균형은 지켜서 비타민과 미네랄이 결핍되지 않도록 신경 써야 한다. 그리고 변비에 걸리지 않도록 식이섬유도 충분히 섭취해야 한다. 이 식이요법으로 평균 50킬로그램 대의 여성들이 1주에 1~2킬로그램을 무난하게 감량할 수 있다. 하지만 개인이 혼자 도전하기는 너무 힘들다.

개인이 도전해볼 만한 식이요법은 이보다 한 단계 위의 '저열량 식이요법'이다. 저열량 식이요법은 남자는 하루에 1,200~1,500kcal, 여자는 하루에 1,000~1,200kcal를 섭취하는 걸 말한다. 일반적으로 성인 여성은 하루에 필요한 칼로리가 1,800~2,200kcal이고, 남성은 2,000~2,500kcal정도이니 평균 600kcal~1,000kcal를 줄이는 것이다. 쉽게 말해 하루에 한 끼 정도의 식사 칼로리를 줄이는 방법이다.

많은 사람들이 도전하는 식이요법이 바로 이 저열량 식이요법이다. 하루 한 끼 열량을 줄이는 것이니 아예 간단하게 아침이나 저녁 한 끼니를 안 먹기도 하는데, 이건 잘못된 방법이다. 한 끼를 굶으면 몸에서는 다음 끼니의 에너지 흡수율을 높여 에너지를 저장하고자 한다. 그러니 반드시 아침, 점심, 저녁, 3끼 전체에서 골고루 조금씩 줄이는 것이 좋다.

저열량 식이요법 역시 부작용이 생길 확률이 높다. 에너지 부족으로 무력감, 어지러움, 배고픔 등을 느끼거나 영양소 결핍으로 신체 균형이 무너지는 경우가 흔하다. 다이어트 약을 먹지 않더라도 식이요법만으로도 여러 증상이 나타나는데, 두통, 메스꺼움, 구토, 어지럼증, 가슴 두근거림, 무기력증, 변비, 설사 등 다양하다. 이것이 정상 범위인지, 비정상 범위로 신체 균형이 무너지는 증상인지는 전문가의 조언을 얻어야 한다. 또한 처음에는 살이 잘 빠지다가 어느 순간부터 정체기에 빠지면서 체중이 거의 변하지 않는 경향이 있다. 일반인은 이 시점에서 다이어트를 포기하니 주의해야 한다.

혼자서는 성공하지 못한다는 말은 아니다. 이런 식이요법을 시행할 경우, 3단계 '학습하기'에서 말했던 사항들만 지켜도 어느 정도까지 감량이 쉽게 된다. 칼로리 낮은 것 더 먹기, 맛없는 B급 음식 더 먹기, 설탕을 포함한 당분 줄이기, 식이섬유 많은 채소와 항산화 음식 더 먹기 등을 식단에 적용하라.

만약 한계에 부딪히면 무리하지 말고 다음에 다시 감량하라. 체중 감량을 몇 차례에 나눠서 실시하는 것도 괜찮다. 그래서 필자는 3개월마다 다이어트를 권장한다. 만약 당신이 도전하는 것이 저열량 식이요법이라면 한 달에 2~3킬로그램 감량하고 쉬었다가 다음 분기에 또 그만큼씩, 계단식 감량에 도전해보자.

한 가지 주의할 점은 운동에 대한 것이다. 초저열량, 저열량 식이요법의 경우 음식 절제와 운동을 병행하기는 힘들다. 에너지가 너무 모자라니 조금만 운동을 해도 지치고 무리가 간다. 이때 만약 운동을 하면 유산소 운동 위주로 조금씩, 자주 해야 한다. 예를 들어 빠른 걸음으로 오르막길 걷기, 엎드려서 걸레로 방바닥 닦기, 누워서 다리 들었다 놓았다 하기 등의 가벼운 운동으로 땀이 살짝 날 때 그만두는 게 효율적이다. 만약 운동량을 늘이다가 더 먹게 되면 차라리 운동을 안 하고 식이요법만 지키는 경우보다 성적이 떨어진다. 일단 식단 조절로 살을 빼고, 그 뒤에 운동으로 몸을 다져주는 게 바람직하다.

운동 많이 + 식사 조금 줄이기 〈 운동 조금 + 식사 많이 줄이기

무엇보다 중요한 것은 앞에 4단계까지 강조했던 것을 실천하는 것이다. 절실한 동기를 지니고 목표는 뚜렷하게 정하라. 본인의 미래 체형을 떠올리며 아침저녁 명상으로 자신에게 선언하라. 그리고 관찰자의 도움을 얻어 실천하라. 곧 성공이 눈앞에 올 것이다.

목표점에 도달할 때가 진정한 다이어트의 시작이다

어렵게, 어렵게 당신이 바라는 목표에 도달했다면 대개는 긴장을 풀고 일상으로 돌아간다. 그러나 다이어트 승패가 갈리는 것은 다이어트 과정이 아니라 다이어트가 끝난 직후다. 초저열량 식이요법이든 다른 식이요법이든 다이어트가 끝날 무렵이면 대다수는 자다가도 음식 냄새에 벌떡 일어날 정도가 된다. 당신은 이때 2가지 큰 문제를 만나게 된다.

첫째, 혀가 당신을 유혹한다. 다이어트 내내 음식을 줄였기 때문에 식욕은 폭발 직전으로 치솟아 있다. 안 먹다가 먹는 음식은 몇 배나 꿀맛이다. 결국 당신은 '식욕의 악마'가 당신 혀로 들어왔음을 알지 못하고, 계속해서 맛있는 음식을 쫓아다니게 된다. 이때 당신이 진수성찬 식탁에서 음식을 조금만 먹고 숟가락을 놓기란 정말 힘들다.

둘째, 몸은 먹는 족족 흡수한다. 몸은 그동안 굶주림의 비상상황에 빠져있었다. 그래서 뇌는 명령을 내리고 신체장부는 만반의 태세에 들어간다. "음식이 들어오면 모든 영양분을 모조리 흡수하고 저장하라. 이건 우리가 죽느냐 사느냐가 달린 문제다." 이게 당신의 뇌가 몸에 내린 명령이다. 그러니 음식이 들어오면 인체는 그것들을 남김없이 저장하려 한다.

그 결과로 별로 먹지 않아도 살이 찌기 시작한다. 만약 다이어트를 하기 이전과 동일하게 푸짐한 식단으로 돌아간다면 당신은 지독한 리바운드 현상을 경험하게 될 것이다.

게다가 당신이 다이어트 직후에 인스턴트음식을 먹는다면 이건 정말로 비극이다. 몸이 음식 영양분을 모조리 흡수하는 기간이기 때문에 다이어트로 비워진 자리들을 인스턴트음식의 독소로 다시 채우고 말 것이기 때문이다. 이렇게 되면 당신은 불결한 독소로 도배하기 위해 집안을 말끔히 비운 셈이 되고 만다.

그러니 당신은 이 2가지 문제를 해결하기 위해 뭔가 현명한 방법이 필요하다. 그 해법은 다음과 같다.

1. 맛없는 음식을 들고 일상으로 돌아가라 : 맛있는 음식은 나중에, 일단은 건강식부터!
2. 칼로리를 서서히 높여가야 한다 : 맛있는 식단의 식사 횟수를 조정해 점차 증가시킨다.

위의 2가지가 필자가 제시하는 방법이다. 난식에서도 단식 기간이 끝나면 밥을 함부로 먹지 않는다. 단식 후의 회복기를 단식에선 보식 기간이라 부르는데, 이 기간 동안 음식을 철저히 조절한다. 처음에는 죽만 먹다가 밥으로 바꾼 뒤에 음식량을 조금씩 늘려간다. 단식을 1주일 했다면 적응기간은 2배인 2주일로 잡는 게 보통이다. 초저열량이건 저열량 식이

요법이건 다이어트 기간이 끝나면 이와 같이 해야 한다. 필자는 이것을 '적응기'라 부른다.

단식 같이 아예 굶었던 것이 아니니 적응기를 죽으로 시작할 필요는 없다. 다만 맛있는 음식을 나중으로 미루기만 하면 된다. 어차피 다이어트는 끝났으니 음식량을 서서히 증가시켜서 성인의 정상 식사량으로 돌아가면 된다. 이때 선택되는 음식은 자극적이지 않은 음식들이어야 한다. 고춧가루나 소금이 적게 들어가고 조미료가 적게 들어간 담백한 음식 위주로 음식량을 늘려간다. 특히 기름진 음식이나 설탕이 많이 들어간 음식은 철저히 피해야 한다. 아까 말한 것처럼 깨끗이 비워진 몸속을 기름덩어리와 독소로 다시 채우는 실수를 범하지 말라.

이것을 한 단어로 줄이면 '건강식'이다. 다이어트가 끝난 직후 적응기에는 건강식으로 몸을 채워야 한다. 혀에는 별로 매력이 없지만, 몸에는 매력적인 음식들, 예를 들어 신선한 채소나 나물 반찬에 담백한 김치와 밥 정도로 생각할 수 있다. 혀에 닿는 맛은 평범하지만, 다이어트가 끝난 직후에는 이 건강식도 맛이 괜찮을 것이다.

음식량은 무조건 서서히 늘려야 한다. 예를 들어, 초저열량 식이요법을 했다면 아마 한국인의 식단 기준으로 한 끼에 밥 3분의 1공기 정도를 먹었을 것이다. 그렇다면 서서히 늘려서 반 공기 수준으로 올리고 차츰 3분의 2공기 수준으로 올린다.

이렇게 하여 적응기를 무사히 마쳐 '목표점'으로 넘어간다. 적응기는 얼마나 길어야 할까? 당신이 다이어트를 한 달 정도 했다면 적응기는 다이어트 기간의 0.5배~1배의 기간 동안 시행하기를 권장한다. 2달 이상 장기간으로 했다면 0.5배 기간이면 충분하다.

다이어트 뒤에 목표점의 식단이 다이어트 전의 식단과 동일하게 푸짐하다면 당신의 다이어트는 실패한 것이다. 다이어트 뒤에 목표점의 식단은 분명히 개선된 점이 있어야 한다. 칼로리를 줄이기 위해서 배가 완전히 부를 때까지 먹던 습관을 고쳐서 약간 아쉬울 때 숟가락을 놓아야 한다(소식을 해야 한다는 뜻이다.). 그리고 건강에 유리하고 비만을 방지할 수 있는 식단을 택하는 일이 늘어야 한다. (앞에서 말한 '25식사법'을 생각해보자.) 이때부터 앞의 6장에서 말한 '±5식사법'을 꼭 실천하기 바란다.

출발점	다이어트 과정	적응기	목표점
4단계까지 말했던 것을 충분히 준비한다	저열량 식이요법, 운동은 가볍게 유산소운동 위주로	보식 기간 (다이어트 기간의 0.5~1배 기간)	소식, 25식사법, ±5식사법

적정 체중 감량 기준

필자가 잡는 기준은 한 번 다이어트에 자기 몸무게의 10퍼센트 정도를 무난히 뺄 수 있다고 본다. 50킬로그램 대의 여성은 5킬로그램 정도, 100킬로그램 대의 남성은 10킬로그램을 무난히 뺄 수 있다. 하지만 사람에 따라, 환경에 따라서 뺄 수 있는 몸무게는 차이가 있다. 만약 당신이 빼야 하는 몸무게가 10퍼센트를 훨씬 넘어가면 전문가의 도움을 얻거나 분기마다 나눠서 빼기를 권한다.

이를 필자는 계단식 감량이라 한다. 필자의 한의원을 찾아온 고도비만 환자의 경우에도 한 번에 20~30킬로그램의 감량을 하지 않고 중간에 휴식기를 줘 계단식 감량을 한다.

3개월마다 다이어트를 반복하라

문득 '먹는 즐거움은 아예 포기해야 하나' 싶은 독자도 있을 것이다. 사실 누구도 이렇게 살기는 힘들다. 필자도 살다보면 설탕이 든 청량음료도 먹고 기름진 고기로 과식할 때도 있고 과음할 때도 있다. 필자가 강조하는 본질은 이러한 음식을 먹는 횟수를 줄이고 건강에 좋은 식단을 늘려가자는 것이다.

그런데 설탕을 줄이고 몸에 좋은 식단 위주로 먹어도 몇 달이 지나면 체중이 증가하기도 한다. 이 경우 두 가지 대책이 있다. 한 가지는 의지력으로 끝까지 밀어붙여 건강을 철저히 관리하는 패턴이다. 소식하며 건강에 좋은 것만 즐겨먹고 늘 일정하게 체중을 유지하는 방식이다. 아예 먹는 즐거움을 포기하고 사는 패턴이기도 하다. 인터넷에 떠도는 손연재 식단, 소녀시대 식단을 보라. 어떻게 이렇게 평생 먹고 살 수 있겠는가? 필자도 이건 힘들다고 본다.

나머지 한 가지 대책은 서서히 증가하는 체중을 3개월마다 1~2주의 다이어트로 원상복귀시키는 방법이다. 목표점으로 왔으면 식단이 조금 어긋나더라도 폭발적인 체중 증가는 일어나지 않을 것이다. 당신이 꾸준히 관심을 유지한다면 3개월에 1~3킬로그램 내외의 체중 변동을 보일 것이다. 이것은 3개월에 1~2주 다이어트 프로그램으로 충분히 원상 복귀시킬 수 있다.

이렇게 하여 3개월마다 한 번씩 브레이크를 걸어주면 먹는 즐거움을 누리더라도 비만의 위험에서 벗어나 건강을 지킬 수 있다. 그래서 필자는 이 방식을 권한다. 대부분의 연예인들도 기간만 다르다 뿐이지 이런 방식으로 다이어트를 하고 있다. 휴식기에는 조금씩 더 먹다가 작품을 앞두고 감량을 한다.

여러분도 먹는 즐거움을 누리고 싶다면, 평소에 과잉으로 먹는 횟수가 문제임을 가슴에 새기고 조절하라. 그리고 초과하는 체중은 3개월마다 한 번씩 제동을 걸어줘라. 이 방법이 요즘 유행하는 간헐적 단식보다 훨씬 효율적이다.

이제 목표점으로 왔다면 앞의 6장에 실린 1주일마다 식단 관리를 하는 ±5식사법으로 내장 기관의 건강을 제대로 관리해보자.

마지막으로, 다이어트는 개인의 상태마다 조금씩 다르게 해야 한다는 점을 밝히고 싶다. 사람마다 체형도, 체질도 제각각이니만큼 모두 동일한 다이어트를 시행할 수는 없다. 이 책에서 말하는 다이어트는 일반적인 경우에 해당하는 만큼 고체중대 환자나 고도 식욕 환자, 몸이 많이 약하거나 민감형인 사람은 필히 전문가의 상담을 받길 권한다.

8장
지구에서 오래 살맛 나는 정신건강

아무리 장수하는 비법을 배워서 오래 살게 되었다고 해도 마음이 늘 괴롭다면 도리어 오래 사는 것 자체가 고통일 것이다. 하루하루가 괴로워서 기쁨이 없는데 무슨 이유로 오래 살 것인가? 하지만 그럴 일은 별로 없다. 실제로는 마음이 늘 괴로운 사람이 오래 살 확률은 낙타가 바늘귀를 통과하는 것보다 훨씬 낮기 때문이다. 마음이 항상 괴로우면 신체도 이 지구에서 결코 오래 버틸 수 없다.

믿지 못 하겠는가? 마음이 괴로운 것과 육체가 건강한 것이 무슨 상관이 있느냐고? 그렇다면 이제부터 필자가 하는 이야기를 잘 듣기 바란다. 마음이 행복해야 이 세상에서 오래 버티는 젊고 싱싱한 육체를 지닐 수 있음을 분명히 이해하게 될 것이다.

당신을 불편하게 만드는 스트레스

어느 질병에나 빠지지 않는 단골 원인이 바로 스트레스다. 현대인들 중에 스트레스 없이 사는 사람은 아무도 없을 것이다. 몸과 마음을 아프게하는 스트레스에 대해 살펴보자.

뇌의 파괴자 스트레스

매일 밤마다 당신이 잠들 무렵 외계인이 찾아와서 머리를 못으로 마구 찌르고 가길 반복한다면 당신의 심정은 어떠할까? 게다가 외계인이 왔다는 증거도 없고 주위 사람 누구도 당신 말을 코웃음치면서 믿지 않는다면? 당신은 잠을 못 이루는 것은 물론이요, 깨어있을 때에도 늘 불안하고 노이로제에 시달리는 바람에 일상생활도 제대로 못할 것이다.

이와 비슷한 실험을 미국에서 했다. 다만 그 대상이 인간이 아니라 쥐다. 미국의 한 대학 연구진은 매일 쥐의 머리를 못으로 쿡쿡 찔러 스트레스를 줬다. 그렇게 3개월을 지속적으로 괴롭히고 나서 쥐들을 검사해봤더니 하나같이 뇌세포 상당수가 파괴되어 있었다. 또한 학습능력과 인지능력이 떨어지는 치매 증세가 나타났다. 뇌세포를 못으로 직접 찔러 파괴한 것은 아니다. 뇌는 단단한 두개골로 보호받고 있으며 못은 쥐가 깜짝 놀랄 정도로만 찔렀다. 즉, 물리적으로 직접 타격을 받지 않았음에도 지속적인 스트레스로 뇌세포가 많이 파괴된 것이다. 이는 쥐에게만 해당하는 원리가 아니다. 당신에게도 해당된다. 당신이 지속적인 스트레스를 받으면 두개골의 뇌 절반이 죽은 좀비의 그것처럼 변할 수 있다.

그래도 당신은 실감나지 않을 것이다. 주위를 둘러보면 스트레스 안 받는 사람이 없지 않은가? 그럼에도 불구하고 누군가가 스트레스 때문에 뇌 절반이 텅 비어버렸다거나 두개골을 채운 뇌가 갑자기 돌처럼 딱딱한 덩어리로 변했다는 얘기는 들은 적이 없다. 아무리 봐도 다들 멀쩡하다. 스트레스 때문에 죽겠다는 얘기를 늘 입에 달고 사는 김 대리나 이 과장도 멀쩡하게 살고있는 현실이니, 쥐 실험 결과 따위는 먼 나라의 이야기로 들릴지도 모른다. 하지만 변화가 눈에 바로 띄지 않는다 해도 스트레스로 인한 뇌세포 파괴 현상은 야금야금 당신을 공격한다. 그 결과물이 40대만 넘어도 생기는 건망증과 연로한 노인에게 오는 치매다.

치매가 얼마나 무서운 병인지 그 심각성을 모르는 사람이 대다수다. 단순히 건망증이 심한 병이나 가끔 헛소리나 하는 질환으로 가볍게 여기기도 한다. 그러나 기억상실 수준의 건망증은 초기 증상에 불과하다. 몸의 중심을 잘 잃기 때문에 걷다가 계단에서 별안간 쓰러져 뼈가 부러지거나, 등산을 하다가 높은 곳에서 떨어져 죽기도 한다. 어떤 이는 온갖 망상에 빠져 갑자기 자살하기도 한다. 치매가 더 무서운 것은 환자가 자신이 치매가 있다는 사실마저 쉽게 잊어버린다는 것이다. 그래서 무심코 옛날처럼 차에 앉아 운전을 하곤 하는데, 판단력이 돌연 떨어지기 때문에 사고를 내서 자기는 물론 타인의 목숨까지 앗아가기도 한다. 중앙선이 뭔지 까먹기도 하고 빨간 신호등을 보고도 서야 한다는 사실을 까먹는 운전자가 고속으로 질주한다고 생각해보라. 얼마나 무서운 일인가?

만약 치매 환자의 뇌 CT 사진을 보면 깜짝 놀랄 것이다. 정상인은 뇌가 하얗게 두개골을 채우고 있지만 치매 환자는 말라비틀어진 가지처럼 뇌가 시들어서 두개골에 빈틈이 많다. 이렇게 한번 말라비틀어진 뇌는 현대 의학 기술로도 회복이 불가능하다. 식물로 치면 누렇게 시들어버린 낙엽을 다시 살리려는 시도와 동일하다.

치매를 비롯해서 건망증이 생기는 주요 원인이 스트레스로 뇌가 파괴되는 현상임을 잊지 말자.

정상인의 뇌   알츠하이머병 환자의 뇌

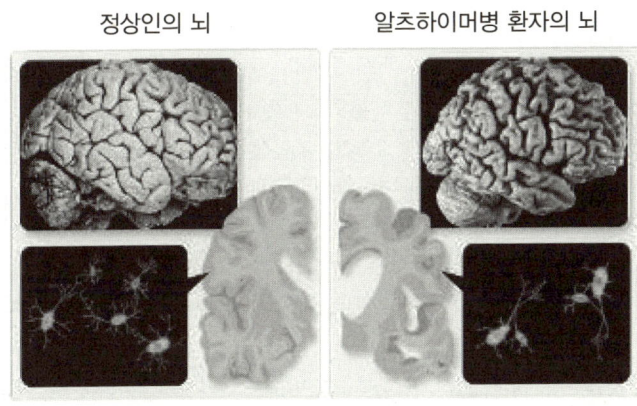

다음의 치매 진단 체크리스트를 보고 해당되는 항목에 체크해보자. 17개 이상 해당되는 사람은 일단 치매로 의심할 수 있다. 단, 이 체크리스트는 치매 유무만을 판정하는 참고자료로 활용하는데 그 목적이 있으며, 정확한 진단은 전문의에 의한 정밀검사로 이루어져야 한다.

항 목	체크
전화번호나 사람 이름을 기억하기 힘들다	
어떤 일이 언제 일어났는지 기억하지 못할 때가 있다	
며칠 전에 들었던 이야기를 잊는다	
오래 전부터 들었던 이야기를 잊는다	
반복되는 일상생활에 변화가 생겼을 때 금방 적응하기가 힘들다	
본인에게 중요한 사항을 잊을 때가 있다(배우자 생일, 결혼기념일 등)	
다른 사람에게 같은 이야기를 반복할 때가 있다	
어떤 일을 해놓고도 잊어버려 다시 반복할 때가 있다	
약속을 해놓고도 잊어버려 다시 반복할 때가 있다	
이야기 도중 방금 자기가 무슨 이야기를 하고 있었는지 잊을 때가 있다	
약 먹는 시간을 놓치기도 한다	
여러 가지 물건을 사러 갔다가 한두 가지를 빠뜨리기도 한다	
가스 불을 끄는 것을 잊어버리거나 음식을 태운 적이 있다	
같은 질문을 반복한다	
어떤 일을 해놓고도 했는지 안 했는지 몰라 다시 확인해야 한다	
물건을 두고 다니거나 또는 가지고 갈 물건을 놓고 간다	
하고 싶은 말이나 표현이 금방 떠오르지 않는다	
물건 이름이 금방 생각나지 않는다	
개인적인 편지나 사무적인 편지를 쓰기가 힘들다	
갈수록 말수가 줄어드는 경향이 있다	
신문이나 잡지를 읽을 때 이야기 줄거리를 파악하지 못한다	
책을 읽을 때 같은 문장을 여러 번 읽어야 이해가 된다	
TV에 나오는 이야기를 따라가기 힘들다	
자주 보는 친구나 친척을 바로 알아보지 못한다	
물건을 어디에 두고 나중에 어디에 두었는지 몰라 찾게 된다	
전에 가본 장소를 기억하지 못한다	
방향감각이 떨어졌다	
길을 잃거나 헤맨 적이 있다	
물건을 항상 두는 장소를 망각하고 엉뚱한 곳에서 찾는다	
계산능력이 떨어졌다	
돈 관리를 하는데 실수가 있다	
과거에 쓰던 기구 사용이 서툴러졌다	
TOTAL	

노화의 고속도로 — 스트레스

스트레스는 뇌세포만 파괴하는 게 아니다. 인체노화 가속도에 불을 붙이는 주범이기도 하다.

어느 날 당신이 운전을 하다가 갑자기 앞으로 끼어든 차 때문에 당황해 경적을 울렸다. 그런데 그 차 운전자가 사과하기는커녕 도리어 창문을 내리고 경적이 시끄럽다고 욕을 퍼붓는다면? 그 순간부터 당신의 분노 게이지는 상승하게 될 것이다. 이때 몸에서는 부신이 코르티솔이라는 호르몬을 마구 뿜어내게 된다. 이 시비가 일어난 과정에서는 당신은 아무 잘못이 없다. 하지만 문제는 이 호르몬의 과다로 인해 억울하게 노화까지 얻게 된다는 점이다.

코르티솔은 몸에 필요한 호르몬이다. 그러나 과잉되는 것은 문제다. 코르티솔이 과하게 분비되면 면역력을 떨어트리고 염증반응을 일으켜 활성산소가 증가한다. 알다시피 활성산소는 노화를 일으킨다. 그래서 스트레스 때문에 염증과 질병이 몸에 창궐하고 노화를 덤으로 얻는 셈이다.

스트레스가 얼마나 인체에 안 좋은지는 책이나 인터넷에 정보가 넘친다. 필자가 굳이 일일이 열거하지 않더라도 당신도 이미 알 것이다. 그리고 당신이 스트레스 부작용을 줄줄이 꿰고 있을 필요도 없다. 지루하게 그걸 읽고 떠올리는 행위 자체가 스트레스로 작용해서 당신이 조금이라도 더 늙을지 모르니 생략하자.

하지만 한 가지만은 꼭 이야기해야겠다. 간이 나빠지는 원인 1위가 술이 아니라 만성스트레스라는 사실을 아는가? 대다수가 술 때문에 간이 나빠진다고 여기지만 실제 간이 나빠지는 주된 이유는 만성스트레스다. 만약 당신이 전화로 누군가와 음성을 높이며 싸우는 순간, 몸에서 치솟는 호르몬과 독소 문제는 간이 전부 감당해야 한다. 스트레스가 잦아질수록 간은 쉴 새 없이 일하니, 이 모든 것이 간에 부담으로 작용한다. 특히 술을 달고 사는 술꾼이 화까지 자주 내고 살면 술과 스트레스 독소를 같이 풀어야 한다. 이것은 간에는 치명적이다.

스트레스는 보상하는 것이다

흔히 스트레스는 시간이 지나면 잊혀지거나 속으로 삭여 덮어두는 것이라 여긴다. 그러나 스트레스는 잊거나 마음속에 덮어두는 게 아니라, 꼭 보상해야 하는 증세임을 잊지 말자.

우선 스트레스의 뜻을 살펴보자. 스트레스라면 초조하거나 짜증나거나 화가 치솟는 경우 또는 마음이 편하지 않은 상태를 떠올릴 것이다. 그러나 의학적으로는 다르다. 넓은 의미의 스트레스는 우리가 살아가는 생활 자체가 모두 스트레스다. 쉽게 말해 당신이 숨 쉬는 것도 몸에는 스트레스로 작용한다.

숨 쉬는 것마저 스트레스라니, 그럼 살아있을 필요가 무엇일까? 여기까지 가면 너무 많이 간 것이다. 진정하라. 그렇다고 이 세상 모든 것을 욕할 필요는 없다. 어차피 당신에게만 해로우니까.

의학적으로 보면 항상성을 깨트리는 것은 모두 스트레스다. 우리 인체는 일정한 범위 내에서 모든 환경을 유지하고 있어야 한다고 했다. 그런데 어떤 변화가 오면 이 항상성은 언제든 무너지려 한다. 그래서 인체는 항상성을 지키려고 수고를 하며, 그 과정 자체가 인체에는 결국 스트레스가 된다. 인체 외부의 상황이든, 인체 내부의 문제든 간에 변화하는 모든 것이 스트레스로 작용한다.

그래서 필자는 스트레스를 '편한 스트레스'와 '불편한 스트레스'로 나눈다. 앞서 이야기한 항상성을 지키기 위한 인체의 은밀한 수고는 당신이 일일이 느낄 수 없다. 이러한 스트레스는 편한 스트레스다. 반면 당신이 신체적으로나 감정적으로 불편한 상태에 이르는 경우는 불편한 스트레스다. 앞서 말한 번거롭거나 초조하거나 짜증나는 일, 분노가 치솟는 일, 어떤 상황을 반드시 해결해야 해서 노심초사 생각에 빠지는 것 모두가 불편한 스트레스에 해당한다.

이러한 불편한 스트레스는 어떤 현상을 일으킬까? 만약 당신이 길에서 부딪힌 누군가와의 다툼으로 화가 나는 스트레스 상황이 발생했다고 치자. 그 상태가 한 달이고 1년이고 계속 지속되지는 않을 것이다. 시간이 지나면 당신의 흥분과 감정적인 불편함은 지나가게 된다.

이제 당신은 그때의 기억은 뇌에 있지만 그때의 스트레스는 사라졌다고 여긴다. 그러나 천만의 말씀이다. 스트레스는 설대로 그냥 사라지지 않는다. 당신이 그 흥분한 감정을 잊더라도 스트레스의 흔적과 나쁜 에너지는 신체에 분명히 남아 영향을 미친다.

이러한 나쁜 에너지의 흔적을 인위적으로 제거해주지 않으면 그것들은 아주 오랫동안 남아 당신의 몸을 파괴하는데 앞장선다. 특히 당시 받왔던 정신적 스트레스가 강하면 강할수록 더욱 그러하다. 아마 쉽게 이해하기 어려울 것이다. 스트레스가 어떻게 남아 몸을 파괴하는지 스트레스의 물질적 영향, 기(氣)적 영향, 그리고 정신적 영향, 이렇게 3가지 측면에서 설명하겠다.

스트레스의 물질적 영향

물질적 영향은 앞서 말했다. 스트레스로 몸에 독소가 분비된 것이 누적되어 간을 상하게 하고, 뇌세포를 파괴하며, 활성산소로 노화 진행을 방치하면 몸이 나빠진다는 것이다. 저절로 몸이 회복하길 기다리는 것보다 몸을 적극적으로 관리해야 한다.

스트레스의 생체에너지, 기(氣)적 영향

스트레스를 받을 때마다 인체 생체에너지 흐름에 변화가 생긴다. 한의학에선 이것을 기(氣)의 병이라고 부른다. 초기에는 특정 부위에서 기의 흐름이 막힌다. 남자보다 여자가 더 잘 막히며, 몸 부위 중에선 가슴 중앙에서 잘 막힌다.

흔히 우리말에서 "기가 막힌다"라고 표현하는 것이 이런 증상이다. 예를 들어 가슴 중앙에 기가 막히면 소화가 잘 되지 않고 숨을 쉬어도 시원하지 않아 한숨을 쉬는 증세가 생긴다. 특히 신경이 예민한 사람들은 이러한 증상을 한 번쯤 겪어봤을 것이다.

기가 막힌 증세는 단시간에 풀리지 않는다. 그리고 오랫동안 뭉쳐있으면 그 부분에서 소통되려는 에너지들끼리 충돌이 벌어져 결국 화(火)가 생긴다. 불처럼 뜨거운 에너지가 간헐적으로 위로 치솟는데, 이를 한의학에서는 화병(火病)이라 부른다. 이것 역시 마음이 여린 여성에게 잘 생기는 증상이다.

화병은 기가 막힌 증세와 유사하지만 증상이 더 심하게 나타난다. 가슴 중앙에 뭔가 막힌 것 같고 명치에 뭔가 걸린 느낌도 든다. 가끔 호흡곤란을 느끼며 갑자기 우울해져 죽고 싶기도 하다. 소화도 안 되고 식욕도 줄어든다. 몸 여기저기가 이유 없이 아프기도 하다.

화병 단계까지 발전하면 저절로 낫지 않는다. 적극적으로 기가 막힌 경락을 뚫어주고, 화를 내려주는 약을 쓰는 등 종합 치료가 필요하다.

스트레스의 정신적(무의식) 영향

혹시 당신은 10년 전에 다른 차가 끼어들어 화났던 일을 기억하는가? 15년 전에 길가다 누군가가 이유 없이 당신을 째려봐서 기분이 나빴던 일을 기억하는가? 아마 잊었을 것이다. 워낙 사소한 일이니 그런 일이 존재했는지조차 기억이 없을 것이다. 그렇지만 오랜 과거의 이런 사소한 일까지 당신의 무의식은 노조리 기억하고 있다.

무의식에 쌓인 감정의 찌꺼기는 인위적으로 풀어주지 않으면 영향력을 꾸준히 행사한다. 그런 종류의 에너지가 쌓이면 쌓일수록 무의식을 더 심한 마이너스 에너지 단계로 이끌고 간다. 예를 들어, 스트레스가 반복되면 의기소침해지고 이유 없이 분노가 치솟기도 한다. 불면증도 생긴다.

그런데 이것들이 무의식에 누적되어서 그 다음 단계의 마음의 병인 우울증, 조울증 증세가 생기기도 한다. 만약 더 심해져서 다음 단계로 마음의 병이 나아가면 공황장애도 온다. 공황장애는 곧 죽을 것 같은 공포로 갑자기 쓰러지기도 하며 자진해서 응급실로 가는 심각한 마음의 병이다.

또 다른 영향이 있다. 무의식에 나쁜 에너지가 잠복하면 그로 인해 나쁜 운을 불러온다. 과학적인 건강법에서 무슨 운 타령이냐고 할지도 모르겠지만, 이는 뒤에서 더 다루겠다. 어쨌든 스트레스 누적이 나쁘다는 걸 알았으니, 이제 그것을 해소할 차례다.

반드시 성공하는 스트레스 해소법

반드시 성공한다고 호언장담하니 왠지 필자가 물건을 팔러온 상인 같다. 그러나 정말로 스트레스 해소에 크게 효과가 있다. 다음의 방법들은 필자가 환자들에게 권하는 방법이다. 읽다보면 그리 특별한 건 없을 것이다. 일상에서 흔히 행하는 방법이라 느낄 것이며, 별것 없다고 무시할 수도 있다. 하지만 원래 평범함 속에 진리가 있는 법이다. 당신에게 스트레스를 풀기 위해 산에 들어가 1주일 동안 단식하며 명상과 운동을 실천하라고 시키면 쉽게 하겠는가? 차라리 이렇게 생활에서 쉽게 할 수 있는 방법만 묶어서 제시하는 것이 훨씬 유익하다.

1단계 - 에너지 매듭을 풀어라

스트레스 에너지가 당신의 무의식이나 생체에너지에 강력한 매듭을 묶지 못하도록 초기에 풀어야 한다. 제일 좋은 것은 속마음을 서로 나누는 것이다. 에너지 매듭을 풀 수 있는 몇 가지 방법을 이야기해보자.

첫째, 지인과 속마음을 나눠라. 매듭 풀기의 대표적인 경우로, 동네 아줌마들의 수다가 이런 유형이다. 마음을 알아주는 누군가와 스트레스 받았던 내용을 이야기하며 매듭을 푸는 것이다. 그 사람이 가만히 듣고만 있는 것이 아니라, 당신의 입장에서 같이 고민하고 분노하고 위로를 해준다면 금상첨화다.

이때 속마음을 나눌 대상자를 잘 선택하는 것이 이 방법의 핵심이다. 만약 당신이 틀렸다고 조목조목 따져 말하거나 무조건 참으라고 조언하는 사람들은 매듭을 푸는 것이 아니라 도리어 매듭을 더 단단히 묶을 수도 있으니 절대 고르지 말기 바란다. 차라리 없는 것이 오히려 낫다. 때로는 때리는 시어머니보다 말리는 시누이가 더 미운 법이다.

어떤 부부의 사례를 예로 들겠다. 아내가 밖에서 다른 사람과 시비가 붙었는데 곁에서 지켜보던 남편이 오히려 아내를 윽박질렀다. 남편은 팔이 안으로 굽는다는 말을 들을까봐, 자기체면 때문에 상황은 둘째치고 일단 아내부터 조용히 시키고 보는 것이다. 이런 경우 아내는 속으로 병이 난다. 싸운 상대에게서 받는 스트레스보다 남편이 더 밉다. 이것이 스트레스가 무의식 속에서 강하게 매듭이 꼬이는 과정이다. 평소에 이런 남편 같은 유형을 속마음 나눌 대상자로 선정하면 오히려 매듭은 더 꼬이고 백이면 백 화병이 생긴다.

그러니 대상자를 고르려면 당신에게 맞장구를 열심히 치고 그 자리에 없는 당신의 적을 향해 욕까지 퍼붓는 사람이면 좋다. 그리고 정말 좋은 대상자는 시간이 지나 감정이 가라앉았을 때 중립적인 시각으로 당신의 잘못을 조언해줘야 한다. 무조건 당신 편만 드는 것이 능사는 아니다. 나중에 당신의 잘못된 점을 지적하더라도 우선은 당신 입장에 서서 상황을 바라보는 대상자가 가장 좋은 상대이다.

필자는 이런 대상자를 '맞장구 도우미'라 부른다. 만약 당신 친구나 지인 중에 이런 유형의 사람이 있다면 돈을 주고서라도 친하게 지내라. 말 한마디가 천 냥 빚도 갚는다고 하지 않는가. 당신이 속상했던 이야기를 듣고 상대가 같이 쌍욕을 하든지 토닥토닥 위로를 받든지, 이러한 과정을 통해 당신의 스트레스는 매듭이 느슨해질 것이고, 당신이 젊게 오래 사는 데 기여할 것이기 때문이다.

한자 사람 인(人) 자는 사람을 다른 사람이 떠받들고 있는 형상이다. 그

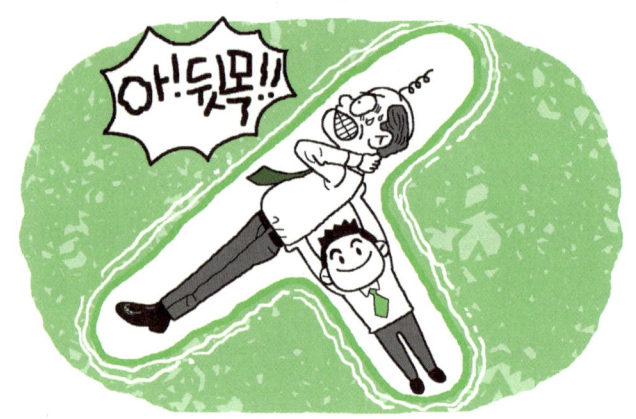

림처럼 뒷목 잡고 쓰러질 때 나를 지탱해주고 도와주는 사람이 있어야 사는 법이다. 세상은 혼자 살기 힘들다. 주위에 사람이 아무리 많아도 자기 본심을 알아주는 지인이 없으면 아무도 없는 것과 같다. 그래서 속마음을 나눌 지인이 있다는 건 눈에 보이지 않는 큰 재산이다. 외로운 사람은 빨리 늙고 빨리 죽는 법이다.

둘째, 가상의 맞장구 도우미에게 속마음을 털어놓아라. 당신 곁에 맞장구 도우미가 24시간 늘 붙어서 맞장구를 쳐줄 순 없다. 어쩌면 원래부터 당신은 외톨이라 맞장구 도우미가 없을지도 모른다. 그렇다고 실의에 빠져야 할까?

실망할 필요는 없다. 당신 곁에 친구가 없어도 궁여지책은 있다. 당신 곁에 가상의 맞장구 도우미가 있다고 가정하고 허공에 대고 혼잣말로 하소연하는 것이다. 물론 진짜 맞장구 도우미보단 못하지만 나름 효과는 있다. 남이 보면 미쳤다고 생각할 수도 있겠지만, 이 방법을 쓰면 스트레스 매듭이 조금씩 풀린다.

셋째, 스트레스를 받은 일에 대해 일기를 써라. 허공에 대고 중얼기리는 것이 남이 볼까 창피하거나 상황이 여의치 못하다면 이 방법이 효과적이다. 여기에서 중요한 것은 남에게 보여주기 위해 쓰는 일기가 아니라는 점이다. 그러니 마음껏 써라. 욕을 퍼부어도 되고, 원하는 희망사항을 휘갈겨도 된다. 그렇게 하다보면 스트레스 매듭은 점점 약해진다. 단, 지나치게 상대에 대한 저주를 늘어놓지는 말자. 그건 서로에게 좋지 않은 에너지로 작용한다.

2단계 – 에너지를 분출하라

스트레스 매듭을 풀었다면 이제 응축된 스트레스 에너지를 분출할 차례다. 2단계를 몰입해서 하다보면 3단계 효과까지 얻기도 한다. 에너지를 분출하기에 좋은 몇 가지 방법들을 소개하겠다.

첫째, 산에 올라가거나 아무도 없는 공터에서 고함을 질러보자. 그게 여의치 않다면 혼자 노래방에 가서라도 소리를 질러보라. 스트레스 에너지가 단번에 분출될 것이다.

둘째, 땀날 때까지 운동을 하자. 헬스장에서 운동을 하거나 학교 운동장에서 힘껏 달리기, 윗몸일으키기, 팔굽혀펴기 같은 기초 체력 운동을 할 수도 있고, 남들과 짝을 지어 스포츠를 즐기는 방법도 있다. 테니스나 배드민턴, 탁구 등으로 동료와 땀을 흘려보라. 스트레스 에너지가 충분히 분출될 것이다.

셋째, 신나게 춤을 추자. 운동과 비슷하지만 신나는 음악 비트가 당신의 귀를 즐겁게 자극한다는 차이점이 있다. 음악에 맞춰서 정신을 놓고 몸을 마음껏 흔드는 것이 요령이다. 굳이 정해진 에어로빅 동작을 하거나 세련된 춤을 출 필요도 없다. 그저 음악에 몸에 맡기고 막춤을 추자. 땀나고 지칠 때쯤이면 스트레스 에너지가 제법 분출되었을 것이다.

넷째, 박수를 쳐라. 남들이 보면 자칫 미친 사람 같겠지만, 혼자서 열심히, 빠르게 박수를 쳐보라. 손이 아플 때까지 치는 것이 요령이다. 이 방법도 효과적으로 스트레스 에너지가 분출된다. 게다가 손에 있는 경혈들을 자극하여 건강에도 매우 도움이 되는 방법이다.

3단계 - 즐거운 에너지로 보상하라

스트레스 에너지를 왕창 분출했다면 그것이 있던 자리를 즐거운 에너지로 덮어서 반드시 자기 자신에게 보상해줘야 한다. 그것이 3단계에 할 일이다.

첫째, 큰 소리로 웃어보자. 당신은 그동안 살면서 참지 못할 정도로 우스운 광경을 보거나 웃긴 이야기에 배가 아파 고통스러울 정도로 웃어봤는가? 지금 당신에게 필요한 게 바로 그것이다. 웃음을 멈추고 싶지만 마음대로 되지 않아 배를 잡고 땅을 뒹군다면 최고다.

그러나 그런 소재는 흔치 않다. 차선책으로 그나마 가볍게 웃을 수 있는 소재를 찾자. 기억을 떠올려보라. 당신이 좋아하는 즐거운 기억이 있을 것이다. 가령 TV의 개그 프로나 재미있는 만화 같은 걸(필자는 조석의 〈마음의 소리〉를 추천한다) 보며 가벼운 웃음을 즐겨보자. 이마저도 여의치 않다면 최후의 방법이 있다. 억지로 웃음소리를 내는 것이다. 큰 소리로 1분 이상 웃어보자. 실제 당신의 감정은 우습지 않더라도 그 웃음소리의 파장이 당신의 신체 내부로 스며들어서 어느 정도 효과를 선사한다. 물론 진짜 웃음보단 위력이 약하다. 그래도 안 하는 것보단 훨씬 낫다. 일부러 웃다보면 실제로 즐거운 일이 생긴다는 속설도 있으니 한번 시도해보자.

둘째, 짧고 강렬한 게임을 해보자. 게임은 결코 마약처럼 나쁜 게 아니다. 하지만 긴 시간을 빠져들어야 하는 게임은 신체나 정신에 스트레스를 유발할 수 있으니 자제해야 한다. 될 수 있는 한, 컴퓨터게임처럼 혼자서 하는 오락보다는 여럿이서 같이 짧게 즐길 수 있는 보드게임이나 전략게임을 권한다. 명절에 가족들이 같이 즐기는 윷놀이가 좋은 예다. 너무 길지 않게 즐긴다면 다른 방법 못지않게 효과적이다. 특히 승부에 이겼을 때 순간적으로 느끼는 쾌감은 인체에서 '엔돌핀'이라는 강력한 행복호르몬을 분비하므로 좋은 보약이 된다.

가장 중요한 핵심은 승부에 지더라도 타인에게 기쁨을 줬으니 이 역시 보람된 시간을 보냈다고 생각하는 여유있는 태도를 갖는 것이다. 만약 언제나 당신이 이긴다고 한다면 처음에는 신나고 재미있을지 모르지만, 점점 더 흥미를 잃고 지루해질 것이다. 게임은 지고 이기는 과정에서 더 잘해야겠다는 의욕이 생기기 마련이다. 그러니 게임에서 졌다고 결코 낙담하거나 화내지 말고, 다음에 이길 때 배로 기뻐하라. 이것이 당신이 행복하게 사는 길이다.

셋째, 술친구와 흥겹게 얘기를 나누자. 아마도 이것이 지구에 현존하는 현대인들이 가장 많이 사용하는 방법일 것이다. 과음하지 않는 수준으로 마시며 흥겹게 얘기를 나누면 즐거움이 당신을 충분히 적실 것이다. 그러나 만취할 만큼 마셔서 술로 당신을 흠뻑 적시지는 말자.

넷째, 애완동물과 놀자. 애완동물은 당신에게 훌륭한 마음의 치료사가 될 수 있다. 흔히 반려동물이라 말하는 이유는 정서적인 측면에서 따뜻한 에너지를 사람에게 전해주기 때문이다. 의학적으로도 반려동물과 접촉하면 인체에서 세로토닌(serotonin)이라는 행복호르몬 분비가 촉진된다고 연구결과가 나왔다.

반려동물로 개나 고양이도 좋다. 그외에 필자는 앵무새를 추천한다. 당신이 사회생활로 바쁜 사람이라면 개나 고양이의 대소변 냄새나 집을 어지럽히는 습성으로 인해 오히려 당신이 스트레스를 받는 경우가 흔하기 때문이다. 그러나 앵무새는 그런 일이 거의 없고, 머리가 영특하여 간단한 의사소통까지 가능하다.

다섯째, 기분 좋게 노래하자. 당신이 가장 좋아하는 노래를 콧노래로 흥얼거려보자. 그러다 흥이 나면 노래방으로 달려가 목청 높여 노래를 불러보는 것도 괜찮다. 이것을 의학에서는 음악치료라고 칭한다.

여섯째, 사랑하는 사람을 만나자. 가장 효과적인 방법이다. 사랑하는 사람과의 교감은 스트레스에 최고의 치유제다. 스킨십이나 성관계를 하는 동안 그 에너지로 치유가 된다. 만약 당신이 솔로라서 대상자가 없다면 스스로 위로해주는 방법도 괜찮다. 성적인 쾌감을 잘 이용하면 건강에 매우 좋은 활력소가 된다.

갑자기 웬 야한 이야기냐고? 절대 근거 없는 이야기가 아니다. 장수나 건강에 의학적으로 아주 중요한 이야기다. 당신은 솔로로 사는 사람이 커플보다 평균적으로 무려 10년이나 빨리 죽는다는 사실을 아는가? 심리학의 선구자 프로이드는 우리의 모든 에너지가 성 에너지로부터 나온다고 봤다. 그리고 불로장수를 추구하던 도교에는 3개 학파가 있었는데, 그중 하나가 성 에너지를 구도의 수단으로 삼았다.

의학적으로 보면 이런 효능은 꽤나 분명하다. 성적인 접촉을 통해서 인체의 도파민(dopamine)이나 세로토닌, 옥시토신(oxytocin) 같은 각종 행복호르몬 분비가 상승세를 그린다. 예를 들어 옥시토신은 기분을 좋게 하고 편안한 숙면에도 도움이 되는 성분인데, 성관계를 하는 동안은 평소 분비량보다 무려 50배나 증가하기도 한다고 한다.

스트레스와 우울증은 뇌에서 기억이나 학습을 관장하는 해마 부위를 줄어들게 하는데, 성적 쾌감은 이를 막는데 크게 기여한다. 쥐를 통한 실험에서 성관계는 뇌 신경세포 성장을 촉진하며, 스트레스 호르몬 수치를 낮추는 작용을 보였다. 특히 정기적인 성생활을 하는 사람은 오래 사는데 유리하다. 노인들도 주기적으로 성생활을 유지하면 치매에 걸릴 가능성이 낮아지며, 건망증이 잦은 중년의 기억력 회복에도 큰 도움이 된다.

4단계 – 기억에서 찌꺼기를 꺼내서 해체하라

가장 중요한 단계다. 앞의 3단계를 거쳤는데도 당신의 무의식과 신체 에너지(기)에는 스트레스 에너지 찌꺼기가 남아있다. 그런 건 인위적으로 다시 꺼내 해체해야 사라진다. 이 단계는 스트레스를 받은 시점에서 시간이 좀 지났을 때 시행하는 것이다. 시간이 경과하면 분노나 흥분은 가라앉았을 것이다. 불편했던 심정도 어느 정도 정리되었을 것이다. 이때 4단계를 실시하라. 스트레스 찌꺼기를 몽땅 청소할 시간이다.

3단계까지는 자기합리화 과정이었다면 4단계는 스스로를 반성하는 과정이다. 이 과정을 통해 스트레스로 얼룩진 당신의 내면을 정화할 뿐만 아니라 당신이 앞으로 스트레스를 덜 받을 수 있다.

먼저 자신의 잘못을 돌이켜본다. 스트레스를 받았던 상황에서 타인에게 잘못이 있다든지, 서로가 어쩔 수 없는 경우였다 하더라도 당신 스스로는 반성할 점이 없는지 잘 찾아보라. 예를 들어 갑자기 끼어든 차 때문에 화가 났더라도 그에 앞서 미리 당신이 대비할 여지가 없었는지 돌아보라. 세상에는 당신에게 원인이 1퍼센트도 없는 불상사는 거의 없다.

이 과정은 자신을 정화하는 것이 목적이므로, 당신 내면의 목소리에 귀를 기울여야 한다. 만약 이렇게 관찰해도 당신에게 잘못의 여지가 없다면 그건 상대방이 진짜 나쁜 것이다. 그때에는 상대를 용서하라.

당신의 잘못이 없는데도 상대를 용서하는 순간, 이 우주의 균형 시스템에서 당신에게 가산점을 준다고 생각하자. 그 점수는 반대로 당신이 상대에게 잘못했을 때의 마이너스 점수를 덮어줄 것이다. 살면서 당신도 잘못해서 남에게 해를 끼치거나 불편함을 주는 경우가 있을 것이기 때문이다.

이걸 시행하는 법은 주로 잠들기 전, 혹은 아침에 일어난 직후 명상을 통해서 한다. 명상이 힘들면 노트에 적는 방법도 있다. 또한 종교인은 기도를 통해서 해도 된다.

다음으로 만물을 사랑하는 마음을 일깨워보자. 따뜻한 에너지가 마음에 가득 차면 이제 스트레스 받았던 일을 떠올려보라. 어쩌면 스트레스를 받았던 당시와는 다른 관점으로 상황이 느껴질지도 모른다.

산길이나 공원을 산책하면서 나뭇잎에 햇볕이 쏟아지는 풍경과 길에 기어가는 개미를 보며 자연을 느껴보라. 개미는 얼마 되지 않는 수명 동안 열심히 일하고 하루를 보낸다. 보통 우리 눈에 띄는 일개미의 수명은 평균 1년이다. 그들은 봄을 한번 경험하고 나면 다시는 봄을 경험할 수 없다. 그럼에도 불구하고 쉬지 않고 늘 부지런히 일한다. 그에 비하면 당신은 어떠한가? 생활에 여유를 가지고 만물을 사랑하는 마음을 가져도 좋지 않을까?

책이나 잡지를 읽으며 고난에 빠진 사람들이 어떻게 어려운 상황을 극복했는지 느껴보는 것도 좋다. 굳이 헬렌 켈러 이야기가 아니더라도 세상에는 자신의 어려움을 극복한 사람이 많다. 항상 당신보다 잘된 사람을 보고 상실감을 느끼지 말고, 당신보다 어려운 경우를 보고 당신이 얼마나 행복한 상태인지를 뼈저리게 깨달아라. 그 따뜻한 에너지로 심신을 채우고 나서, 스트레스의 흔적을 일깨워보면 의외로 아무 일도 아닌 일이 많다는 것을 느낄 것이다. 세상은 살아있는 것 자체가 행복이다.

스트레스 해소법을 정리하면 다음과 같다.

> 스트레스 매듭 풀기 → 에너지 분출 →
> 즐거운 에너지로 보상 → 찌꺼기 정화하기

실제 생활에서 실천은 어떻게 할까? 바쁜 현대인들이 매일 4단계를 모두 실행하기는 어렵다. 스트레스는 당신에게 자주 닥칠 것인데, 그럴 때에는 1단계만 자주 시행한다. 그리고 며칠에 한 번씩 모아서 2~3단계를 시행하며, 4단계는 1주일에 한번 정도만 해도 좋다.

수면과 생체리듬

수면이 생체리듬을 좌우한다

예로부터 건강의 3대 원칙으로 잘 먹고, 잘 자고, 잘 싸야 한다는 말이 있다. 한자로 쾌식(快食), 쾌면(快眠), 쾌변(快便)이다. 이 말이 괜히 나온 것이 아니다. 숙면은 건강에 있어서 매우 중요하다. 예전에 학자들이 조명으로 낮과 밤을 반대로 해보니, 작은 새들이 하루이틀 사이에 전부 죽어 버렸다는 실험결과가 있다. 새보다 체격이 훨씬 크고 적응력이 뛰어난 인간이란 존재는 그리 큰 영향을 받지 않지만, 개나 고양이 정도만 되어도 제대로 자지 못하게 방해하면 얼마 안 가 쇠약해져 죽게 된다는 연구결과도 있다.

동물은 잠자는 동안 피로가 풀리며 재충전이 된다. 그런데 왜 낮과 밤을 바꿨다고 해서 새가 죽었을까? 같은 시간의 잠을 잤는데? 이는 바로 생체리듬 때문이다. 동물이나 사람은 생체리듬이라는 것이 있다. 그것은 단순히 햇빛으로 낮과 밤이 구분되는 리듬이 아니다.

1962년 독일의 생리학자 유르겐 아쇼프(Jurgen Aschoff) 박사가 실험을 했다. 26명을 빛이나 소리 등 외부정보가 완전히 차단된 지하 실험실에 격리시켰다. 햇빛도 없고 TV나 라디오도 없다. 실험 초기에는 26명의 취침, 기상시간이 제멋대로였다. 잠을 자고 일어나서 반나절 만에 다시 잠을 자는 사람이 있는가 하면 잠을 자고 하루가 넘도록 다시 잠을 자지 않는 사람도 있었다. 그들은 시간을 알 수 없으니 그냥 감각으로 적당히 하루를 보냈다. 그런데 며칠이 지나자 실험 대상자들이 모두 비슷한 시간 리듬으로 생활하기 시작했다. 하루 주기(약 25시간)로 자고 일어났으며, 체온 변화와 소변 배출도 이 주기로 반복되었다. 시간을 알 방법이 없는데도 인체 내부의 자극이 이끄는 대로 움직이는 것이다. 이 인체 내부의 자극이 바로 '인체 시계(생체 시계)'이다.

잠을 불규칙하게 자면, 즉, 잠드는 시각과 깨는 시각, 그리고 총 수면시간이 일정하지 않으면 생체리듬이 흔들려서 건강에 문제가 생길 수 있다. 그런데 이 생체리듬 이야기를 왜 정신건강 파트에서 하고 있을까? 최근 발표한 연구에 따르면 생체리듬 불균형이 우울증의 원인이 될 수 있다고 한다. 수면과 정신건강은 밀접한 관계에 있다는 말이다.

매일 당신이 낮에 잔다면 푹 자더라도 밤에 푹 자는 것과 어떻게 다를까? 답은 간단하고, 잔인하다. 당신은 빨리 죽을 것이다.

생체리듬은 단순하게 잠자는 시간만 규칙적으로 한다거나 낮에 잠을 충분히 잤다고 해서 해결될 문제가 아니기 때문이다. 생체리듬은 태양의 빛과 지구 자전과도 관련이 있다. 현대의학에서는 생체리듬을 조절하는 유전자를 실제로 발견했고 그것에 초점을 맞추고 연구하고 있지만, 애초에 생체리듬이 생기게 된 이유는 지구 환경에 생물이 적응하기 위해서였다. 즉, 생체리듬은 지구가 회전함에 따라 변하는 자연환경에 맞게 진화해 온 인체 시스템이므로 지구 회전에 반응하게 되어 있다.

낮에는 활동하기에 좋게 신체가 변하며, 밤에는 휴식을 취하게끔 리듬이 만들어진다. 낮에는 활동하고 밤에는 자야 생체리듬에 적합한 것이다. 이건 해가 뜨니 주위가 밝아서 잠을 이루기 힘들다는 그런 종류의 문제가 아니다. 한의학에서는 지구의 회전 시간에 따라서 인체의 기운 흐름이 영향을 받는다고 한다.

우리 인체에는 12개의 경락이 있다. 당신이 있는 장소의 시간에 따라서 기의 흐름이 활성화되는 곳이 각각 다르다. 이 기준은 당신이 원래 어느 나라 사람인가도 아니고, 단지 지금 당신이 위치한 장소가 지구 자전 기준으로 몇 시에 해당하는가 하는 점이다. 쉽게 말해, 당신이 원래 한국 사람인데 미국에 갔다고 해서 한국 시간을 기준으로 기의 흐름이 활성화되는 것이 아니라, 미국에 갔으면 미국 시간에 따라 기의 흐름 리듬이 바뀐다는 것이다.

시간에 따른 경락 활성화 순서는 다음과 같다.

- 새벽 3시~5시 : 폐
- 새벽 5시~7시 : 대장
- 아침 7시~9시 : 위장
- 오전 9시~11시 : 비장
- 오전 11시~오후 1시 : 심장
- 오후 1시~3시 : 소장
- 오후 3시~5시 : 방광
- 오후 5시~7시 : 신장
- 저녁 7시~9시 : 심포(심장 보호막)
- 저녁 9시~11시 : 삼초(자율신경과 비슷한 개념)
- 저녁 11시~새벽 1시 : 담
- 새벽 1시~3시 : 간

이렇게 생체리듬이 시간마다 달라지기 때문에 같은 시간을 자더라도 낮과 밤은 피로가 풀리는데 차이가 생긴다. 이런 원리로 낮에는 길게 자더라도 밤에 자는 것보다 피로가 덜 풀리곤 한다. 어쩔 수 없이 주야로 교대를 해야 하는 직업을 가졌거나 특별한 이유로 가끔 밤샘을 하는 상황에 있다면 다른 사람보다 건강에 훨씬 신경을 많이 써야 한다.

소리없는 살인자, 불면증

본인이 겪는 고통에 비해 주위에선 그리 대단하게 여기지 않는 질환이 불면증이다. 환자 입장에서는 잠을 푹 자지 못해서 낮에 배로 피곤함을 느낀다. 정신적으로 집중력도 떨어진다. 의학적으로 적당한 수면시간은 하루 7~8시간으로 본다. 가령 하루 4시간 이하로 자는 사람은 정상적으로 자는 사람보다 6년 이내 사망할 확률이 남자는 2.8배, 여자는 1.5배라는 연구결과가 있다. 역시 숙면이 건강의 기본이다.

불면증 환자가 혼자 노력해서는 숙면하기가 힘들지만, 좋은 의학 치료를 받으면 대부분은 개선할 수 있다. 한의학에서 사용되는 불면증 치료방법 중 효과적인 2가지 치료를 소개하겠다.

첫째, 화(火) 에너지를 내린다. 인체의 뜨거운 에너지가 위로 솟으면 잠을 깊이 자기 힘든 경우가 많다. 침이나 약을 통해 화를 내리거나, 몸의 음(陰) 에너지를 강화시켜 중화시키기도 한다.

둘째, 경추 상부와 후두골 부근의 기의 막힘을 뚫는다. 침이나 부항 또는 수기 요법을 통해서 이 부근의 기혈이 막힌 것을 뚫으면 숙면이 더 용이해진다.

앞의 2가지 방법이 전문가의 도움을 받는 것이라면 환자 본인이 실천해야 하는 방법은 무엇일까?

첫째, 음식 조절이다. 커피, 콜라, 녹차, 홍차 등 카페인이 든 음료를 줄인다. 음식은 아니지만 니코틴이 어느 정도 한도를 넘으면 불면을 일으킬 수 있으니 담배도 끊는 것이 좋다. 불면증 환자 중에 상당수가 술에 의지하기도 한다. 하지만 술은 잠들 때는 도움이 될 수 있지만, 아침 일찍 깨어나게 되어 숙면의 질이 떨어질 수 있다. 또한 알코올에 의존하는 습관 때문에 알코올중독으로 가거나 간이 나빠질 수 있다. 술에 의지할 바에야 차라리 불면증에 도움이 되는 음식들을 먹는 게 백 번 낫다.

대표적인 음식은 우유이다. 우유는 잠을 잘 오게 하는 성분인 멜라토닌(melatonin)을 함유하고 있어서 자기 전 따뜻한 우유 한 잔은 숙면에 도움이 된다. 대추 역시 한방에서 수면에 도움이 되는 대표적인 약재다. 대추와 대추씨 모두 좋으므로 대추를 통으로 차를 끓여 먹고 자면 숙면에 효과가 있다. 키위에 들어있는 마그네슘과 칼슘도 잠을 빨리 드는데 좋고, 바나나 역시 근육을 이완시켜 잠자는데 도움을 준다. 이 밖에도 호두, 두부, 계란 등도 수면에 도움이 되는 식품으로 알려져 있다.

하지만 자기 직전에 음식을 먹는 것은 위장에 부담을 주며 숙면을 오히려 방해한다. 그러니 잠자리에 들기 최소 10분 이전에 차와 우유 같은 음료 형태로 먹는다.

둘째, 생활 습관 개선이다. 운동을 자기 직전에 하면 자율신경을 흥분시켜 잠이 잘 오지 않는다. 그러나 잠들기 5~6시간 전에 하는 간단한 운동은 숙면에 도움이 된다. 또는 힘든 등산처럼 낮에 심하게 몸을 사용하면 밤에 노곤하여 저절로 곯아떨어지는 경우도 있으니 시도해보자. 대신 낮잠은 절대 금물이다. 생체리듬이 깨져서, 낮잠을 자는 사람 80퍼센트가 밤에 잠을 푹 못 잔다고 알려져있다.

셋째, 수면 습관 개선이다. 침실은 잠자는 곳이라는 무의식적인 습관을 들인다. 잠자는 시간 이외에는 침실을 되도록이면 사용하지 말고 잠잘 때만 침실에 들어가라. 침실에 들어가면 잠이 오도록 무의식을 세뇌시키는 작업이다. 만약 침실에 누웠는데 15분이 넘도록 잠이 오지 않으면 누워서 뒤척이기보다 밖으로 나왔다가 조금 졸릴 때 다시 들어가는 것이 좋다.

잠은 노력으로 얻는 것이 절대로 아니다. 침대에 누웠을 때 잠을 자려고 노력하거나 빨리 자야한다는 초조함은 도리어 방해요소가 된다. 불면증 환자가 잠에 대해 갖는 강박관념은 누웠을 때 정신을 더 긴장시켜 점점 더 정신이 또렷해지게 만든다. 잠은 저절로 오는 것이다. 그러니 저절로 오지 않을 때에는 절대로 잠들려고 노력하지 마라. 차라리 눈을 감고 몸에 힘을 빼는 연습을 한다. 그리고 감은 눈 저멀리에 무엇이 보이는지 상상으로 관찰을 계속하라. (이 원리로 서양에서는 울타리를 넘는 양의 숫자를 세는 방법을 시행하기도 한다.)

만약 금세 잠이 들지 않는다 하더라도 중간에 눈을 뜨지 않도록 하자. 눈을 떠서 몇 시인지 확인하는 순간 당신은 실패한 것이다. 또한 당신이 자고 있지 않다는 사실을 깨닫지도 마라. 꼭 잠들지 않더라도 눈을 감고 몸에 힘을 뺀 상태를 계속 유지하라. 그러면 반수면상태나 마찬가지여서 육체는 제법 휴식을 취할 수 있다.

생각해보라. 잠이 들 때 뇌만 휴식하는 게 아니다. 몸 전체가 휴식을 취하는 것이다. 잠이 들지 않더라도 눈을 감고 몸의 힘을 빼고 있으면 몸에서 뇌만 제외하고 수면에 가까운 휴식을 취할 수 있다. 아침에 일어났을 때 몸의 피로도를 비교해보라. 눈감고 휴식을 취했을 경우는 잠을 푹 못 자더라도 몸은 한결 가벼워져 있을 것이다. 이렇게 여유있는 태도를 가지면 누웠을 때 잠에 대한 강박관념이 사라지게 된다. 그리고 어느 순간부터 잘 자고 있을 것이다.

잠자는 자세를 바르게 조절하는 것도 중요하다. 앞의 골격관리 파트에서 설명했던 대로 목과 허리의 커브를 정상적인 범위에 오도록 하라. 베개는 너무 높거나 낮으면 목의 커브가 바뀌어서 숙면에 방해가 된다. 높은 베개보단 약간 낮은 베개가 좋다. 엎드려 자면 숙면에 좋지 않으니 조심해야 한다. 누웠을 때 허리가 푹 꺼지면 허리와 침대 사이에 얇은 수건을 말아 끼워서 지지해주는 것도 좋다.

마지막으로 일어나는 시간을 일정하게 유지하라. 생체리듬을 정상으로

340

되돌리는 가장 좋은 수단은 일정한 기상시간이다. 전날 밤에 늦게 잠자리에 들어 잠이 모자라더라도 기상시간을 일정하게 지키는 것이 좋다. 기상시간이 들쭉날쭉하면 생체리에 더 혼란이 와서 결국 불면이 더욱 심해지기 쉽기 때문이다.

당신의 감정이 장기에 영향을 미친다

"노, 희, 사, 우, 공"

이것은 인간의 대표적인 감정을 오행 순서대로 나열한 것이다. 그리고 이 5가지 감정은 동양의 오행과 연결이 된다. 다음의 표를 살펴보자.

노(怒) 분노	희(喜) 기쁨	사(思) 생각	우(憂) 우울	공(恐) 공포
목(木)	화(火)	토(土)	금(金)	수(水)

언뜻 보기에는 분노와 나무가 왜 연결되는지, 기쁨과 불이 왜 연결되는지 이해하기 어려울 것이다. 인간의 감정을 오행으로 나눈다는 자체가 뜬금없을 수도 있다. 하지만 이유 없이 필자가 예를 든 것은 아니다. 인간의 감정은 그 성질에 따라서 같은 종류의 성질을 지닌 장부에 영향을 미친다는 한의학의 정통 이론을 설명하기 위해서다. 그 설명은 다음과 같다.

노(怒) 분노	희(喜) 기쁨	사(思) 생각	우(憂) 우울	공(恐) 공포
간과 쓸개	심장	비위 (소화기)	폐 (호흡기)	콩팥, 방광 (비뇨기)

지나친 감정은 그 감정과 같은 성질을 지닌 장부의 에너지 균형을 무너트린다. 그래서 그 장기가 나빠지기 쉽다.

간과 쓸개를 상하게 하는 분노

과도한 분노는 간과 쓸개를 상하게 한다. 실제로 간이 나빠지는 주요 원인은 술이 아니라 스트레스라고 했다. 그중에서 분노는 더욱 파괴적이다. 만약 당신이 화를 잘 내는 스타일이면 간과 쓸개 관리를 남들보다 더 철저히 해야 한다.

당신이 살아가는 과정에서 감정의 선택을 해야 하는 순간이 온다. 생각할 겨를도 없이 화가 치솟는 경우도 있겠지만, 스스로 고민하는 경우도 있다. 화를 낼까? 그냥 참고 지나칠까? 만약 이런 기로에 선다면 될 수 있는 대로 후자를 선택하라. 일단 화를 내다보면 분노의 감정 때문에 더 화가 치밀어오를 때가 있다. 어쩌면 그냥 스쳐지나갈 수도 있는 순간을 인생의 큰 변환점으로 만들기도 한다.

뉴스에서 친구끼리 술 먹다가 시비가 붙어서 칼로 찔러 살해했다는 보도를 본 적이 있는가? 시비가 붙었을 때 그냥 참을 수 있는 가벼운 순간을 놓치면 그 뒤로 절대 참지 못할 정도로 상황이 악화되곤 한다. 욕과 주

먹다짐이 시작되면 체면 때문에라도 끝까지 가는 게 일반적인 심리다. 대부분 살인사건까지 이르진 않지만, 그래도 피해는 막심하다.

이렇게 화가 머리꼭대기까지 치밀면 그 순간 당신은 자신의 간을 분노의 칼로 찌르는 것과 같다. 그러니 참자. 특히 한의학에서는 간의 나쁜 기운이 치솟으면 중풍에 걸리기 쉽다고 본다. 그래서 자주 욱하고 화를 내는 사람은 일반인보다 중풍이 생길 확률이 높다.

'일노일노일소일소(一怒一老 一笑一少)'라는 말이 있다. 한번 성내면 한번 늙어지고 한번 웃으면 한번 젊어진다는 말이다.

그렇다면 분노를 어떻게 조절해야 할까? 동양철학에서 오행은 서로 상극 관계가 있다. 나무(木)에는 상극이 쇠(金)다. 감정에서도 분노의 상극은 금에 속하는 우울함이다. 즉, 분노에는 우울함이 특효약이다. 만약 시간이 가도 분노의 감정이 잦아들지 않을 경우 인생은 본래 우울한 것이라는 점을 상기하라. 공수래공수거(空手來 空手去). 빈손으로 와서 빈손으로 가는데 화내서 무엇하겠는가? 이런 생각을 조금만 곁들이면 화는 스스로 잦아들게 될 것이다.

심장을 상하게 하는 기쁨

기쁨이 지나치면 심장을 상하게 한다. 이상하다. 기쁨과 즐거움은 건강에 좋은 감정인데 왜 나쁠까? 물론 적당한 기쁨과 즐거움은 장수에 있어서 최고의 밑거름이다. 자주 기뻐하라. 하지만 너무 지나친 기쁨은 심장에 독이 될 수 있다. 복권이 당첨되거나 자기가 응원하는 팀이 골을 넣는 순간에 심장마비에 걸려 죽는 사례가 해외토픽으로 가끔 보도된다. 그러나 당신이 이런 좋은 일로 심장마비에 걸려 죽을 일은 거의 없을 것이다. 그보다 현실적으로는 지나친 쾌락을 쫓다가 심장이 상하는 사례가 훨씬 많다. 흔히 편안함을 추구하여 움직이기 싫어하고 컴퓨터게임의 재미에만 빠져 살면 심장질환에 걸리기가 쉬워지는 것이 이런 이치다.

예전에 PC방에서 며칠 동안 잠도 자지 않고 컴퓨터게임만 하다가 갑자기 쓰러져 죽은 사람의 안타까운 이야기가 기사에 나온 적이 있다. 휴식 없이 지나친 쾌락만 쫓다가 심장이 갑자기 멈춘 사례다.

그렇다면 괜한 기쁨이 지속될 때 빨리 없애는 방법은 무엇일까? 사람이 웃으면 안 되는 상황이 있다. 가령 남의 슬픈 일을 들을 때나 상갓집에 가서 조문을 드릴 때, 상사의 꾸지람을 들을 때 난데없이 머릿속에 엉뚱한 우스운 이야기가 떠오른다면 참으로 곤란하다.

억지로 웃음을 참으려 해도 안될 때 감정의 상극을 이용해 보라. 기쁨(火)의 상극은 공포(水)이다. 그러니 평소 두려웠던 걱정거리나 무서웠던 기억을 최대한 떠올리기를 권한다. 성공하면 우스운 감정은 삽시간에 자취를 감출 것이다.

소화기를 상하게 하는 생각

생각이 지나치면 비장과 위장이 상한다. 지나치게 오랫동안 생각에 몰두하면 소화기가 상한다. 그중에서도 특히 위가 상하기 쉽다. 당신은 업무에 몰두하여 오래 사색에 빠진 경험이 있는가? 문제를 심각하게 고민하는 것뿐만 아니라 어떤 생각들에 너무 오래 집중하는 것도 포함된다. 이렇게 생각이 많으면 위장병에 잘 걸리게 된다. 만약 오래 앉아있는 근무환경에다 생각까지 많이 하는 직업을 가진 사람이라면 위장 관리에 특별히 신경써야 한다.

꼬리에 꼬리를 물며 끝없이 생각이 지속될 때 빨리 없애고 싶다면 생각(土)의 상극인 분노(木)를 이용해보자. 가볍게 화를 내보라. 당신을 잡고 있는 생각에서 벗어나기 쉬워진다.

호흡기를 상하게 하는 우울함

우울함이 심해지면 폐와 호흡기를 상하게 한다. 우울함에 빠지면 저절로 한숨을 내쉬게 된다. 자신도 모르게 호흡이 충분치 않다고 여겨지기 때문에 한숨을 쉬는 것이다. 그래서 항상 우울한 사람은 기관지염이나 감기 등 폐의 질환에 걸리기가 훨씬 쉽다. 당신이 자주 우울함을 느낀다면 폐를 보강해야 한다.

그런데 왜 자주 우울할까? 인생은 냉엄하다. 죽음과 이별은 인간이 지닌 숙명이다. 이러한 관점은 물질적인 세상에 초점을 맞추고 있을수록 더욱 심해진다. 그러나 보이는 세상이 전부는 아니다. 보이지 않는 세상에 대해서는 9장에서 이야기할 것이다. 그래도 우울증이 찾아오면 종교나 자신만의 철학이 필요하다. 그렇지 못하면 다른 지구인보다 수명이 훨씬 짧아지게 될 것이다.

감정의 상극을 이용하면 우울함은 쇠(金)이며, 상극은 불(火)인 기쁨이다. 너무 당연한 이치다. 우울함이 지속되면 5분 이상 일부러 가짜 웃음이라도 웃어보라. 그 파장이 당신 몸속으로 스며들어서 점차 우울함이 옅어질 것이다.

비뇨기를 상하게 하는 두려움

두려움이 지나치면 비뇨기가 상한다. 흔히 엄청 무서우면 소변을 지리게 된다. 무서운 이야기를 듣거나 무서운 장면을 보면 몸이 움츠러들게 되는데, 이러한 강력한 수축력은 신장의 기운을 급속하게 수축시켜서 신장에 무리를 준다. 이처럼 심한 공포감은 신장과 방광의 기운을 상하게 한다. 평소에 겁이 많은 사람은 신장과 방광의 기운을 보강해야 한다.

무서운 생각이 지속될 때 빨리 없애는 법 역시 감정의 상극이다. 공포는 물(水)이며, 감정의 상극은 흙(土)인 생각이다. 무서운 생각이 계속 들면 논리적인 생각으로 극복해야 한다. 그래도 안 되면 특정한 생각에 빠지면 좋다. 풀기 어려운 퀴즈나 수학문제가 좋은 대상이다.

마음이 가진 에너지

드디어 정신건강의 마지막 파트까지 여행을 왔다. 필자는 마음의 본질을 이야기하려 한다. 현대과학은 물질연구 분야에선 한계점까지 도달하고 있지만, 마음연구 분야는 아직 미흡하다. 영혼은 물질적인 근거가 없는 까닭에 과학자들은 마음을 단순히 뇌가 일으키는 작용에 불과하다고 여긴다. 그래서 현대과학은 뇌만 들여다보며 연구한다. 당신 생각은 어떤가? 영혼은 존재하지 않으며 생각은 그저 뇌가 일으키는 작용에 불과하다고 믿는가? 만약 그게 진실이라면 사후세계도 없고, 당신은 죽으면 영원히 사라질 불쌍한 존재라는 뜻이다.

당신이 그리 믿을 가능성도 높다. 물질적인 관점으로만 보면 영혼이나 사후세계가 도무지 없을 것처럼 보이기 때문이다. 물질로 만들어진 장비에는 오직 물질현상만 관찰된다. 그러니 아무리 들여다보아도 물질의 끝에는 물질만 보이는 게 당연하다.

컴퓨터로 예를 들겠다. 컴퓨터들이 이어진 네트워크 중심에 자아를 가진 컴퓨터 두목이 있다고 하자. 그 컴퓨터 두목은 인터넷 게시판에 올라오는 어떤 글을 인터넷망에 연결된 1번 컴퓨터가 직접 썼다고 여길 것이다. 컴퓨터 두목의 눈에는 1번 컴퓨터의 자판을 두드리는 인간은 절대로 관찰되지 않기 때문이다. 컴퓨터 두목이 꼼꼼히 조사해보면 1번 컴퓨터의 메모리에 글의 정보가 남아있는 증거를 발견할 것이다. 아무리 살펴도 온라인의 끝에는 다른 컴퓨터들만 빼곡히 관찰되고 그 너머는 아무것도 보이지 않는다. 그러니 컴퓨터 두목은 모든 인터넷 글들이 그 끝에 달린 컴퓨터들이 직접 작성한 것이라 믿을 것이다.

이를 바꿔보자. 우리 뇌가 물질세계의 컴퓨터에 비유되고, 영혼이 그 컴퓨터의 단말기를 두드리는 숨어있는 존재라면? 아마 물질세계의 측정 장비로는 그 끝에 있는 뇌만 보이고, 그 너머에 있는 비물질적인 영혼은 절대로 보이지 않을 것이다. 그러니 영혼이 있을 가능성은 여전히 유효하다. 물질장비로 보이지 않는다고 해서 영혼이 없다고 절대 속단할 수 없다.

당신이 영혼의 존재를 믿든 안 믿든 그건 당신의 자유다. 그러나 영혼의 존재 여부와 상관없이, 당신 생각이 물질세계에 영향을 미치는 자연법칙은 똑같이 작용한다.

당신이 어떤 생각을 하는 순간, 그 생각에 모든 만물의 에너지는 반응한다.

이것이 이번 파트의 핵심이다.

식물이 당신 생각에 반응한다는 사실을 아는가? 예전에 어떤 학자가 식물에 전극을 연결해서 식물의 반응을 관찰했다. 연구실에 그 식물을 괴롭히는 사람이 들어오자마자 전극에 연결된 계기판 바늘이 움직이더니 특정한 주파수 눈금을 가리켰다. 우연인가 싶어 계속 관찰했으나 그 사람이 들어오면 항상 특정한 주파수 눈금을 바늘이 가리키는 것을 확인할 수 있었다. 그뿐 아니라, 식물에게 물을 주며 아끼는 사람이 들어오면 계기판 바늘은 아까와 다른 주파수 눈금을 가리켰다. 식물은 자기를 좋아하는 사람, 싫어하는 사람에 따라 다르게 반응한 것이다.

1960년에 미국의 거짓말탐지기 기사인 벡스터는 선인장에 거짓말탐지기의 전극을 연결해 실험했다. 그 앞에서 범인이 거짓말을 하면 그에 선인장이 반응을 해서 계기판의 바늘이 특정한 주파수 숫자를 가리켰다. 그러다 범인이 진실을 말하자 다른 주파수 숫자를 가리켰다. 선인장이 사람의 감정이 내는 파장에 반응을 해서 주파수가 달라졌던 것이다.

세상에서 식물만 당신 생각에 반응할까? 그렇지 않다. 식물과 동물뿐만 아니라 만물이 당신의 생각에 반응한다. 지금부터 이런 현상을 일으키는 마음의 3대 법칙에 대해 설명하겠다.

같은 성질의 파동끼리 공명한다

마음의 법칙 첫 번째는 같은 성질의 파동까지 공명한다는 것이다. 공명은 '같이 울린다'는 뜻이다. 먼저 공명 현상에 대해서 알아보자. 어릴 때 수업시간에 소리굽쇠의 공명에 대해서 들어봤는가? 같은 주파수의 소리굽쇠를 이쪽에서 때리면 저쪽에 있는 소리굽쇠가 같이 울리는 현상이 바로 공명현상이다.

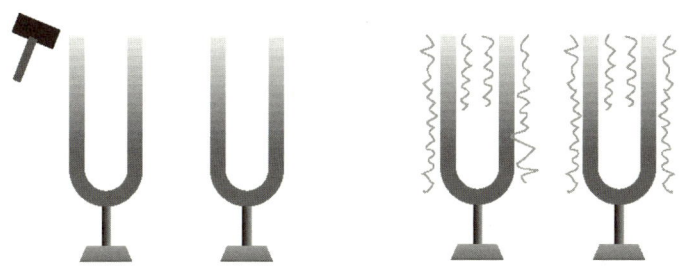

같은 파장끼리는 거리가 떨어져 있더라도 서로 통해서 울린다. 한국의 당신 핸드폰이 까마득하게 먼 미국에 있는 상대방 핸드폰과 연결되는 것도 같은 원리다. 당신 핸드폰의 주파수를 상대방의 주파수와 일치시켜 공명하면 그 신호를 기계가 읽어내어 상대의 목소리로 바꿔 들려주는 것이다. 상대방의 진짜 목소리가 만든 파장이 공중을 날아와서 핸드폰으로 나오는 것이 아니라 실제로 오고 가는 것은 전기신호의 공명일 뿐이다.

비슷한 원리로 당신 생각이 당신의 뇌 안에서만 존재하는 것이 아니라, 어떤 생각을 하는 순간 그 파장이 당신 뇌를 안테나 삼아 저 멀리까지 미세하게 퍼진다. 핸드폰에서 퍼지는 전기신호는 물질과학으로 명확히 알 수 있지만, 뇌에서 퍼지는 정신 에너지 신호는 물질과학으로 알 수 없다(9장을 참조할 것).

아무튼 물질은 멀리 있더라도 신호를 주고받는다. 그런데 마음은 왜 그렇지 않겠는가?

당신은 이런 의문이 들지도 모른다. 마음이 신호를 주고받는다면 왜 다른 사람의 속마음을 들여다보지 못하냐고. 하지만 생각해보라. 당신이 핸드폰을 지녔다 해서 다른 자리에서 통화하는 타인의 핸드폰 내용을 마음대로 엿들을 수는 없다. 서로 공명하지 않으면 물질도 연결되지 않는 건 마찬가지다.

결론적으로 만물은 거리가 떨어져있어도 같은 파장끼리 서로 통하고 반응한다. 그래서 불교에서는 세상 만물이 하나의 그물처럼 연결되어 있어서 당신이 저지른 일이나 마음먹은 것의 대가가 반드시 그대로 돌아온다고 말한다. 기독교에서도 당신이 저지른 일이나 마음먹는 것을 하나님이 알고 그에 대한 대가가 언젠가는 있다고 말한다.

비슷한 얘기다. 우주 자체 원리가 그러하든, 우주의 창조주가 관여하든 간에 우리의 행동과 마음이 세상에서 응답을 받는다는 비슷한 주장을 대부분의 종교가 하고 있다. 세상은 모두 연결되어 있다.

혹시 종교는 비과학적이라서 믿기 힘든가? 그러나 과학도 같은 주장을 한다. 그래서 공명현상을 설명한 것이다. 만약 당신이 최신 과학의 양자물리학에 양자얽힘현상까지 알게 되면 매우 놀랄 것이다.

'양자얽힘'이란 처음에 한 쌍으로 시작된 양자는 이쪽 양자를 자극하면 다른 양자가 아주 멀리 떨어져 있더라도 즉각 반응하는 현상이다. 그 거리는 지구와 태양만큼이나 멀어도 마치 서로 연결된 것처럼 반응한다고 한다. 결론적으로 거리와 크게 상관없이 만물은 서로 통하고 반응하며, 그중 같은 파장끼리는 공명하며 끌어들인다. 마음 에너지에서도 그 원리는 똑같이 적용된다.

당신 무의식의 정신 에너지는 크게 플러스 에너지와 마이너스 에너지로 나뉜다. 플러스 에너지에 속하는 것은 긍정적인 생각으로 즐거움, 기쁨, 만족, 편안함, 희망, 감사, 믿음, 신뢰, 배려, 사랑 등이다. 이것은 물질에서 창조와 성장, 화합과 공명한다. 당신이 이런 생각에 차있을 때 플러스 에너지 공명은 당신 주위의 물질 창조를 끌어들이고, 생명력 증가에 이바지한다. 신체의 세포 성장과 회복을 불러일으키므로 병을 치료하거나 건강을 오래 유지하려면 이런 종류의 생각을 자주 하라.

반대로 마이너스 에너지에 속하는 것은 부정적인 생각으로 슬픔, 우울함, 실망, 불안함, 질투, 불신, 의심, 두려움, 걱정, 미움, 저주 등이다. 이것은 물질에서 파괴와 쇠퇴, 불화와 공명한다. 당신이 이런 생각에 차있을 때 마이너스 에너지 공명은 물질 파괴를 끌어들이고, 생명력 감소에 이바지한다. 신체의 세포 쇠퇴와 파괴에 기여하므로 빨리 죽고 싶지 않다면 이런 생각을 자주 하지 않는 게 좋다.

이러한 에너지 공명반응이 일회성이 아니라 계속 반복되면 그에 맞는 기운을 점차 더 끌어들여 마침내 현실의 물질에도 변화를 가져온다. 이 말은 비슷한 생각을 한번만 하지 않고 계속 반복할수록 물질세계에 더 영향을 미친다는 의미다.

물론 독자 가운데는 거세게 항의할 사람도 있을 것이다. "거짓말! 사람이 기분이 좋다고 해서 병이 나을 것 같으면 죽을 사람이 어디 있어요? 기분 좋은 만화나 게임에 계속 빠져있으면 암도 금세 낫게요?" 하고 말이다. 옳은 말이다. 현실에서 마음을 긍정적으로 가진다고 해서 단숨에 암이 없어지거나 부러진 뼈가 즉시 붙는 기적은 일어나지 않는다.

물질은 물리법칙을 따라 변화하기 때문이다. 생각이 기운을 모아 실제 물질에 영향을 일으키려면 엄청난 에너지와 시간이 누적되어야 한다. 그러니 생각만으로 현실이 쉽게 바뀌지는 않는다.

다만 물질변화에 조금은 플러스알파로 작용한다. 같은 약으로 치료하더라도 더 효과가 있거나 빠른 회복을 초래한다는 것이다. 간혹 불가능하다고 여겼던 기적 같은 회복도 이런 힘이 작용해서 일어난 것이다. 사망선고를 받은 암 환자가 기적처럼 나은 사례들을 보면 거의 대부분 이런 심리 자세를 유지하고 있다.

그러나 이런 태도로 암 치료를 받는데도 오히려 일반 환자보다 경과가 나빠지는 사례도 종종 볼 수 있다. 왜 그럴까? 여기에는 중요한 비결이 관계되어서 그러하다. 그 비결에 대해서는 잠시 후에 이야기하겠다.

마음 에너지는 에너지 구조물을 형성한다

두 번째 마음의 법칙은 마음 에너지가 에너지 구조물을 형성한다는 것이다. 인생을 살면서 누군가가 절실히 보고 싶었던 순간이 있었을 것이다. 사랑하는 사람을 잃었을 때 예전에 그와 좋았던 추억은 당신의 머리에서만 맴돈다. 할 수만 있다면 그 순간으로 돌아가고 싶을 것이다. 이건 사람과의 추억만이 아니다. 찬란한 햇빛이 쏟아지는 알프스의 푸른 언덕을 가본 사람이면 언젠가 그 기억의 장소를 그리워할 것이다. 특별한 장소뿐만 아니라 어릴 때 뛰어놀던 놀이터, 마을 뒷산, 친구들, 이 모든 것은 그립지만 언젠가 세월의 뒤로 사라진다.

당신이 가졌던 생각들도 모두 흩어져 없어지는 것 같다. 과연 모든 생각이나 추억이 그 순간만 지나면 이 우주에서 흔적도 없이 사라질까? 그건 아니다. 당신이 어떤 생각을 하는 순간, 마음 에너지의 파장은 세상으로 널리 퍼진다고 했다. 그러나 그대로 외부로만 흩어져 사라지는 건 아니다. 생각하는 그 순간, 마음 에너지는 당신 내부에도 어떤 에너지 구조물을 형성한다. 앞의 스트레스 설명에서 이를 스트레스 에너지가 매듭을 묶는다고 표현했다.

다시 말해서 마음 에너지는 당신 내부에 에너지 매듭을 묶는다. (필자는 '에너지 구조물을 형성한다'는 말보다 '에너지 매듭을 묶는다'는 표현을 더 선호한다. 당신도 그렇게 기억하길 바란다.)

내부는 어디일까? 뇌세포? 그럴 수도 있다. 뇌에는 물리적으로 기억이 저장되니까. 하지만 필자는 기라는 에너지 영역과 당신의 정신세계 중 무의식을 가리키는 것이다. 생각은 아주 작은 깨알처럼 당신의 무의식이나 기운에 에너지 매듭을 만든다. 반복되는 생각은 에너지 매듭을 더 얽히게 만든다.

특히 머릿속에 구체적으로 이미지를 그리는 경우에는 더 강력하게 에너지 매듭을 형성한다. 예를 들어 단순히 행복하다는 추상적인 감정만 갖는 것보다, 당신이 행복을 느끼는 구체적인 광경을 머릿속에 떠올리면서 행복한 감정까지 같이 느낀다면 당신 내부에 더 강력한 에너지 매듭을 형성하게 된다.

결론적으로 마음 에너지의 영향력은 '반복'과 '구체적인 이미지'에 따라 좌우된다. 당신이 행복하게 오래 살고 싶다면, 플러스 에너지의 생각을 자주 갖고, 구체적인 이미지도 같이 떠올리는 것이 핵심 비결이다.

부부는 서로 닮아간다는 말을 들은 적이 있는가? 인간의 얼굴 모양을 결정하는 가장 중요한 요소는 유전자다. 그런데 부부 사이는 유전자로는 서로 상관이 없다. 그럼에도 불구하고 오래 함께하면서 부부가 얼굴이 닮아가는 경우를 흔히 볼 수 있다.

이러한 현상이 나타나는 이유는 오랫동안 같이 지내면서 서로 비슷한 생각을 교감하는 일이 잦기 때문이다. 게다가 비슷한 광경이나 상황을 많이 경험한다. 즉, 똑같은 이미지를 머릿속으로 자주 떠올리는 것이다. 이런 마음의 잦은 교감으로 인해 비슷한 기운의 에너지 구조물을 계속해서

빚어내기 때문에 결국 얼굴의 형상마저 점차 닮아가는 것이다.

영화 '관상'에서 배우 송강호는 다른 사람의 얼굴만 보고도 그 사람의 성격이나 운명을 기가 막히게 알아맞히는 관상가로 등장한다. 여기에 나오는 관상의 관점은 이러하다. 타고난 기운은 얼굴에 형상으로 드러나는데, 형상을 분석하면 그 기운이 물질세계에서 어떤 현상을 끌어오게 될 것인가를 예측할 수 있다는 것이다. 또는 얼굴이 생각의 기운에 따라 오랜 시간에 걸쳐 모양이 바뀌기도 하는데, 그 변화를 읽으면 물질세계에 어떤 현상을 끌어올 것인지 예측할 수 있다는 것이다. 즉, 얼굴은 타고난 기운(유전요소 포함)과 살아가면서 하는 생각과 행동이 반영되어서 모양이 형성되고 변형되는 것으로 본다. 물론 관상이 다 들어맞지는 않는다. 하지만 몇 천년 간 학자들이 통계를 내어 발전시킨 것이니, 어느 정도 유의성은 있겠다.

필자가 관상을 예로 든 이유는 마음 에너지가 구체적인 구조물을 형성할 뿐만 아니라 실제 인체 구조물 상태에도 영향을 미친다는 걸 말하기 위함이다. 인체 구조물의 변화로 얼굴만 바뀌는 것은 아니다. 인체 전체 조직의 생성, 회복, 파괴 또한 영향을 받는다. 그중에 가장 주목할 만한 것은 뭐니 뭐니 해도 암이다.

암은 비정상적으로 증식해서 정상 조직을 파괴하는 나쁜 녀석으로 그 증식 속도가 엄청나다. 이러한 암의 생성이나 변화, 파괴에도 마음 에너지는 크게 영향을 미친다.

"역설적이지만 암을 자주 검사하는 사람은 암에 더 잘 걸릴 수 있다." 이 말을 하면 많은 사람들이 깜짝 놀랄 것이다. 암은 조기에 발견해서 치료하는 게 최고라고 모두 말하기 때문이다. 하지만 필자는 암을 자주 검사하는 것은 좋지 않다고 이야기한다. 어떤 똑똑한 독자는 방사선이 암의 발병 원인이 될 수 있으니, 그 때문에 암 검사용 CT 검사를 자주 받는 것이 좋지 않기 때문이라고 추측할지도 모른다. 그것도 사실이다.

하지만 필자가 강조하는 점은 그게 아니다. 암 검사를 너무 자주 하는 사람들은 대체로 암에 대한 두려움이 무척 강한 사람들이다. 주위에 암으로 죽거나 고생하는 사람을 보며, 나는 절대로 암에 걸리면 안 된다는 두려움에 평소 조금만 어디가 안 좋아도 가슴이 철렁하는 사람이다. '아이쿠, 이거 암이 아닐까? 설마 아닐 거야. 아냐, 그래도 모르니 얼른 검사받아 봐야지. 조기 발견이 중요한 거니까.' 그렇게 쪼르르 달려가서 검사를 받고 안도의 한숨을 쉬지만 다음에 또 다른 증상이 생기면 다시 암이 생겼을까 걱정하는 유형이기도 하다.

아까 말했지만 공포는 마이너스 마음 에너지다. 그 두려움과 공포는 은밀히 몸에서 암을 키울 수 있는 좋은 자양분이 된다. 더구나 암에 걸린 환자의 이미지, TV나 인터넷에 나오는 암의 동영상이나 자신이 암에 걸리면 어쩌지 하는 구체적인 상상력이 더욱 위력을 발휘하게 만든다. 구체적인 암의 강한 이미지와 반복적인 생각은 암을 일으키는 강력한 요인이 되는 것이다.

물론 암은 조심해야 한다. 보편적이며 정기적인 암 검사는 당연히 필요하다. 중년 이상이면 의사가 권하는 스케줄에 따라서 발생률이 높은 암들을 체크해야 한다. 그러나 필요 이상으로 암에 대한 공포를 갖고 산다면 당신은 곧 암으로 가는 직행열차에 올라탄 것이나 다름없다. 다시 말해,

당신이 암을 자주 머리에 떠올리거나, 암에 대한 걱정이 강력하게 마음에 자리 잡으면 그 자체로 인해 암에 걸릴 확률이 높아진다.

만약 당신이 암이 두렵거든 일상생활은 조절하되 암을 무시하고 살아라. 다시 말해, 생활 조절 노력은 장수를 위한 투자라 생각해야지, 암에 안 걸리기 위해 조심하는 거라고 생각하지 말라는 것이다. 조심하고 두려워할수록 그 그림자는 당신에게 더 가까이 다가올 것이다.

암은 스쳐지나가는 혜성이다. 지구로 혜성이 온다는 이야기는 과거에 몇 번이나 있었다. 지구와 충돌한다며 호들갑 떨던 사람들도 있었지만 모두 그냥 지나갔다. 소문만 무성했지 아무 일도 없었다. 암도 그리 생각하라.

실제 혜성과 충돌하면 지구에는 엄청난 피해가 온다. 과거에 공룡이 멸종한 이유를 혜성이 지구에 충돌했기 때문이라고 보는 과학자들도 있다. 하지만 당신이 살아생전에 지구가 혜성과 충돌하는 일은 없을 것이다. 암도 그리 편하게 생각하라.

냉정하게 최근의 의학 통계 자료를 한번 보겠다. 평생 암에 걸릴 확률은 3분의 1이라 한다. 3명 중 1명은 걸린다는 얘기다. 3분의 1. 어찌 보면 참으로 끔찍한 수치다. 6발 중 2발의 총알이 든 권총의 탄창을 드르륵 돌린 뒤에 당신 머리에 대고 쏜다고 하자. 그 권총에 당신이 죽을 확률과 동일하다.

그러나 이 끔찍함에다가 당신의 초점을 매일 맞추게 되면 마이너스 마음 에너지의 증가로 인해 암에 걸릴 확률은 특별히 당신에게만 2분의 1, 또는 3분의 2까지 증가할 수가 있다. 달리 생각해보면 암에 걸리지 않을 확률이 훨씬 높지 않은가? 3명 중에 2명 꼴이니 대략 67퍼센트이다. 이 고마운 수치에다 마음의 초점을 맞추고 살라. 그렇다면 특별히 당신에게 만큼은 암에 걸릴 확률이 4분의 1, 5분의 1, 아니 백만분의 1로 낮춰질지도 모른다.

사실 멀쩡히 살던 사람도 몸을 샅샅이 뒤져보면 여기저기 암세포들이 발견되곤 한다. 부검전문의의 경험담을 들어보면 멀쩡했던 사람이 사고로 죽어서 부검하다가 암세포들을 발견하는 일이 그리 드물지 않다고 한다. 이처럼 암은 작게 생겼다가도 그 세력을 얻지 못하면 스치듯 사라지는 혜성과 같다고 생각하면 된다. 앞에도 말했지만 일반인에게 하루 평균 5천 개의 암세포가 생겼다가 사라진다. 암이 생길까 두려워하기보다 암세포가 자라지 못할 건강한 신체, 정신환경을 만드는 것이 더욱 중요하다.

마음 에너지가 인체 구조물에도 영향을 미치며, 변화가 빠른 암에서는 더욱 중요하다고 했다. 이 원리는 필자만 주장하는 게 아니라 실제 임상치료에 많이 쓰이고 있다.

미국의 칼 사이먼튼(Carl Simonton) 박사는 텍사스의 댈러스에 있는 사이먼튼암센터의 설립자로 방사선 종양학자이자 암 치료를 전문으로 하는 의사다. 그는 환자들에게 면역세포가 암세포를 잡아먹는 이미지를 상상하게 만들었더니 암이 효과적으로 치료되었다는 연구결과를 발표했다. 159명의 말기 암환자들에게 이 요법을 시행한 결과 놀랍게도 현대의학으로는 치료가 불가능하고 판단되었던 환자들의 22퍼센트가 완치되었다. 그리고 완치되지는 않았어도 전체 환자들이 이 요법을 실시하지 않은 환자들에 비해서 평균 수명이 2배나 연장되었다고 한다.

특히 이 요법을 쓸 때 그냥 앉아서 상상하는 것보다 동양의 명상기법을 병행하면 훨씬 효과적인 결과가 나와 지금도 적극적으로 응용하고 있다고 한다. 이런 이유로 사이먼튼 박사는 사람이 지닌 생각이 자신의 건강에 결정적인 영향을 미친다고 강력하게 주장한다.

자, 이제 아까부터 기다리던 비결에 대해서 이야기하겠다. "적극적으로 플러스 마음 에너지의 태도로 암 치료를 받는데도 불구하고 오히려 일반 환자보다 경과가 나빠지는 사례도 종종 볼 수 있다. 그건 왜 그럴까?"에 대한 해답이다.

먼저 다른 질문부터 하겠다. 암 환자 A, B 두 그룹이 있다. A그룹은 병이 나을 거라는 희망이 넘치는 그룹, B그룹은 병이 낫기 힘들다고 회의적으로 여기는 그룹. 두 그룹 중에 당신은 어느 그룹이 더 병이 호전될 거라고 보는가? 아마 당신의 선택은 A일 것이다. 그러나 연구결과를 보면 두 그룹의 병 호전 정도는 별 차이가 없다. 그 이유를 설명하겠다.

암을 치료하는 태도는 편안해야 한다. 절박하면 절대로 안 된다. 마음의 힘을 빌어서 치료에 임하는 사람들은 희망이 넘쳐서 병이 얼른 낫기를 간절히 기원한다. 암 전문의들의 말에 의하면 특히 외국보다 한국 환자들이 더 적극적이며 아예 극성스럽다고 표현할 정도다. 그렇게 환자들은 마음 치료로 몸이 더 빨리 나을 거라 기대한다. 그러나 현실은 오히려 더 빨리 나빠질 수 있다.

그 이유는 단적으로 의식의 영역과 무의식의 영역 차이다. 환자가 표면적으로는 희망과 사랑으로 차있는 것으로 보인다. 하지만 절박하게 원한다는 것을 바꿔 생각해보면, 그 사람의 내면 깊숙한 곳에 자기가 죽을까봐 두려워하는 공포감이 가득하다는 뜻이다. 즉, 환자의 의식은 희망에 차있지만, 그 사람의 무의식의 영역은 절박함과 두려움으로 가득하다.

게다가 무의식의 힘은 의식의 힘보다 훨씬 강력하다. 그래서 그 사람의 무의식에 있는 강한 마이너스 마음 에너지의 공명이 병을 더욱 악화시키고 만다. 그러니 위험한 병을 치료할수록 반드시 죽음의 공포를 떨쳐버려야 한다.

"살고자 하면 죽을 것이요. 죽고자 하면 살 것이다."

이순신 장군의 말이다. 이것은 만고불변의 진리다. 실제로 죽음의 공포를 잊고 편안하게 치료에 임해야 그 결과가 더 좋다. 암 같은 경우에 아예 자신이 암에 걸렸다는 사실도 잊어버리고 편안하게 치료받으면 더 효과적이다. 그렇다고 암 환자가 몸에 안 좋은 음식도 마구 먹으며 제멋대로 살라는 얘기는 아니다. 잊고 산다는 것은 그만큼 내면 깊숙한 곳까지 편안함이 가득해야 한다는 의미다. 그래서 아까 말한 암환자 A, B그룹은 결과에 차이가 없었지만, 담담하고 편안한 마음으로 치료를 받은, 또 다른 그룹인 C그룹은 훨씬 치료 성과가 좋았다고 한다.

> 플러스 마음 에너지를 표면에만 채울 것이 아니라
> 내면의 무의식까지도 플러스 에너지로 채워야 한다.

필자의 이러한 설명을 듣고 역효과가 날 가능성도 있다. 무의식 속 깊숙이까지 플러스 에너지로 채운 나머지 "나는 절대로 암에 안 걸려"라며 자만에 빠져 살게 될 가능성이 있기 때문이다.

그래서 여태 필자가 말했던 다른 건강법도 일체 무시하고 몸에 안 좋은 술과 인스턴트식품을 입에 달고 살면서 마음 에너지의 효능만 믿고 완전히 안심할지도 모른다. 하지만 물질법칙은 언제나 마음 에너지보다 즉각적이고 강력하다는 것을 명심하라. 아무리 당신이 마음 에너지로 보호받는다고 믿더라도 당신 배에 칼을 쑤시면 안 들어가겠는가? 마음 에너지는 물질변화에 약간의 변수를 주는 수준으로 생각해야 한다.

마음 에너지로 형성된 구조물은 저절로 없어지지 않는다

이제 마음 에너지 3대 법칙의 마지막 법칙이다.

"한번 마음의 에너지가 구조물로 형성이 되면 인위적으로 제거하지 않는 한 저절로 없어지지 않는다."

이 말은 시간이 지나서 옛날에 당신이 화를 내면서 생겼던 에너지가 당신은 사라졌다고 여기더라도 실제로는 당신 내부에 그대로 남아서 파동을 발산하고 있다는 뜻이다. 당신이 시간이 지나 그것이 없어졌다고 느끼는 것은 다만 수면 아래로 사라진 것에 불과하다.

평생 안 좋았던 것들이 그대로 내부에 남는다고 하면 무척 끔찍하게 여길 것이다. 하지만 평생 남는 것은 나쁜 에너지만이 아니다. 좋은 에너지도 그대로 남는다. 그러니 부정적인 생각은 될 수 있는 한 줄이고 긍정적인 플러스 생각을 많이 할수록 당신 내부 에너지장에 플러스 마음 에너지 구조가 더 쌓인다는 얘기다.

성경에서 상대가 뺨을 때리면 오히려 다른 쪽 뺨도 내밀라고 하는 이유가 여기에 있다. 정말로 상대에게 잘못이 있어서 당신이 화를 냈다고 하더라도 그것은 순간적인 통쾌함에 불과하다. 안타깝게도 그 이후 당신 내부의 에너지 장에는 그때 발산했던 분노의 마이너스 에너지가 평생 자리 잡아서 좋지 않은 에너지 공명을 끊임없이 만들게 된다. 결국 이것은 장차 당신 몸을 파괴하고 병이 생기는데 일조한다.

잘못은 상대가 했는데 결국 큰 피해는 당신이 입는 불공평한 현상이 벌어진다는 뜻이다. 그러니 뺨을 맞고도 내 뺨을 다시 내미는 태도는 결국 당신을 위한 것이다. 항상 마음에 여유와 자비로움을 지니고 살기 바란다.

이외에도 마음의 에너지에 대해서 다루고 싶은 이야기는 무수히 많다. 하지만 이 책은 철학도서나 성공학서적도 아닌, 건강서적이기 때문에 아쉽지만 이쯤에서 이야기를 끝내고자 한다.

지금까지 다룬 건강법 전체를 골고루 실천한다면 당신은 틀림없이 부여받은 수명보다 훨씬 더 오래, 보다 젊고 아름답고 건강하게 지구에서 살아남을 것이라고 필자는 확신한다. 부디 당신의 앞날에 삶의 축복이 가득하길 기원한다!

부록

오래 사는 대륙의
입구 팻말+

지금까지 당신은 지구에서 오래 사는 법에 대한 모든 이야기를 들었다. 이제 더 이상의 새로운 내용은 이 책에서 발견할 수 없을 것이다. 그러나 필자는 당신을 위해 또 다른 선물을 준비했다. 바로 2장에서 생략한 내용들이다. 당신은 2장에서 오래 사는 대륙의 입구 팻말을 봤을 것이다.

건강은 관심이다.

그러나 2장에선 건강과 직접 관련 없는 내용들을 생략했다. 그건 정신과 육체에 대한 설명이다. 현대과학인 양자역학이 마음을 어떻게 바라보는지, 고대 동양에서부터 내려오는 기는 어떤 개념인지 등을 모두 생략했다. (일부는 8장에서 설명했다.)

왜 생략했을까? 내용이 매우 어렵기 때문이다. 만약 당신이 따분한 걸 싫어하거나 머리를 활용하는 일을 두려워한다면 9장은 읽지 말고 책을 덮는 것이 좋다. 그러나 한번쯤 이런 가치관들에 대해 생각하는 도전을 한다면 당신이 바라보는 우주는 다르게 보일 것이다.

물질적인 가치관만 갖고 우주를 보면 오직 물질 우주만 보이고, 정신적인 가치관을 갖고 우주를 보면 우주는 달리 보인다. 우주는 생각하는 만큼 보인다. 인생 역시 그러하다. 이처럼 당신의 가치관이 달라지면 육체의 미래와 인생의 미래 상황도 바뀐다.

마음의 힘을 믿는 사람들은 정신력만 잘 활용해도 건강뿐만 아니라 물질적인 성공과 인생의 행복까지 덤으로 얻을 수 있다고 주장한다. 과연 그들이 그렇게 생각하는 근거가 어디에 있는가를 9장에서 확인할 수 있다. 부디 당신이 9장을 읽는 동안, 정신적인 요소가 세상에 어떻게 작용하는지를 돌아보는 좋은 시간이 되길 바란다.

9장

오래 사는 대륙 입구 팻말에 대한 보충

'관심'이란 무엇일까? 국어사전에 정의된 관심은 '어떤 대상에 마음이 끌려 주의를 기울이는 것'이지만, 필자는 '어떤 대상에 의식을 집중하는 것'이라 표현하겠다. 당신이 의식을 집중하면 반드시 세상에는 그 반응이 생긴다. 최신 물리학인 양자역학에선 관찰자가 어떤 대상을 단순히 관찰하는 것만으로 영향을 미친다고 주장한다.

지금부터 당신이 읽는 것은 많은 부분이 삭제된 원고다. 양자역학에 대해 상당한 분량을 썼다가 지웠다. 당신이 중간에 졸다가 책을 내팽개치고 다시 읽지 않을 것 같은 두려움이 들었기 때문이다. 예전에 필자가 SF소설을 출간했는데 그때도 양자역학을 썼다가 책이 망해버렸다. 양자역학이 재밌는 만화나 드라마가 아니라서 아무리 쉽게 풀어도 재미가 없었다. 그러니 당신의 정신건강을 위해서라도 삭제된 현재의 원고에 만족하길 바란다.

관찰자효과

"있잖아? 내가 어제 멀어지는 그 사람 뒷모습을 몰래 째려봤더니 그 사람이 꽈당 넘어졌어."

"미안하다. 어제 우리 국가대표 월드컵 경기를 봐버렸어. 내가 평소에 스포츠중계만 보면 우리 팀이 지는 징크스가 있는데, 어제 궁금해서 그만 봐버렸어. 우리나라가 진 건 순전히 내 탓이야."

당신은 윗글을 보며 웃을 것이다. 어떤 사람을 몰래 노려본다 해서 상대가 자빠지거나, 중계를 본다 해서 TV 속 선수가 헛발질을 하지 않을 것을 너무 잘 알기 때문이다. 상식적으로 말이 안 된다. 그러나 현대물리학에선 이런 엉터리와 유사한 일이 일어난다고 주장한다. '왓칭효과' 또는 '관찰자효과'로 불리는 현상은 '당신이 물질을 관찰하는 행위 자체가 그 물질에 영향을 미친다'고 주장한다. 이걸 과장해 해석하면, 당신이 하늘에 떠있는 달을 보는 행위 자체가 달에게도 뭔가 영향을 끼친다는 의미와도 연결되는 이론이다.

믿을 수 있는가? 완전 허풍 같지 않은가? 이를 설명하기 위해 우선 과학상식들을 말하겠다.

입자와 파동

당신이 과학상식 퀴즈쇼에 나가서 대결을 벌이게 되었다. 그런데 상대는 아주 똑똑한 초등학생과 중학생이다. 당신은 상대방들이 나이가 어린 점에 여유만만해졌지만, 과연 당신이 이길 수 있을까? 우선 1회전은 초등학생과 붙게 됐다. 사회자가 질문을 던졌다.

"입자란 무엇인가요?"

질문을 들은 초등학생은 멍한 표정이다. 한자를 몰라서 단어 자체를 이해하지 못했다. 당신이 대답을 하려는데 정확한 대답이 떠오르지 않는다. 입자가 뭘까?

"작은 덩어리?"

애매하게 대답했지만 당신이 승리했다.

입자의 사전적 의미는 '아주 작은 물체'다. 과학적으로는 '한 점처럼 작은 어떤 실체'다. 달리 쉽게 말하면 작은 '덩어리'라 할 수 있다.

1회전에서 운 좋게 이긴 당신은 2회전에서 똑똑한 중학생과 맞붙게 되었다. 사회자가 다시 물었다.

"파동이란 무엇인가요?"

당신이 얼른 벨부터 누르고 대답했다.

"물결? 아닌가? 뭐더라?"

어설프게 대답하는 당신을 중학생이 곁눈질하며 씩 웃는다. 곧 기회는 상대편으로 넘어가고 중학생의 유창한 대답이 이어진다. 아마 이 대결이 실제로 벌어진다 해도 당신이 질 확률은 꽤 된다. 요즘 중학생들은 파동에 대해 너무 잘 알기 때문이다.

파동의 사전적 의미는 '물결의 움직임'이다. 쉽게 말해 물체가 직접 가는 게 아니라, 그 흔들림이 옆으로 전달되는 것이다. 예를 들어, 거리가 떨어져있는 A와 B, 2개의 공이 있다고 하자. 이때 A공이 B공을 움직이려면 2가지 방법이 있다. A공이 직접 가서 B공에 부딪히든지, 간접적인 영향을 미치든지. 간접 영향은 예를 들어 A공이 바닥을 흔들어 그 영향으로 B공이 흔들리는 경우 같은 걸 말한다.

실체가 직접 가는 경우를 물리학에서는 '입자(덩어리=실체)의 이동'으로 본다. 당신에게도 이 개념은 쉬울 것이다. 택배를 보내는 것, 차를 보내는 것, 당신이 직접 가는 것 등 모든 물건이 직접 움직일 때 그 물건을 큰 입자로 비유하면 이해하기 쉽다.

간접 영향력은 '실체가 가지 않고 물결(흔들림)만 퍼지는 것'이다. 물결 이동을 한자로 쓰면 파동(波動)이다. 파동은 직접 실체가 가지 않으니 중간에 움직임을 전달해주는 물질이 있다는 것이다.

소리는 당신 입에서 뭔가 직접 나가는 것이 아니라, 당신 성대의 흔들림을 공기가 전달해줘서 상대방 귀에 들어간다. 결과적으로 공기의 흔들림만 전달되는 것이다. 지진도 마찬가지다. 땅이 직접 가는 게 아니라 흔들림이 인근의 땅으로 계속 전달되는 것이다. 여기서 당신이 꼭 기억할 게 있다. 파동은 퍼지는 것이다. 다시 말해, 실체가 가지 않고 움직임만 사방으로 퍼지는 것이 파동이 가진 원래 의미다.

> 입자는 맞은편에 입자(덩어리)의 흔적을 남긴다.
> 파동은 맞은편에 파동(물결)의 흔적을 남긴다.

빛의 실험

우리 눈으로 보이는 규모의 세상에서 입자와 파동을 구별하는 것은 쉽다. 그러나 눈으로 볼 수 없을 만큼 작은 전자나 빛이라면 어떻게 알 수 있을까? 아까 말한 것처럼 남은 흔적을 보면 된다. 입자는 입자의 흔적을 남기고, 파동은 파동의 흔적을 남기기 때문이다.

어느 날, 과학자들이 빛을 가지고 실험을 했다. 빛을 아주 작은 틈새에 비추는 실험이다. (현대물리학에 한 획을 그은 유명한 '슬릿실험'이다.) 멀리서 하나의 틈새를 겨누고 빛을 비추니 맞은편 벽에 한 줄의 입자(덩어리) 흔적이 남았다. 이 실험을 통해 과학자들은 빛이 입자인 걸 증명했다. 비유하자면 깨알 같이 작은 구슬들이 벽에 한 줄로 촘촘히 박힌 흔적을 떠올리면 비슷하다.

또 다른 심심한 과학자가 실험을 했다. 2개의 틈새에 대고 빛을 비추면 어떤 결과가 나올까 하는 실험이다. 2개의 틈새니까 당연히 2줄의 흔적이 남을 것이라 생각했다. 비유하면 벽에 깨알 같이 작은 구슬들이 2줄로 촘촘히 박힌 흔적을 발견하게 될 것이었다.

곧 실험결과가 나왔다. 그러나 예상했던 2줄의 입자 흔적은 나오지 않았다. 어라? 과학자는 당황해 자기 눈을 비볐다. 결과는 엉뚱했다. 벽에는 구슬 같은 흔적은 없고, 여러 줄의 물결 그림자만 남아있었다. 이건 파동의 흔적이다. 왜 틈새가 하나일 땐 뚜렷하던 구슬 흔적이 틈새가 2개일 땐 물결 그림자로 바뀌었을까? 이상하게 여긴 과학자들이 몇 번을 실험해 봐도 결과는 동일했다. 빛은 파동이었다.

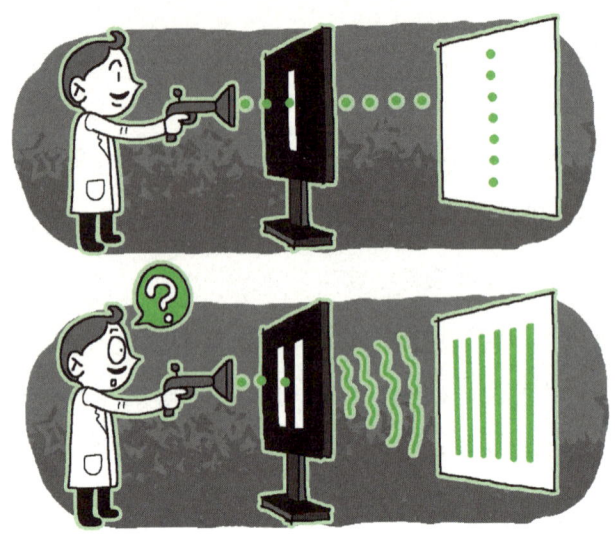

"말도 안돼! 어떻게 입자이면서 파동일 수 있지?"

당시 과학자들은 이 실험결과에 경악했다. 사실 고전물리학 관점에서 보면 불가사의한 결과였다. 필자가 말한 강의를 떠올려 보라. '입자는 덩어리가 직접 가는 것, 파동은 실체가 없이 움직임만 전달되는 것.' 이게 전통물리학의 개념이었다. 그러니 이 결과는 '빛은 실체가 있기도 하며, 실체가 없기도 하다'는 뜻으로 해석된다.

앞의 실험에 의문을 지닌 과학자들이 이번에는 빛이 2개의 틈새를 통과하는 순간을 직접 관찰하기로 했다. 어떻게 해서 입자였던 빛이 파동으로 변신하는지 그 과정을 확인하려고 한 것이다. 그러자 더욱 괴상한 결과가 나왔다. 빛은 벽에 다시 입자의 흔적을 남긴 것이다. 비유하자면 2줄로 촘촘히 박힌 작은 구슬의 흔적을 떠올리면 된다.

과학자들이 빛을 관찰만 했을 뿐 다른 영향을 주지 않았는데도 빛이 변

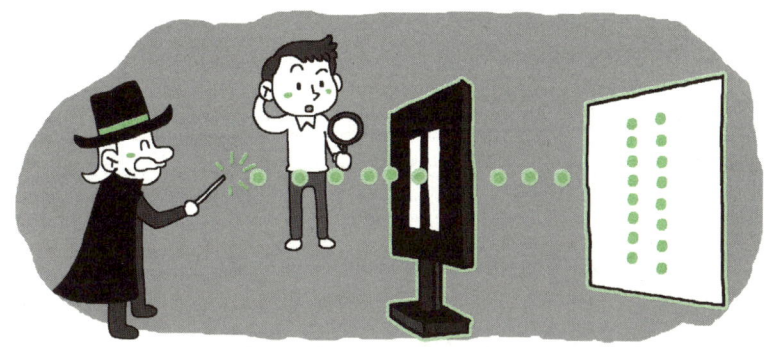

화했다. 마치 과학자들이 감시하는 걸 빛이 알고 변하기라도 하듯 바뀌었다. 이것을 '관찰자효과'라 한다.

관찰자가 관찰 대상을 단순히 관찰하는 것만으로 영향을 미친다.

그저 바라보는 것만으로 빛의 행동 패턴이 바뀌었다. 이게 어떻게 가능할까? 빛이 살아있는 생물처럼 의식이 있어서 자기가 관찰당하는 걸 알고 행동한 걸까? 절대로 아니다.

"관찰자가 하나 하나 확인하는 관찰로 인해서, 빛은 '실체가 없는 상태'인 불확정성이 붕괴되어 '실체가 있는 상태'인 입자로 행동했다"라고만 언급하겠다. 이를 '불확정성의 원리'라고 한다. 이 원리가 무슨 말인지 당신은 이해하지 못할 것이다. 원래 양자역학이 천재도 단번에 이해하기 힘든 내용이다. 아무튼 '관찰하는 것만으로도 대상에 영향을 끼쳤다'는 결과만 기억하자.

누구를 의식해서 행동이 바뀌는 것은 사람과 같은 생물의 행동이다. 위의 실험에서 보이는 빛의 반응은 이것과는 다르다. 생물이 아닌 빛은 의식이 없으니 관찰자의 마음을 읽어서 반응한 것이 아니다. 관찰자효과를 정확히 설명하면 다음과 같다.

사람들이 흔히 무단횡단을 하는 건널목이 있다고 치자. 만약 당신이 거기 서서 길을 건너는 사람들을 관찰하면 사람들은 무단횡단을 하지 않을 것이다. 당신이 보고있다는 사실에 반응하는 것이다. 그러나 이것은 관찰자효과가 아니다. 관찰자효과란 관찰당하는 대상에게 영향을 끼칠 수 없어야 하기 때문이다. 만약 당신이 인공위성으로 길을 건너는 사람들을 체크한다면 길을 건너는 사람은 그 사실을 모른다. 이때 길을 건너는 사람들이 우주 인공위성에서 자신을 체크한다는 사실을 모르고도 행동 패턴이 달라진다면 이거야말로 관찰자효과라 할 수 있다.

현실 생활에서의 관찰자효과

"관찰만 하면 사물이 어떤 영향을 받는다고? 좋아! 지금부터 내가 쳐다보는 여자들은 모두 나한테 사랑에 빠질 것이다!"

어느 애인 없는 남자의 넋두리다. 하지만 우리는 그럴 일이 없다는 것을 잘 안다. 야구 경기에서 타자가 친 공이 당신이 쳐다본다 해서 파울볼이 홈런으로 바뀌는 일도 없고, 축구에서 페널티킥을 실축한 것이 골인으로 바뀌는 일도 없다. 로또 추첨에서 16번이 나오려다 당신이 18번을 외운다고 해서 그리 바뀌는 일도 없다. 이렇듯 우리 인간들 크기의 세계에선 관찰자효과가 바로 실현되지는 않는다. 왜 그럴까?

물질 중에 전자 같은 양자는 무게가 그램으로 상상할 수 없을 만큼 가볍다. 숫자로 설명하면 그다지 실감나지 않을 것이다. 대충 계산해보자. 만약 다른 행성에서 온 마법사가 마법을 부려 당신과 전자가 동일한 비율로 계속 커지게 만든다고 하자. 당신이 어마어마하게 불어나 우리 지구만큼이나 커져 몸무게가 지구와 맞먹게 되었다. 그러나 이때, 똑같이 불어난 전자는 아직도 지구의 먼지 한 톨보다 가볍다. 만약 당신이 계속 불어나 태양만큼 무게가 나가게 되어도 아직 전자는 겨우 물 한 잔 무게도 안 된다. 참고로 태양은 지구를 33만 개 합쳐 놓은 무게다.

이제야 전자가 얼마나 가벼운지 이해가 가는가? 당신이 지구 33만 개의 몸무게가 되어야 전자가 비로소 물 한 잔이 될까 말까 한다. 그러니 본래 전자는 우리 인간의 기준으로 보면 무게가 0에 가깝다. 그러므로 0에 가까운 힘에도 반응하고 움직인다.

하지만 그 관찰 대상이 무게가 0에 가까운 전자가 아니라, 우리 눈으로 볼 수 있는 세계로 단위가 커지면 대상에 끼치는 영향력 역시 엄청나게 커져야만 한다. 그 이하의 영향력으로는 아무런 일도 일어나지 않는다. 정확히 설명하면 규모와 확률의 문제지만 쉽게 힘으로 비유하겠다.

진흙탕에 빠진 수레바퀴를 예로 들자. 수레바퀴를 굴리는데 100의 힘이 필요하다면, 아무리 그 수레를 밀어도 힘이 100을 넘기까지는 꼼짝도

하지 않는다. 그러다가 100이 넘는 순간, 수레가 드디어 움직이기 시작한다. 물리학에서 이걸 '임계치'라 부른다.

이처럼 영향력이 필요한 수치만큼 불어나지 않는 이상, 현실의 변화는 없다. 관찰자효과도 현실에서 이러한 형태로 나타난다. 관찰하면 상호작용이 생기긴 하지만, 그것이 물질 변화를 일으키기에는 너무나 미약한 수준이기 때문이다.

당신이 다른 사람의 뒷모습을 노려보는 것만으로 쓰러트리려면 그 사람의 몸을 구성하는 모든 양자에 영향을 줘야 한다. 사람의 몸을 구성하는 양자의 숫자는 어마어마하게 많아서 우주의 은하계를 이루는 별만큼이나 무수히 많다. 이걸 동시에, 원하는 방향으로 움직임을 싹 다 바꿀 수 있을까? 확률적으로 절대 불가능하다. 그러니 현실에서 마음의 염력으로 공을 움직이게 하거나 숟가락을 휘게 하거나 물 위를 걷거나 하는 일 등은 벌어질 확률로 보면 불가능하기에, 단언컨대 생긴다면 그건 기적이다. 즉, 우리가 눈으로 어떤 물체를 관찰한다 해도 현실에서 바로 바뀌는 변화는 없다.

그런데 필자는 왜 관찰자효과를 이야기했을까? 한마디로 '쌓임'이 있기 때문이다. 우리가 의식을 집중하면 반드시 세상에 반응이 생긴다. 다만 잠깐 관찰하는 정도로는 영향력이 너무 작기 때문에 효과는 없는 것처럼 보인다. 하지만 의식 집중이 반복될수록 그 효과로 무형의 에너지가 쌓여간다. 이때 쌓이는 무형의 에너지를 동양에선 '기'라 부른다.

기(氣)와 건강의 상관관계

앞에서 기의 개념에 대해 이야기한 내용은 다음과 같다.

> **기 = 무형의 정신과 유형의 물질 중간 단계에 있는 에너지**

기는 정신이 물질과 에너지를 주고받을 때 매개체로 쓰인다. 그래서 기는 물질에도 반응하고, 정신에도 반응한다. 그러므로 기는 물질에서도 정신에서도 생긴다.

기의 성질

기는 물질과 정신의 중간이라고 했다. 그러니 기의 성질을 알려면 물질과 정신의 차이에 대해 알아야 한다. 정신과 물질은 무엇이 다를까?

"물질은 눈에 보이고 정신은 눈에 안 보인다."

"물질은 공간을 차지하지만, 정신은 공간을 차지하지 않는다."

둘 다 훌륭한 대답이다. 따지고 보면 비슷한 의미다.

정신과 물질의 차이점 – 실체가 있느냐, 없느냐

물질은 우리 눈에 뻔히 보이고 공간을 차지한다. 정신은 보이지 않으며 공간을 차지하지 않는다. 공간에 어떤 실체가 없기 때문에 많은 사람들이 정신은 두뇌의 일시적인 작용이며, 두뇌가 죽으면 더불어 사라지는 것으로 여긴다. 즉, 영혼이 없다고 보는 관점이다.

그러나 정신처럼 앞에 설명한 파동 역시 실체가 없었다. 소리도 공간에 실체 덩어리가 있는 건 아니다. 하지만 소리가 존재하지 않는 건 아니다. 다만 소리는 물리적으로 감지할 수 있지만 영혼은 감지할 수 없다는 점에서 차이가 있다.

앞에서 말한 암흑물질이 기억나는가? 암흑물질 같이 우리가 물리적으로 감지할 수 없더라도 엄연히 우주에 존재하는 물질도 있다. 마찬가지로 우리가 물리적으로 감지할 수 없는 '파동'도 우주에 있을 수 있다. 다시 말해, 영혼이나 정신은 비물질적이며, 물리적으로 감지되지 않는 형태로 존재한다.

기는 정신과 물질의 중간 형태로 존재한다. 이것이 기의 첫 번째 성질이다. 기는 실체 성질이 강해지면 물질과 반응하며, 공간의 제약을 받는다. 반대로 실체 없는 성질이 강해지면 정신과 반응하며, 어느 정도 공간을 초월한다.

이게 무슨 말일까? 당신이 기를 얻으려 할 때 물질성이 강한지, 정신성이 강한지에 따라 방법이 달라진다는 것이다. 예를 들어 '물질'인 한약재에 든 기를 얻으려면, '공간의 제약'이 있기 때문에 직접 먹어야 기운을 얻을 수 있다. 만약 인삼밭에 서서 그 기운을 얻고자 하면 그건 당신의 상상 속에서만 가능하다. 이에 비해 누군가 당신을 정신적으로 응원하는 경우, 공간을 초월해서 그 기운이 전해진다. 물론 이때 당신의 몸에 기운이 생기는 것이 아니라 정신력에 기운이 생길 뿐이다.

"너무 당연한 이야기를 하네요? 당연히 인삼을 먹지, 누가 인삼밭에서 기운을 받는다고 쇼를 해요?"

솔직한 독자는 이렇게 말할 수도 있겠다.

그렇다. 그러나 동양에선 기에 대한 이야기로 사람들을 잘못 판단하게 하는 사례가 많기 때문에 기의 근본 원리를 설명한 것이다. 어느 산에 가면 기운을 받아 아들을 낳는다든지, 어느 바위의 기운을 받아 병이 나았다든지 하는 말은 대부분 기의 원리와는 상관이 없다. 몸에 기운을 얻고자 하면 그런 기운을 지닌 물질을 먹어야 하며, 보거나 만지는 걸로는 터무니없이 기가 미약하기 때문에 그걸로 병을 낫게 한다는 것은 미신이다. 그야말로 인삼밭에 서서 기운을 받아 몸을 보강하겠다는 것이나 같은 망상이다.

반면에 정신적(영적)인 기를 받는다면 좋은 장소에 가서 명상을 하는 것은 당신의 정신력에 도움이 된다. 참고로 정신적인 기가 공간을 초월한다는 말은 비교적 공간 제약이 약하다는 뜻이며, 아예 공간의 거리와 상관없이 영향력이 동일하다는 뜻은 아니다.

한국이나 중국에는 기공치료라는 것이 있는데, 손에서 기가 나와서 환자의 몸을 좋게 만드는 것이다. 이때에도 그 대상이 마음이 아니라 몸이기 때문에 기는 물질성에 가깝다. 그래서 공간의 제약이 있으니 기공치료는 거리가 가까울수록 좋다. 보이지 않는 먼 거리에서 치료하는 것보다 바로 눈앞에서 하는 것이 좋고, 직접 환부를 누르면 더 효과적이다. 예로부터 어머니 손은 약손이라며, 아픈 자녀의 배를 만지면 낫는 원리가 이것이다. 직접 누를 때 손의 기운이 잘 전달되어 환자의 막힌 기를 뚫는데 도움을 주기 때문이다.

이 말은 허공에 손만 내저어서 치료해주는 기공보다 실질적으로 몸을 눌러 치료해주는 행위가 일반적으로 더 효과적이라는 말이다. (물론 기공 치료를 하는 사람의 역량에 따라 효과는 달라질 수 있다.)

이 원리는 자기 몸을 관리할 때도 마찬가지다. 명상으로 몸이 좋아진다고 생각하는 것도 건강에 도움이 되지만, 생각만 하는 것보다 몸을 직접 여기저기 만지고 누르는 방법을 병행하는 것이 더 효과적이다.

정신과 물질의 차이점 – 자발성의 차이

어떤 소녀가 지리산 등산을 하는데 큰 소나무 밑에서 연기가 펑! 치솟더니 갑자기 산신령이 나타났다. 흰 수염에 도포를 입고 커다란 나무지팡이를 든 산신령은 웃으며 이야기했다.

"내가 너의 소원을 들어주겠다. 소원이 무엇이냐?"

소녀는 숨 돌릴 새도 없이 바로 대답했다.

"저는 정신의 본질이 뭔지 알고 싶습니다. 정답을 알려주세요."

산신령은 이 소녀의 소원을 들어주지 못했을 것이다.

이처럼 정신의 본질은 산신령도 당황할 만큼 어려운 문제다. 이제 당신에게 묻겠다. 정신은 어떻게 생기는 걸까? 당황하지 마라. 이제부터 당신에게 산신령 대신 필자가 답을 알려주겠다.

대다수 사람은 정신이 살아있는 생명체에게서 나오는 것이라 말한다.

생명체는 의식을 지니기 때문이다. 사실 생명과 정신을 떼어서 생각할 수 없다. 그러니 앞의 소녀가 질문했던 정신의 본질에 대해 대답하려면 생명의 본질부터 알아야 한다. 이때, 얼른 산신령이 돌아와 당신에게 묻는다. "생명이 뭐지? 이 대답을 말해주면 자네 소원을 들어주지."

과연 생명이란 무엇일까?

초등학생의 대답을 들어보자.

"꼬물꼬물 움직여요."

대학교 교수의 대답을 들어보자.

"스스로 움직이는 것."

둘 다 좋은 대답이다. 쉽게 말해, '생명은 스스로 움직이는 것'이라고 학자들이 답을 내놓았기 때문이다.

생명의 본질은 현대과학도 정확히 모른다. 유기화학물이 어쩌다 저절로 움직이는 세포가 되어 생명체로 탄생되었을까? 어떤 학자는 생명은 '스스로 끊임없이 움직여 항상 같은 상태를 유지하는 시스템'이라 정의한다. 과거에는 그게 정답으로 보였다. 그러나 앞으로는 컴퓨터 시스템에 로봇을 결합하면 스스로 움직여 유지복구하는 시스템이 가능할 것이다. 그러면 그것도 생명일까?

의식도 스스로 움직이는 것이다. 당신은 스스로 생각하고 선택을 내린다. 그러나 물질은 스스로 움직이는 것이 아니라 물리법칙대로 움직이는 것이다. '스스로 움직이는 성질'을 한자로 쓰면 자발성(自發性)이다.

정신(생명)은 자발적이고, 물질은 비자발적이다.

이것이 물질과 정신의 2번째 차이점이다. 이는 기의 성질과 관련이 있다. 기는 의식을 따라 움직이고, 비슷한 파장의 물질을 끌어들인다. 다시 말해, 자발적인 의식을 따라서 기가 움직이고, 기는 비자발적인 물질을 끌어들인다. 이것이 기의 2번째 성질이다. 이 원리에 대해 당신이 알아듣게 충분히 설명하려니 책이 2배로 두꺼워져서 포기했다. 그러니 기의 성질만 기억하고 넘어가자.

기의 2번째 성질을 간단히 예로 들어보겠다. 당신이 몸에 암이 걸릴 것을 계속 걱정하면 암과 관련된 기가 모이고, 기는 진짜 암의 물질을 몸으로 끌어온다. 반대로 당신이 몸의 치유를 생각하면 치유와 관련된 기가 모이고, 기는 진짜 치유의 물질을 몸으로 끌어온다. 그러니 관심의 방향이 중요하다. 당연히 긍정적인 종류여야 한다.

무엇보다 핵심은 잠깐의 생각으로는 물질상태를 결코 바꿀 수 없다는 점이다. 기가 물질을 끌어올 때까지 꾸준하게 쌓여야 한다. 관심이 반복적으로 집중되어야 한다는 의미다.

비슷한 파장의 물질을 끌어온다는 기의 성질은 건강뿐 아니라 인생의 여러 면에도 응용이 가능하다. 많은 성공학도서들 역시 이 원리를 강조하고 있다. 가령 재물을 생각하면 재물이 모인다든지, 승진을 생각하면 진짜로 승진을 할 수 있다든지 등의 격려를 한다. 그러나 현실적으로는 그런 기운이 쌓여 바라는 대로 물질상태를 변화시키려면 기존 물질상태의 힘을 능가해야 한다. 즉, 관찰자효과에서 말한 것처럼 임계치를 넘겨야 당신의 소원이 이뤄진다.

어려운가? 쉽게 말해주겠다. 안 되는 경우가 훨씬 많다는 뜻이다. 미안하다. 당신에게 달콤한 말만 해주지 못해서. 그러나 그게 현실이다. 현실의 당신은 승진하기 어려운데, 당신이 매일 방구석에 앉아 승진하는 명상만 한다고 해서 승진할 리 없다. 게다가 승진은 경쟁이다. 당신만 원하는 것이 아니라, 다른 경쟁자도 노력하고 원한다. 그러니 오직 명상만으론 이룰 수 없다. 다만 실생활에서 승진에 필요한 노력을 힘껏 하며 승진하는 명상까지 하면 도움이 된다.

하지만 인체는 관점이 다르다. 물질 단계까지 변화하지 않고 기운만 조금 움직여도 인체에 반응이 생기기 때문이다. 왜일까? 인체에는 경락을 따라 기운이 흐르며 인체 조절을 하는데, 기 흐름이 미세하게 문제가 생겨도 병의 시초가 된다. 그렇기 때문에 기운만 미세하게 조절해주면 몸은 스스로 회복할 수 있다. 한의학도 기를 조절하여 병을 치료한다. 침이나 뜸, 부항, 약으로 기의 흐름을 조절하는데 치료 초점을 맞춘다. 한의학 치료는 기로 시작해서 기로 끝난다고 봐도 과언이 아니다.

인체의 기 흐름이 얼마나 미세하게 반응하는가 하면 당신의 감정에 따라서도 바뀐다. 마음이 유쾌할 땐 기 흐름도 순통하고, 마음이 울적하면 기도 정체된다. 만약 어느 부분에 기 흐름이 막히면 통증으로 나타난다. 어느 부분에 기 흐름이 느려지기 시작하면 기능이 쇠퇴한다. 이것은 노화의 지름길이다. 당신이 관심을 집중해서 기의 흐름에 미세한 변화만 줘도 인체의 복원 기능이 일깨워져서 스스로 회복한다.

관심으로 건강 다스리기

필자가 말한 '관심'은 당신이 평소에 몸을 걱정하고 점검하는 수준이 아니라 '관심의 초점을 몸 여기저기 부위에 맞추고 몸과 직접 교감하는 것'을 말한 것이다. 이제부터 이를 위한 3단계 과정을 살펴보자.

1단계 - 집중하라

당신의 관심을 몸 한 부위에 집중해보자. 가령 눈을 감고 눈이 편안한지, 눈에 긴장이 있는지를 살핀다. 만약 집중 부위가 뒷목이라면 뒷목의 상태를 눈을 감고 관찰한다. 중요한 것은 '당신이 어떤 생각을 하는가'이다. 생각에 사랑을 담고 뒷목을 응시하든지, 또는 뒷목이 건강해지고 젊어진다는 암시를 하며 관찰하는 것이 좋다. 어쨌든 긍정적인 사고를 갖고 집중하는 것이 핵심이다.

2단계 - 반복하라

일회성으로는 부족하다. 주기적으로 반복하는 것이 효과적이다. 매일 시간을 정해서 1주일에 최소 5일은 실천하라.

3단계 – 체계적인 프로그램으로 실천하라

구슬이 서 말이라도 꿰어야 보배라는 속담이 있다. 건강의 원리를 알았다 해도 구체적 실천방법이 없으면 소용이 없다. 관심을 몸 여기저기에 두라는 게 대체 어떻게 하란 뜻일까? 따뜻한 물에 발을 담그고, 눈을 가끔 쉬게 하면 될까? 물론 그것도 한 방법이다. 그외에도 신체 관리의 모든 시도가 다 해당될 수 있다. 그러나 가장 중요한 것은 효과다. 그래서 선인의 지혜 중에 정말 주옥같은 방법을 소개한다.

바로 '안마도인법'과 '명상 샤워'다. 앞에서도 언급했던 이 방법들은 필자가 뚝딱 창안해낸 것이 아니다. 아주 오랜 기간 동안 내려오는 역사적인 근거가 있는 비법들 중에서 고르고 고른 것이다.

첫 번째 안마도인법은 중국과 한국에서 수천 년에 걸쳐 전해진 한의학을 집대성한《동의보감》에 나오는 핵심 장수 비결이다. 2번째 방법인 '명상 샤워'는 동양의 신비한 수행 방법인 요가 명상에 있는 장수 비결이다. 안마도인법과 명상 샤워는 2장의 마지막 부분에서 간단히 소개했으나, 여기에서 좀 더 상세히 살펴보도록 하자.

안마도인법 – 기로 샤워해서 온몸에 생체에너지 불어넣기

《동의보감》원문을 보면 처음부터 상당한 분량을 할애하여 기와 건강법을 설명한다. 그중에 과학이 발달한 현대에 이르러서도 요긴한 방법이 이 '안마도인법'이다. 안마라고 하니 어쩌면 당신이 관광가서 받는 태국 안마를 떠올릴지도 모른다. 그러나 실천 방법이 전혀 다르다. 안마도인법에 대해 사전을 찾아보면 다음과 같이 적혀 있다.

'안마란 피부나 근육을 주무르고, 도인은 신체근육을 부드럽게 하며 마디마디를 움직여서 대기를 체내에 도입하는 경락유주법이다.'

대기를 체내에 도입한다는 말은 신체의 외부, 즉 허공에 떠도는 기운을 체내로 이끈다는 뜻이다. 또한 경락유주법은 경락을 따라 기운을 움직이는 방법을 말한다.

이 방법이 효과적이지만 《동의보감》 그대로를 옮기면 너무 어려워서 당신은 암호로 여길 것이다. 대신 필자가 쉽게 풀어낸 버전이 있으니 바쁘면 그걸로 대신해도 된다. (이 내용은 《동의보감》 원문을 알기 쉽게 설명한 것으로 원문과는 조금 차이가 있다. 좀 더 간단한 버전은 2장에서 소개했다.)

1. 밤에 잠이 깼을 때 치아를 9번 맞부딪치고 침을 9번 삼킨 후 손으로 코의 좌우와 상하를 수십 번 문지른다.

2. 매일 아침 일찍 일어나 치아를 맞부딪치고 침으로 입안을 헹군 뒤 한 입 가득 삼킨다.

3. 코를 찡그리고 숨을 멈춘 뒤 오른손을 머리 위로 넘겨 왼쪽 귀를 14번 당기고, 다시 왼손을 머리 위로 넘겨 오른쪽 귀를 14번 당긴다. 이렇게 하면 귀가 밝아지고 오래 산다.

4. 손바닥을 열이 나게 비빈 후 두 눈을 14번 문지르면 눈이 밝아지며 풍이 사라진다.

5. 이마를 머리 경계선까지 14번 문지르면 얼굴에서 절로 빛이 난다.

6. 중지로 콧마루 양쪽을 20~30번 문질러준다.

7. 횟수에 상관없이 손으로 귓바퀴를 문지르면 신기를 보하고 귀가 먹는 것을 막을 수 있다.

8. 눈을 감은 채 마음을 고요히 하여 가부좌를 틀고 앉는다.

9. 치아를 36번 맞부딪치고 두 손으로 머리를 감싼다.

10. 목 뒤로 손을 깍지 끼고 숨소리가 들리지 않게 9번 숨을 쉰다.

11. 두 손바닥으로 두 귀를 가리고 먼저 둘째손가락으로 중지를 눌러서 머리 뒤를 24번 튕긴다.

12. 목을 조금씩 흔들고 고개를 24번 좌우로 돌려 어깨가 따라 움직이게 한다.

13. 혀로 입안을 휘저어 침이 나오게 한 뒤 3번에 나누어 삼킨다.

14. 숨을 참고 손으로 문질러 열을 내고 손으로 코를 문질러 매우 뜨겁게 한 뒤 천천히 콧속의 숨을 내보낸다.

15. 허리 뒤쪽을 손바닥을 모아 문지른 뒤 손을 거두어 주먹을 쥔다.

16. 다시 숨을 참은 뒤 불이 배꼽에서 타오른다고 상상한다.

17. 머리를 숙이고 양어깨를 36번 흔든다.

18. 두 다리를 쭉 편다. 손을 깍지 낀 채 허공에 뻗고 고개를 숙여 발을 자주 잡아당긴다. 두 손을 앞으로 향하게 하여 두 발바닥을 13번 당긴 뒤 발을 거두고 단정히 앉는다.

19. 입안에서 침이 나오기를 기다린다. 다시 침으로 양치하고 또다시 삼킨다. 이 같이 3차례 반복해서 총 9번 삼킨다.

안마도인법은 가벼운 체조 동작과 손쉬운 마사지로 구성되어 있다. 그렇다면 기존의 체조나 헬스와는 무엇이 다를까? 안마도인술을 소개한 여러 서적 중에 왜 이것이 좋은지, 그것을 행하는데 중요한 핵심이 뭔지 설명한 책은 거의 없다. 사실 위의 동작은 그리 중요하지 않다. 핵심을 모르고 하면 체조보다 못하다.

안마도인법의 핵심은 그 행동에 있지 않고 그것을 행하는 마음에 있다.

안마도인법은 몸의 여러 곳을 더듬고 문지르고 두드리는 과정을 시행하는 동안에 내 몸 여기저기에 의식을 집중하고 관심을 두는 방법이다. 여기서 핵심은 생각으로만 관심을 여기저기 보내지 않고, 직접 손으로 짚거나 동작을 행하며 병행했다는 것이다.

손으로 짚으면 의식이 잡념에 빠지지 않고 손을 짚은 부위에 쉽게 집중이 된다. 그렇게 하지 않으면 일반인은 금세 엉뚱한 잡념에 빠진다. 어제 만났던 사람에 대한 생각, 돈 문제, 업무, 가정 문제 따위가 마구 떠오르는 바람에 인체 부위에 초점을 두고 있던 생각은 어느 새 멀어진다. 그래서 몸을 직접 짚거나 움직이면서 의식을 몸에 머물게 하는 것이다.

그리고 또 하나 중요한 점은 '자신이 직접 자기 몸을 짚는다'는 것이다. 업소에 가서 마사지를 받는 것과는 차별화된다. 마사지사가 손만 가서 주무르는 것은 근육과 살을 주무름에 지나지 않는다. 손이 갈 때 의식도 따라가서 같이 마사지해야 한다. 의식이 가서 사랑하는 마음을 품어야만 생체 기운이 그곳에 퍼부어지는 것이다. 하지만 마사지사는 다르다. 자기 몸도 아닌데 돈을 받는다고 해서 타인의 몸에 얼마나 깊이 관심을 가질 것이며, 사랑이 그곳에 퍼부어질 수 있을까?

진짜 원리를 모르고 안마도인법 흉내만 낼 바에야 차라리 체조나 헬스를 하는 게 낫다. 사랑의 마음이 적극적으로 자기 몸과 세포에 머물지 않으면 이런 단순한 동작으로 얻는 소득은 제로에 가깝다.

명상 샤워

그 다음 방법으로 명상을 통한 기의 샤워를 소개한다. 초보자는 명상법을 사용하면 중간에 잡념이 생겨서 제대로 효과를 보지 못하므로 앞에 말한 전통적인 안마도인술만 사용하는 것이 낫다. 숙련이 되고 나면 '명상 샤워'를 안마도인술 끝에 이어서 행하기 바란다. 이 방법은 당신의 인체에 골고루 관심을 보냄으로써 기의 샤워를 한층 보강하는 효능을 지녔다. 안마도인법과 마찬가지로 2장 말미에 이미 소개한 바 있지만, 다시한 번 명상 샤워의 방법을 살펴보자. 이 방법 역시 자신의 몸을 아끼고 사랑하는 마음을 담아서 시행해야 한다.

1. 자세를 가다듬어 편한 자세로 앉는다. 허리를 편하게 세우고 고개를 바로 한다. 턱은 약간 아래로 목 쪽으로 편하게 당긴다.
2. 눈을 감고, 내가 생각하는 곳에 '사랑의 기', '생명의 기'가 모인다는 생각을 강하게 암시한다.

3. '머리가 편해지고 건강해진다'라고 생각하고 머리에 맑은 기운이 가득한 느낌을 갖고 어디에 긴장이 있는지 살핀다.

4. '이마가 편해지고 건강해진다'라고 생각하고 이마의 어느 부위에 긴장이 있는지 살핀다.

5. '눈이 편해지고 건강해진다'라고 생각하고 눈의 어느 부위에 긴장이 있는지 살핀다.

6. '코가 편해지고 건강해진다'라고 생각하고 코의 어느 부위에 긴장이 있는지 살핀다.

7. 위의 방법으로 입술과 혀, 뒷목, 어깨, 가슴 정중앙, 배꼽 주위, 하복부 순서대로 내려가며 그 부위가 편해지고 건강해진다는 생각을 한다.

8. '다리부터 발바닥까지 편해지고 건강해진다'라고 생각하고 다리의 어느 부위에 긴장이 있는지 살핀다.

9. 마지막으로 '온몸이 밝은 빛 덩어리 속에 들어가있는 상상'을 한다. 이 빛은 기의 광채로 당신의 몸 전체에 강력한 생명력을 선사할 것이다. 될 수 있는 한 천천히 호흡을 하며 빛 속에서 3~5분 정도 머물러야 한다. 호흡은 가슴이 오르락내리락하는 '흉식호흡'이 아니라 배가 나왔다가 들어가는 '복식호흡'으로 하면 더 좋다.

이제 정말로 모든 건강법 강의가 끝났다. 지금까지 필자가 이야기한 지식들이 도움이 되어 부디 당신이 젊고 아름다운 미래와 함께 지구에서 오래 살아남길 바란다.

Special thanks to

우선 나를 있게 한 부모님과 가족들에게 감사한다. 또한 연인 이연희와 가까운 지인들 신종석, 여환태, 이준민, 표민수, 안혁모, 표종록, 김상영, 이경희, 천성일 작가에게도 감사한다. 기꺼이 이 책의 사진 모델이 되어준 슈퍼모델 한혜지, 주식계의 대박 신화로 불리는 박정윤과 박세익에게도 감사하며, 한의원 직원과 한의학계 동료들과도 기쁨을 나누고 싶다.

박수영 원장님과 오늘도 '가우스 전자'를 그리고 있을 곽백수 만화가, '멜랑꼴리'의 이기호, 그 외 여러 만화가들, 매일 홈런을 기대하는 홍성흔을 비롯한 여러 프로야구 선수들, 배우 이병헌, 송중기, 차태현, 장혁, 신세경, 김사랑, 김선아, 이세영, 가수 이소라, 허각, 손나은, 애프터스쿨, 비스트, 포미닛, 손담비, 이외에도 너무 많아서 일일이 이름을 열거하지 못하지만 필자의 진료실을 방문해준 모든 연예인들에게도 감사한다.

마지막으로, 인간이 존재하게끔 만들어준 우주의 창조주에게 진심으로 깊이 감사드리며 이 책을 바친다.

* 본문 사진 모델 : 한혜지(슈퍼모델)

* 21쪽, 28쪽, 63쪽, 65쪽, 68쪽, 70쪽, 74쪽, 78쪽, 92쪽, 106쪽, 129쪽, 272쪽, 324쪽, 372쪽, 373쪽 그림 ⓒ 임성훈

지구에서 오래 사는 법

골격, 식사, 명상으로 이루는 3위1체 건강법

1판 1쇄 인쇄 2014년 6월 18일
1판 1쇄 발행 2014년 6월 25일

지은이 · 이도형
펴낸이 · 주연선

책임 편집 · 이진희
편집 · 백다흠 신소희 강건모 임유진 오가진 박나리
디자인 · 김서영 손혜영
마케팅 · 장병수 김한밀 정재은
관리 · 김두만 구진아 유효정

도서출판 은행나무
121-839 서울특별시 마포구 양화로11길 52(서교동)
전화 · 02)3143-0651~3 | 팩스 · 02)3143-0654
등록번호 · 제 10-1522호(1997. 12. 12)
www.ehbook.co.kr
ehbook@ehbook.co.kr

ISBN 978-89-5660-784-9 13510